JAHRBUCH
LITERATUR UND MEDIZIN

JAHRBUCH
Literatur und Medizin

BAND XII

Herausgegeben von
FLORIAN STEGER

Redaktion
VINCENZO DAMIANI

Universitätsverlag
WINTER
Heidelberg

Bibliografische Information der Deutschen Nationalbibliothek

Die Deutsche Nationalbibliothek verzeichnet diese Publikation
in der Deutschen Nationalbibliografie;
detaillierte bibliografische Daten sind im Internet
über *http://dnb.d-nb.de* abrufbar.

ISBN 978-3-8253-4783-3

© 2020 Universitätsverlag Winter GmbH Heidelberg
Imprimé en Allemagne · Printed in Germany
Druck: Memminger MedienCentrum, 87700 Memmingen

Gedruckt auf umweltfreundlichem, chlorfrei gebleichtem
und alterungsbeständigem Papier.

Den Verlag erreichen Sie im Internet unter:
www.winter-verlag.de

Inhalt

6

Florian Steger

Vorwort

Im zwölften Band des *Jahrbuchs Literatur und Medizin* sind wieder eine Reihe hochin-
teressanter Beiträge in allen vorgesehenen Rubriken vereint. Den Anfang machen
vier Originalbeiträge: Die Germanistin Karin Vorderstemann gibt in ihrem Aufsatz einen detaillierten Einblick in die poetische Verarbeitung von Krankheit, Leiden und Tod in Kindertotenliedern des 18. und 19. Jahrhunderts. Weit über das
bekannte Werk Friedrich Rückerts (1788–1866) hinaus werden hier zahlreiche verstreut publizierte Gedichte in einen Kontext gestellt und systematisch gewürdigt.
Vor allem geht es dabei um das Spannungsfeld von euphemistischer Darstellung
und Realismus. Der verschlüsselten Darstellung einer tabuisierten Krankheit widmet sich dann Christian Niemeyer in seinem Beitrag zu Arthur Schnitzler (1862–
1931). Dieser vermeidet es in vielen seiner Werke, explizit von Syphilis zu sprechen.
Hintergrund könnte Seved Ribbings Werk *Die sexuelle Hygiene und ihre ethischen Konsequenzen* (1890) sein. In seinem Buch kritisiert Ribbing zeitgenössische Literaten wegen ihrer vermeintlich jugenderzieherisch bedenklichen Darstellungen der Sexualmoral: Schnitzlers Schweigen über Syphilis könne laut Niemeyer als Reaktion auf
Ribbings Zensur verstanden werden. Die Krankheit einer ganzen Gesellschaft
steht im Zentrum von Yuuki Kazaokas Aufsatz zu Atushi Nakajimas (1909–1942)
Essay *Takino no shitade*. Dort verwendet Nakajima sein eigenes Krankheitserlebnis
einer schweren Asthmaerkrankung, um die kriegsbegeisterte herrschende Meinung
in Japan zu diagnostizieren. Die Literatur wirke, so Kazaoka, wie ein Gegenmittel
für Japans „erkrankte" Gesellschaft. Gleichzeitig biete die Literatur aber auch eine
verdeckte Ausdrucksform für eine Gesellschaftskritik, welche der Propaganda der
Regierung nicht entgegentritt. Auf die Literatur der Gegenwart blickt schließlich
die Anglistin Jarmila Mildorf in ihrer Analyse von Siri Hustvedts 2009 erschie-
nenem Buch *The Shaking Woman or A History of My Nerves*. Dieses Werk kann, so
Mildorfs These, als eine narrative „Autopathographie" gelesen werden. Dadurch
gelingt es der Schriftstellerin, der eigenen, sonst schwer verständlichen Leidens-
erfahrung durch die logische Struktur der Erzählung einen Sinn zu verleihen.

Bei den Essays steht Alexander Košenina als erster, wenn er dem historischen Verständnis von Seuchen am Beispiel von Darstellungen in der Frühen Neuzeit nachspürt. Er blickt auf die Werke von Barthold Heinrich Brockes (1680–1747) und Friedrich Schiller (1759–1805), wenn er der Frage der Theodizee bei der Interpretation des Seuchengeschehens nachgeht. Während Brockes auf die Dankbarkeit hinweist, die Gott für Schutz und Hilfe bei Seuchen und Krankheiten gilt, stellt Schiller Gottes Vorsehung in Frage. Darüber hinaus blickt Košenina auf die metaphorische Verwendung von Begriffen wie „Impfung" und „Immunisierung" in der Ästhetik des 18. Jahrhunderts. In seinem Essay über Friedrich Nietzsche (1844–1900) leistet dann Christian Niemeyer einen Beitrag zur Erforschung der gesellschaftlichen Haltung gegenüber Syphilis zwischen dem 19. und 20. Jahrhundert. Niemeyer argumentiert hier gegen die These, Nietzsches Syphilis sei nichts mehr als eine Legende. Er sieht unter anderem in einer von Nietzsches Freund Paul Deussen (1845–1919) berichteten Anekdote über dessen Besuch bei einem Kölner Bordell einen Hinweis auf dessen tatsächlicher Erkrankung. Um die Erfahrung von Sterben und Tod geht es bei den beiden sich anschließenden Essays von Corina Caduff und Sarah Seidel. Corina Caduff würdigt das neue Genre der „autobiographischen Sterbeliteratur". Anhand von Internetblogs und monographisch publizierter Berichte versucht Caduff, deren Funktion für die Sterbenden selbst zu bestimmen. Darüber hinaus weist sie auf die praktische Funktion dieser Berichte sowohl für Angehörige als auch für das Gesundheitspersonal hin, etwa hinsichtlich der Entwicklung eines empathischen Umgangs mit den Sterbenden. Sarah Seidel bespricht in ihrem Essay anhand des Romans *Gnade* von Linn Ullmann (2002) die Themen der Selbstbestimmung, der Einwilligungsfähigkeit und des würdevollen Sterbens und fragt, ob ein selbstbestimmtes Sterben wirklich möglich ist. Aktueller Anlass für Seidels Ausführungen ist das am 26. Februar 2020 gefällte Urteil des Bundesverfassungsgerichts, nach welchem das Verbot der geschäftsmäßigen Förderung der Selbsttötung verfassungswidrig ist.

Als Quelle ist Heike Hartungs deutsche Übersetzung eines Kapitels aus Margaret Morganroth Gullettes *Agewise: Fighting the New Ageism in America* (2011) aufgenommen. Hier geht es um eine neue Interpretation von Jane Austens (1775–1817) Roman *Emma* (1815). Emmas Vater erfährt in der Gesellschaft trotz seiner kognitiven Beeinträchtigungen nach wie vor Rücksicht, feinfühlig kümmert sich seine Tochter um ihn. Dies kann, so Morganroth Gullette, als Vorbild für einen einfühlsamen und respektvollen Umgang mit Alter und Demenz verstanden werden.

In gewohnter Weise beschließen Rezensionen von Neuerscheinungen den Band. Besprochen werden ein Sammelband über das Verhältnis von Autor und Leser in der antiken medizinischen Fachschriftstellerei, Ausgaben mit deutscher Übersetzung von zwei spätantiken Sammlungen von Heilmitteln in lateinischer Sprache sowie eine monographische Untersuchung über die erzählerische Verarbeitung psychiatrischer Erkrankungen in der russischen Literatur des ausgehenden 19. Jahrhunderts. Darüber hinaus werden rezensiert eine Monographie über die Entstehung des neurobiologischen Paradigmas in der Psychiatrie sowie ein Sammelband über literarische und medizinische Darstellungen des männlichen Körpers in englischsprachigen Texten von der Frühmoderne bis heute.

Ich danke sehr den Autorinnen und Autoren für ihre Beiträge und die Mühen, die sie mit den Revisionen auf sich genommen haben. Den Mitgliedern des wissenschaftlichen Beirats danke ich vielmals für ihre tatkräftige Unterstützung und wichtigen kritischen Hinweise. Vincenzo Damiani habe ich für seine gewissenhafte Arbeit herzlich zu danken, der dieses Jahr die Redaktion des Jahrbuchs übernommen hat.

Die Originalbeiträge des *Jahrbuchs Literatur und Medizin* werden einem anonymisierten Peer Review unterzogen. Neben dem Jahrbuch erscheint eine Beiheftreihe, welche für einschlägige Arbeiten offensteht. Unveröffentlichte Manuskripte können jederzeit eingereicht werden:

Professor Dr. Florian Steger
Universität Ulm
Institut für Geschichte, Theorie und Ethik der Medizin
Parkstraße 11
D-89073 Ulm
florian.steger@uni-ulm.de

I. Originalbeiträge

Karin Vorderstemann

Krankheit, Leiden und Sterben in Kindertotenliedern des 18. und 19. Jahrhunderts

Abstract: Infant death is an important literary topic. The best-known examples in German literature were written by Friedrich Rückert. Various other 18th and 19th century German poets also wrote poems of grief, many of which were published in contemporary journals. The following article deals with the question of how and to what end illness, suffering and death were dealt with in these texts, how these topics were either avoided or euphemistically presented, and why some of the poems presented infant death in a comparatively realistic manner.

Der Kindstod gehört – und das nicht erst, seit Friedrich Rückert mit seinen *Kindertotenliedern* die „größte Totenklage der Weltliteratur"[1] verfasst hat – zu den großen literarischen Themen. Anders als seinerzeit von Philippe Ariès propagiert, sind Leid, Schmerz und Trauer der Hinterbliebenen angesichts des Todes eines (Klein-) Kindes weder das Resultat der sich seit dem 18. Jahrhundert im Zuge gesellschaftlicher Veränderungen etablierenden ‚modernen Familie' noch ein Privileg der sozial Bessergestellten.[2] Privilegiert waren diese nur insofern, als sie imstande waren, ihrer Trauer dauerhaften – sprachlichen – Ausdruck zu verleihen beziehungsweise in Auftragswerken verleihen zu lassen. Entsprechende Dokumente elterlicher Trauer finden sich in der Dichtung der Renaissance und des Barock zur Genüge.[3]

---

[1] Hans Wollschläger: Der Gang zu jenen Höhn. Friedrich Rückert zum 200. Geburtstag. In: Ders. (Hg.): Friedrich Rückert. Kindertotenlieder. Nördlingen 1988, S. 7–36, hier S. 32.

[2] Philippe Ariès: Geschichte der Kindheit. Mit einem Vorwort von Hartmut von Hentig. Aus dem Französischen von Caroline Neubaur und Karin Kersten. 2. Auflage. München 1976, S. 554 f.

[3] Achim Aurnhammer: Kindertotenlieder der Renaissance. In: Hans-Jochen Schiewer, Stefan Seeber, Markus Stock (Hg.): Schmerz in der Literatur des Mittelalters und der Frühen Neuzeit. Göttingen 2010, S. 51–77; Jost Eickmeyer: „Ein Herzensbrechen, das kein Mund recht kann aussprechen". Kindertotendichtung im frühneuzeitlichen Protestantismus. In: Ralf Georg Czapla (Hg.): „... euer Leben fort zu dichten." Friedrich

Frühneuzeitliche und barocke Epicedien auf tote Kinder werden hier allerdings nicht berücksichtigt, da es sich bei diesen in der Regel um Auftragsdichtungen handelt, die bestimmte Konventionen bedienen. Auch die von den Tod eigener Kinder verarbeitenden Dichtern verfassten Epicedien sind in hohem Maße von diesen Konventionen geprägt. Im Rahmen des vorliegenden Beitrags wird Kindstoddichtung aus dieser Epoche daher nur herangezogen, wenn sich direkte Relationen zu Texten des Untersuchungszeitraums ausmachen lassen.

Wie die Trauerdichtung vorangegangener Epochen ist auch die Kindertotendichtung des 18. und 19. Jahrhunderts, die im Zuge beziehungsweise in Folge der Empfindsamkeit in den zeitgenössischen Periodika erschien, das Werk einer gebildeten, literaturaffinen Oberschicht, die sich mit ihren Dichtungen an ein vorwiegend bürgerliches Publikum richtete. Dass die empfindsam geprägten Kindertotenlieder – wie letztlich alle literarischen Gattungen und Genres – einem bestimmten Produzenten- und Rezipientenkreis zuzuordnen sind, erlaubt daher Rückschlüsse auf die kulturelle und religiöse Prägung ihrer Verfasser und ihre Strategien im Umgang mit dem schwer Erträglichen, Unsagbaren. Im Folgenden sollen daher ausgewählte Texte verschiedener namentlich bekannter und unbekannter Autoren des 18. und 19. Jahrhunderts im Hinblick auf ihre Darstellung und Interpretation von Krankheit, Leiden und Sterben analysiert und die Funktion dieser Texte beleuchtet werden.

Der Tod des Kindes ist in erster Linie eine private Katastrophe. Öffentlich wird er erst durch die Publikation der dadurch inspirierten Verse. Die „Ambivalenz zwischen Privatheit und Öffentlichkeit", die Reiner Sörries in seiner Kulturgeschichte der Trauer als Hauptcharakteristikum moderner Trauerarbeit identifiziert,[4] prägt damit auch die Kindertotendichtung. Sörries unterscheidet daher zwischen den Trauerformen „mourning", dem „sozialen und kulturellen Aspekt der Trauer" und „grief", der „damit verbundene[n] Gefühlswelt". Sein Fazit, dass die „gesellschaft-

---

Rückerts „Kindertotenlieder" im literatur- und kulturgeschichtlichen Kontext. Würzburg 2016, S. 69–100; Ralf Georg Czapla: Wiedererweckung in der Poesie? Eine Gedankenfigur und ihre Variation in Kindertotengedichten von Andreas Gryphius, Joseph von Eichendorff, Friedrich Rückert, Wilhelm Raabe und Nelly Sachs. In: Czapla: „… euer Leben fort zu dichten" (Anm. 3), S. 19–48; Anna Carrdus: Consolation Arguments and Maternal Grief in Seventeenth-Century Verse: The Example of Margarethe Susanna von Kuntsch. In: German Life and Letters 47 (1994), S. 135–151.

4   Reiner Sörries: Herzliches Beileid. Eine Kulturgeschichte der Trauer. Darmstadt 2012, S. 206.

lich determinierenden Trauernormen (...) dabei unter ‚mourning' einzuordnen, während die psychischen Bewältigungsstrategien unter ‚grief' zu subsumieren sind",[5] ist für die Kindertotendichtung jedoch nur eingeschränkt valide. Formal entsprechen die nach einem realen Todesfall entstandenen und publizierten Kindertotenlieder zweifellos den Trauernormen einer empfindsamen Gesellschaft. Inhaltlich sprechen die Gedichte aber unmittelbar die Gefühlswelt an. Aufgehoben wird dieser Widerspruch, wenn man die Gedichte zum Thema Kindstod als eine Sonderform des Nachrufs und damit als Repräsentanten einer Gattung begreift, die eine etablierte Erscheinungsform des „mourning" ist und als solche zur emotionalen Bewältigung des „grief" beiträgt. Tatsächlich weisen die folgenden analysierten Kindertotendichtungen alle mindestens eines der von Ralf Georg Bogner ausgewiesenen Merkmale des Nachrufs auf: Sie sind sprachliche Äußerungen, die einen inhaltlichen Bezug zum Tod eines Menschen und dem Tod herstellen, sie sind insofern aktuell, als der Todesfall dem Adressaten des Gedichts präsent und bewusst ist und sie richten sich, da publiziert, an die Öffentlichkeit.[6] Die Nekrologie bildet damit den „Kern einer Kulturarbeit (...), die beim Tod eines Menschen Bedeutung und Sinn stiftet, in dem sie dessen Identität über den Tod hinaus sichert"[7] oder ihm auch erst eine solche Identität verschafft.[8] Wie die folgenden Ausführungen zeigen sollen, gehören die Sinn- und Identitätsstiftung zu den zentralen Aufgaben der Kindertotendichtung.

Grundlage der Untersuchung ist ein etwa 150 Gedichte und Gedichtzyklen umfassendes Textkorpus, das vornehmlich auf Basis der Internetdatenbank „Musenalm. Bibliographie deutscher Almanache (1770–1879)"[9] zusammengestellt und anhand von Literaturhinweisen in einschlägigen Publikationen sowie durch Zufallsfunde ergänzt wurde. Das Gros der darin erfassten, namentlich gezeichneten Kindertotenlieder stammt von männlichen Autoren. Neben diesen finden sich aber

---

[5]   Sörries: Herzliches Beileid (Anm. 4), S. 11.

[6]   Ralf Georg Bogner: Der Nachruf als literarische Gattung. Möglichkeiten und Grenzen einer Definition. In: Franz Simmler (Hg.): Textsorten deutscher Prosa vom 12./13. bis 18. Jahrhundert und ihre Merkmale. Akten zum internationalen Kongress in Berlin, 20. bis 22. September 1999. Bern u.a. 2002, S. 39–52, hier S. 43 f.; Thomas Goetz: Poetik des Nachrufs. Zur Kultur der Nekrologie und zur Nachrufszene auf dem Theater. Wien, Köln, Weimar 2008, S. 24–26.

[7]   Goetz: Poetik des Nachrufs (Anm. 6), S. 12.

[8]   Goetz: Poetik des Nachrufs (Anm. 6), S. 15.

[9]   https://www.musenalm.de (abgerufen am 7.7.2020).

auch mehrere zu ihrer Zeit durchaus etablierte Dichterinnen wie zum Beispiel Philippine Gatterer und Wilhelmine Müller, geborene Maisch. Eindeutige Indizien, die Rückschlüsse auf das Geschlecht der Verfasser anonym publizierter oder nur mit einem Kürzel gezeichneter Gedichte zulassen, gibt es nicht. Wahrscheinlich ist, dass auch hier einige wenige Dichterinnen neben ihre männlichen Kollegen treten.

Mit dem Tod beziehungsweise der diesem vorausgehenden Krankheit als Ereignis befassen sich nur etwa fünfzig Gedichte, während er in den übrigen rund hundert Texten als fait accompli vorausgesetzt wird. Dass die Dichter und Dichterinnen die direkte Auseinandersetzung mit den Leiden des Kindes vermeiden, verwundert nicht, bedeutete doch die Rekapitulation dieser Zeit eine Aktualisierung des – echten oder imaginierten – Schmerzes. Verfasst wurden die Gedichte meist von trauernden Eltern und anteilnehmenden Freunden, seltener auch von Unbeteiligten sowie von dem hochemotionalen Thema faszinierten Poeten. Wie viele der in dem Untersuchungskorpus enthaltenen Kindertotenlieder auf einen realen Trauerfall zurückgehen, lässt sich nicht feststellen, da nur in Einzelfällen – exemplarisch seien hier Friedrich Rückert, Joseph von Eichendorff, Johann Georg Jacobi, Johann Christoph Friedrich Haug und Wilhelmine Müller, geborene Maisch genannt – entsprechende biographische Nachweise vorliegen. Daneben finden sich in den Paratexten vor allem von Kondolenzgedichten entsprechende Hinweise, zum Beispiel in *An den Grafen Ranzau. Nach dem Tode seines einzigen Sohnes. 1797* von Johann Friedrich Schink.[10] In vielen Fällen sind die Angaben jedoch so wenig konkret, dass sie gleichermaßen als Authentizitäts- wie auch als Fiktionalitätssignal interpretiert werden können. Zudem verselbständigte sich auch dieses lyrische Sujet, da das hochemotionale Thema auch davon nicht – unmittelbar – betroffene Poeten reizte. Ob und wie die Aktualisierung von Leid und Schmerz in den Texten, die sich explizit mit dem Tod des Kindes und dessen Umständen befassen, provoziert oder vermieden wird und welche Textstrategie dahintersteht, sollen die folgenden Ausführungen erhellen.

Dem sei ein kurzer Abriss zur Form der dieser Untersuchung zugrundeliegenden Gedichte vorausgeschickt. Die in den (Literatur-)Zeitschriften, Musenalmanachen und Taschenbüchern des 18. und 19. Jahrhunderts erschienenen Kindertotenlieder sind, wie schon die ausgewerteten Medien erwarten lassen, formal und stilistisch nur selten innovativ. Beliebt sind klassische, zum Teil bereits von den Dichtern des Barock verwendete Formen wie das dem traurigen Anlass schon

---

10   Carl Reinhard (Hg.): Musenalmanach. Göttingen 1802, S. 203–206.

aufgrund seiner Bezeichnung angemessene elegische Distichon, aber auch (Alexandriner-)Epigramme, die wegen ihrer Kürze gerne für Grabschriften herangezogen werden. Auch die Elemente des Epicediums, also lamentatio, laudatio und consolatio, lassen sich ausmachen, wobei hier auffällt, dass nicht grundsätzlich alle drei Elemente auftreten müssen und die Gewichtung der Teile, besonders der laudatio, durch die kurze Lebensdauer des Kindes determiniert ist.[11] Neben diesen stilistisch anspruchsvolleren (Klein-)Formen finden sich zahlreiche liedhaft-schlichte Verse – darunter gelegentlich die seit Grays *Elegy Written on a Country Churchyard* beliebte elegische Stanze[12] – sowie einige wenige Gedichte in freier Form und lyrische Gespräche zwischen dem sterbenden Kind und seinen Angehörigen beziehungsweise dem Tod. Die Konventionen sprengende lyrische Ausbrüche finden sich lediglich unter den nur bedingt den Kindertotenliedern zuzurechnenden Sturm-und-Drang-Gedichten zum Thema Kindsmord. Exemplarisch sei hier *Ida* von Anton Matthias Sprickmann[13] genannt. Die meisten Dichter, die sich mit dem Kindstod auseinandersetzten, fanden Halt an etablierten Formen.

Auch so fiel die poetische Annäherung an den für alle Betroffenen mit viel Schmerz und Leid einhergehenden Kindstod den Dichtern offenkundig schwer. Wie bereits erwähnt, bildet der Anlass für die Kindertotendichtung inhaltlich deren größte Leerstelle. Die bewusste Aussparung des traurigen Ereignisses zugunsten tröstlicher Themen wie zum Beispiel der Vorstellung des himmlischen Leben des „kleinen Engels"[14] und der poetischen Vorwegnahme des seligen Wiedersehens ist dabei als durchaus wirkungsvolle Textstrategie zu betrachten. Besonders lyrische Kondolenzen schließen gerne mit dieser Vision, so zum Beispiel das

---

[11] Aurnhammer: Kindertotenlieder der Renaissance (Anm. 3), S. 58 und 61 f.

[12] Horst J. Frank: Handbuch der deutschen Strophenformen. Basel 1993, S. 291–293; Sprinzing: Empfindungen an dem Grabe meines einzigen Sohnes. Rastatt, den 30sten Jänner 1806. In: Wilhelmine Müller (Hg.): Taschenbuch für edle Weiber und Mädchen. Karlsruhe 1807, S. 189–191; Johann Rudolf Ris: Grabschrift eines frühverstorbenen Erstgebohrnen. In: Gottlieb Jakob Kuhn, Karl Friedrich August Meisner, Johann Rudolph Wyß (Hg.): Alpenrosen, ein Schweizer Almanach. Bern, Leipzig 1811, S. 86.

[13] Anton Matthias Sprickmann: Ida. Ein Gedicht. In: Heinrich Christian Boie (Hg.): Deutsches Museum. 2. Stück. Leipzig 1777, S. 120–128.

[14] Caroline von der Lühe: Dem Andenken meiner Betty. In: Johann Heinrich Voß, Leopold Friedrich Günther von Goeckingk (Hg.): Musen-Almanach für 1787. Hamburg 1787, S. 108–110, hier S. 108.

anonym erschienene Gedicht *An den trauernden Vater*[15] und Gottlieb Conrad Pfeffels Kondolenzgedicht *An Emma*.[16] Unter den Gedichten der Verfasser beziehungsweise Verfasserinnen, die sich der Herausforderung stellen, das unsagbar Schmerzliche zu formulieren, lassen sich neben der lapidaren Benennung des Geschehens zwei Tendenzen ausmachen: einerseits der Versuch, es zu verklären und zu harmonisieren, andererseits das Bestreben, es darzustellen und zu deuten.

Auffällig ist in den Gedichten, die sich auf die bloße Benennung des Ereignisses beschränken, der völlige Verzicht auf dessen Deutung und die damit einhergehende Verweigerung einer tröstenden Sinnstiftung. Die damit eröffnete Leerstelle wirft ein bezeichnendes Licht auf den Schmerz der Hinterbliebenen angesichts durch nichts zu erklärender oder zu rechtfertigender Leiden. Der Tod des Kindes erscheint hier nicht als Übergang in ein anderes, besseres Leben, sondern als Ende seines Daseins überhaupt. Dessen kurze Dauer spiegelt sich exemplarisch in Karl Wilhelm Ramlers in Form eines elegischen Distichons gehaltenen Epigramms *Grabschrift eines neugebornen Kindes. (Nach Logau)*:

> Neun Monden haben mich zum Leben zubereitet;
> Die erste Stunde hat zum Tode mich geleitet.[17]

Eine konkrete Vorlage für das Epigramm hat sich nicht identifizieren lassen. Möglicherweise wurde es durch die folgende *Grabschrifft* inspiriert:

> Dem Himmel war ich nur und nicht der Welt geboren
> Was hab ich / sterb ich gleich / durch sterben denn verloren?[18]

Allerdings ist dieses Epigramm in der von Ramler und Lessing veranstalteten Auswahlausgabe *Friedrichs von Logaus Sinngedichte. Zwölf Bücher. Mit Anmerkungen über die Sprache des Dichters herausgegeben von C. W. Ramler und G. E. Lessing* (Leipzig 1759) nicht

---

[15]   Anonym: An den trauernden Vater. In: Gottlieb Jakob Kuhn, Karl Friedrich August Meisner, Johann Rudolph Wyß (Hg.): Alpenrosen, ein Schweizer Almanach. Bern, Leipzig 1818, S. 242–245.

[16]   Gottlieb Conrad Pfeffel: An Emma. In: Therese Huber, August Heinrich Julius Lafontaine, Gottlieb Conrad Pfeffel (Hg.): Taschenbuch für Damen. Tübingen 1802, S. 233 f.

[17]   Karl Wilhelm Ramler: Grabschrift eines neugebornen Kindes. (Nach Logau.). In: Voß, von Goeckingk: Musenalmanach (Anm. 14), S. 168.

[18]   [Friedrich von Logau:] Grabschrifft. In: Salomon von Golaw: Deutscher Sinn-Getichte Drey Tausend. Breslau 1654, S. 14.

enthalten. Es ist jedoch anzunehmen, dass Ramler, der für seine Edition Logaus *Sinn-Getichte* in extenso gesichtet haben dürfte, die *Grabschrifft* kannte. Denkbar ist aber auch, dass er sich nur sprachlich und stilistisch von dem Barockdichter und dessen zahlreichen ernsthaften und ironischen Grabschriften inspirieren ließ. Wie Anett Lütteken nachweist, hat Ramler insgesamt achtzehn Epigramme „Nach Logau" publiziert und damit eine Vielzahl von Themen abgedeckt.[19] Dass in Ramlers Epigramm das verstorbene Kind spricht, impliziert indirekt dessen jenseitige Fortexistenz. Etwas weniger lapidar und tröstlicher liest sich vor diesem Hintergrund die von Franz Küninger ebenfalls in elegischen Distichen verfasste *Grabschrift eines Kindes, welches gleich nach seiner Geburt starb*:

> Einen Frühlingsmorgen und emsige Liebe nur sah' ich,
> Eure Schmerzen und Lust hab' ich nur wandernd geschaut.
> Rein vom Getriebe der Welt, ich kam – ich weinte – dann schied' ich,
> Wandrer! wird dir wol mehr auch auf der weitesten Bahn?[20]

In der zynischen Gegenvariante zu dem Julius Cäsar zugeschriebenen „veni, vidi, vici" erscheint das Leben als bloße Quelle von Tränen. Der frühe Tod des Kindes verkürzt somit eine Leidenszeit.

Nicht nur die frühverstorbenen Kinder kommen in einer Grabschrift zu Wort. So ist in der nur mit „Huber" gezeichneten *Grabschrift auf den frühen Tod Louisen's R.* die steingewordene Erinnerung an die Verstorbene das adäquate Ausdrucksmedium der trauernden Mutter und zugleich deren einziger Trost:

> Dieß ist das trauernde Denkmahl,
> Das eine unglückliche Mutter
> Dem Tode ihres einzigen Kindes gewidmet hat[21]

---

[19] Anett Lütteken: Verzeichnis der zeitgenössischen Drucke Karl Wilhelm Ramlers. In: Laurenz Lütteken, Ute Pott, Carsten Zelle (Hg.): Urbanität als Aufklärung. Karl Wilhelm Ramler und die Kultur des 18. Jahrhunderts. Göttingen 2003, S. 435–507, hier S. 485.

[20] Franz Küninger: Grabschrift eines Kindes, welches gleich nach seiner Geburt starb. In: Justinus Kerner (Hg.): Poetischer Almanach. Heidelberg 1812, S. 196.

[21] Huber: Grabschrift auf den frühen Tod Louisen's R. In: Christian Ludwig Neuffer (Hg.): Taschenbuch für Frauenzimmer von Bildung, auf das Jahr 1800. Stuttgart 1800, S. 127 f.

liest der in der ersten Zeile des Gedichts angesprochene „Wanderer". Woran die
„ewig theure Louise" starb, bleibt offen. Impliziert wird eine plötzliche, akute Er-
krankung, denn „[b]lühend war ihre Gesundheit | Bis an den sechszehnten Früh-
ling". Allerdings konnte weder diese noch die in den folgenden Zeilen beschworene
seelische Gesundheit Louises frühen Tod, das „Unglück der Mutter und Tochter"
verhindern. Dass der Tod des Kindes nicht nur als für die Hinterbliebenen schmerzliches Ereignis, sondern explizit als dessen persönliches Unglück bezeichnet wird,
ist für die Kindertotendichtung um 1800 ungewöhnlich. Damit einher geht die
Zurückweisung christlich-religiös sanktionierter Trostgründe und besonders der
verbreiteten Vorstellung, dass das Kind himmlischer Seligkeit teilhaftig werde und
darum nicht zu bedauern beziehungsweise betrauern sei. Sinnstiftend wirkt allenfalls das der Frühverstorbenen gesetzte Monument, das den Wanderer an die Ver-
geblichkeit menschlichen Tuns und Trachtens gemahnen soll: „lerne bey diesem
Grabe | Die Eitelkeit aller unserer Hoffnung."

Ähnlich trostlos liest sich auch Christian Friedrich Raßmanns Dialoggedicht
Mutterschmerz. Dort erinnert sich die Mutter an

> Das süße Kind, das früh mir heimgegangen,
> Da es noch schwankt' im leichten Flügelkleide,
> Sein Zünglein kaum zu stammeln angefangen,

um leicht euphemistisch fortzufahren:

> gleich der lichten Flocken Niederschweben,
> Löst' auch mein Kind sich ab vom zarten Leben.[22]

Auch der nur als „Er" bezeichnete Gesprächspartner – wohl eher ein Freund der
Mutter als der Vater des Kindes – verzichtet in seinem Trostversuch auf jegliche
Interpretation, sondern versucht statt dessen, die Trauernde wieder dem Leben
zuzuführen:

---

[22]   Christian Friedrich Raßmann: Mutterschmerz. In: Ders. (Hg.): Abenderheiterungen
       mit prosaischen und poetischen Beiträgen von Klamer Schmidt, Gramberg, Schlüter,
       Elise Bürger, Horstig, Nonne, Goldmann, Rese, Depping, Prätzel u.a.m. Quedlinburg
       1815, S. 235 f.

Komm, komm! des Frühlings Blüthe
Heilet deines Busens Jammer. (…)
Tausend Liebesstimmen rufen
Aus den Birken dir entgegen:
„O vergiß!"[23]

Dass diese Aufforderung nicht fruchtet, kann in diesem Kontext nicht verwundern. Mit dem völligen Verzicht auf eine trostreiche Auslegung des Geschehens und die für die Kindertotendichtung typische, wenn nicht gar topische Vision des himmlischen Wiedersehens bleibt der Mutter nur die Bewältigung des Schmerzes durch fortgesetzte Trauerarbeit: „Jammer nur tilgt solchen Jammer."

Mit der Ohnmacht der Betroffenen korrespondiert die Vorstellung des Todes als Schicksalsmacht, der sich die Menschen, wenn auch nicht klaglos, zu beugen haben. So interpretiert die baltische Dichterin Sophia Albrecht in *Bey Karlchens Grabe. für meine Freundin Wilhelmine H*. geb. R*.* den „lezten Blick" des Knaben als unfreiwilligen Abschiedsgruß „als wenn er spräch': Ich bliebe | So gern bey dir, wenn mich der Starke ließ."[24] In Gotthold Friedrich Stäudlins *Auf das Grab von vier geliebten Töchtern. Einer Mutter*[25] wird der Tod mit dem Attribut „mächtig" versehen, das angesichts der Zahl der toten Kinder schon eher als „grausam" zu lesen ist. Eindeutig negative Todesdarstellungen sind jedoch rar. Die wenigen Ausnahmen stammen sämtlich aus der Feder von Johann Heinrich Voß, der damit eine leidvolle persönliche Erfahrung verarbeitet haben dürfte: Am 25. Oktober 1782 starb sein ältester Sohn Friedrich Leopold im Alter von nur vier Jahren.[26] Vor diesem Hintergrund nimmt es nicht wunder, dass Voß sich in gleich drei im Haupttitel mit *Grabschrift eines Knaben* überschriebenen elegischen Distichen mit dem schweren Thema auseinandersetzt. Wann die Gedichte entstanden, ist nicht bekannt. Da sie sämtlich in den 1790er Jahren erschienen, ist jedoch wahrscheinlich, dass sie nach dem Tod des Kindes verfasst wurden. Zudem handelt es sich ausschließlich um Grabschriften für einen Knaben und damit um Gegenstücke zu den gleichfalls undatierten *Drei*

---

23 Raßmann: Mutterschmerz (Anm. 22).
24 Sophia Albrecht: Bey Karlchens Grabe. für meine Freundin Wilhelmine H*. geb. R*. In: Johann Friedrich Ernst Albrecht (Hg.): Estländische poetische Blumenlese. Leipzig 1780, S. 131–135, hier S. 133.
25 Gotthold Friedrich Stäudlin: Auf das Grab von vier geliebten Töchtern. Einer Mutter. In: Ders. (Hg.): Musenalmanach fürs Jahr 1792. Stuttgart 1792, S. 151–152, hier S. 151.
26 Kerstin Gräfin von Schwerin: Johann Heinrich Voß. Hannover 2013, S. 64.

Grabschriften, die Ernestine Voß nach dem Tod des Kindes verfasste.[27] Krankheit, Leiden und Sterben werden in letzteren allerdings nicht explizit thematisiert. Dagegen wird in Johann Heinrich Voß' *Grabschrift eines Knaben* der Tod nicht als freundlicher Begleiter, sondern als ungeduldiger Gläubiger präsentiert:

> Mich unmündigen Knaben entraftest du, gieriger Tod, schon?
> Was so geeilt? Sind nicht alle dir sicher genug?[28]

Unmissverständlich ist auch die Apostrophe „Tod, durch Thränen und Flehn unerbittlicher!" Über den Tod des kleinen Adonis kann da auch nicht hinwegtrösten, dass dieser – analog zur christlichen Himmelsvision – „von allen geherzt in den Wohnungen Persefoneens | Spielet": „daheim ließ er unnennbaren Gram."[29] Nur einmal tritt der Tod in der freundlichen Gestalt eines Gärtners auf:

> Röthlich hing die Blüte; da hauchte sie leise der Tod an:
> Und an des Himmels Stral zeitiget schwellende Frucht.[30]

Zahlreicher sind Gedichte, in denen der Tod beziehungsweise das Sterben des Kindes mit positiv besetzter, trostbringender Metaphorik geschildert werden. Ebenfalls in der Rolle eines freundlichen, seine Pflanzen hegenden Gärtners erscheint der Tod in Victor Matthias Bührers Gedicht *Auf das Grab eines lieben Kindes*:

> Liebliche, zarte Knospe, du keimtest in lockerem Erdreich,
> Wo bald schädliche Brut, bald ein Gewitter euch droht:
> Dich verpflanzte der Herr des Gartens: Nun weinen wir alle,
> Die dich keimen hier sahn, daß – du dort besser gedeihst. –[31]

---

27 Ernestine Voß: Drei Grabschriften. In: Hermann Voß (Hg.): Aufsätze von Ernestine Voß. Zur Silberhochzeit ihrer Kinder Abraham und Maria gesetzt von ihrem Enkel Hermann. Zum 15. Juli 1837. [Ort unbekannt] 1837, S. 77 f.; Schwerin: Johann Heinrich Voß (Anm. 26), S. 65, 139.

28 Johann Heinrich Voß: Grabschrift eines Knaben. Aus der Anthologie. In: Ders. (Hg.): Musenalmanach für das Jahr 1798. Hamburg 1797, S. 120.

29 Johann Heinrich Voß: Grabschrift eines Knaben. Aus dem Griechischen. In: Ders. (Hg.): Musenalmanach für das Jahr 1792. Hamburg 1791, S. 102.

30 Johann Heinrich Voß: Grabschrift eines Knaben. In: Johann Heinrich Voß, Leopold Friedrich Günther von Goeckingk (Hg.): Musen Almanach für 1788. Hamburg 1788, S. 210.

31 Victor Matthias Bührer: Auf das Grab eines lieben Kindes. In: Stäudlin: Musenalmanach 1792 (Anm. 25), S. 80.

Anders als in dem oben analysierten elegischen Distichon von Voß ist hier auch die Trauer der Hinterbliebenen produktiv: sie begünstigt das Fortleben des Kindes im Jenseits.

Mit dem „Herrn des Gartens" kann ebenso wie der Tod auch Gott gemeint sein, der das Kind ins Paradies versetzt. Die Vorstellung von Gott als liebendem und darum das Kind vor den Gefahren des Erdenlebens schützenden Vaters findet sich auch in L. F. Müllers lyrischer Kondolenz *An eine Mutter, welcher die erstgeborne Frucht nach wenigen Tagen starb.*[32] Unter Berufung auf Jesus Christus' „Lasset die Kindlein zu mir kommen" (Matthäus 19, 14) wird hier der frühe Tod zum Akt göttlicher Liebe umgedeutet:

> Entrückend jeglicher Beschwerde,
> Drohend seiner hier auf dieser Erde,
> Nahm der Herr, der gut ist, weis' und groß,
> Nun dein Kind in seinen Vaterschooß!

Am häufigsten treten in der intensiv auf die Tröstungen der christlichen Religion und ihre Jenseitsvorstellung rekurrierenden Kindertotendichtung jedoch Engel als Todesboten auf, um dem Kind die Augen zu schließen,[33] es auf die „zuckenden Lippen" zu küssen[34] oder es einfach mitzunehmen:

> Allein ich mußte; denn die Engel kamen,
> In Lichtgewändern und mit Stralenkronen,
> Die leis' und sanft mich dieser Welt entnahmen,
> Dorthin mich tragend, wo die Guten wohnen[,]

---

32 L. F. Müller: An eine Mutter, welcher die erstgeborne Frucht nach wenigen Tagen starb. In: Josef Franz Emil Trimmel (Hg.): Toilette-Almanach für Damen. Band 42. Wien 1833, S. 73–74, hier S. 74.

33 Siegfried August Mahlmann: An Leonoren, bei dem Tode ihres neugebornen Kindes. In: Taschenbuch auf das Jahr 1800 der Liebe und Freundschaft gewidmet, S. 189.

34 Franz Grillparzer: Des Kindes Scheiden. (Als meine kleine Muhme starb). In: [Joseph Schreyvogel] (Hg.): Aglaja. Ein Taschenbuch. Wien 1819, S. 34–35, hier S. 35; Karl August Mayer: Das sterbende Kind. Nach Andersen. In: Heinrich Pröhle (Hg.): Norddeutsches Jahrbuch für Poesie und Prosa. Merseburg 1847, S. 185 f.

erklärt in Karl Barths *Des Lieblings Tod* der verstorbene Sohn seiner trauernden Mutter.[35] Ob das Gedicht im Hinblick auf einen konkreten Todesfall entstand, ist nicht bekannt. Karl Barth war nicht verheiratet, und es gibt auch keinerlei Hinweise auf illegitime Kinder.[36] Vor allem als Kupferstecher bekannt, war Barth auch der Maler der im Herbst 1833 wenige Monate vor ihrem frühen Tod entstandenen Porträts von Luise und Ernst Rückert, die Rückert in seinen *Kindertotenliedern* wiederholt erwähnt.[37] Ein Zusammenhang zwischen dem oben zitierten Gedicht und den traurigen Ereignissen in der Familie seines Freundes Rückert ist nicht nachzuweisen.

Eine ausführlich geschilderte Vision des Todesengels findet sich in *Des kranken Kindes Traum* von Theophania, alias Pauline Maria Julia von Langen, in dessen letzter Strophe der „bleiche Engel" außer dem Kind auch die Seele seiner liebenden Mutter in die „Heimath aller Frommen" einführt.[38] Auch Joseph von Eichendorff greift in *Das kranke Kind*[39] auf das populäre Motiv des von Engeln in den Himmel geleiteten Kindes zurück. Obwohl das in dem Gedicht geschilderte, dem Tod des Kindes vorausgehende Geschehen frei erfunden ist, handelt es sich bei diesem Text um die lyrische Reaktion auf ein persönliches Unglück: Am 24. März 1832 starb Eichendorffs jüngste Tochter Anna im Alter von eineinhalb Jahren. Außer in dem Zyklus *Auf meines Kindes Tod* verarbeitete Eichendorff den Trauerfall noch in *Mein liebes Kind, Ade!*, *Angedenken*, *Sterbeglocken*, *Es wandelt, was wir schauen*, *Liedchen* und *Nacht*.[40] In *Das kranke Kind* erscheinen die Himmelsboten, die sich des von den Menschen verlassenen Kindes annehmen, als seine wahren Freunde. Umgekehrt sind aber auch die früh verstorbenen, von Sünden freien Kinder die natürlichen

---

[35] Karl Barth: Des Lieblings Tod. In: Adalbert von Chamisso, Gustav Schwab (Hg.): Deutscher Musenalmanach. Leipzig 1835, S. 358–359, hier S. 359.
[36] Georg Brückner: Karl Barth. In: Historische Commission bei der Königlichen Akademie der Wissenschaften (Hg.): Allgemeine Deutsche Biographie. Band 2. Leipzig 1875, S. 100 f.; Margarete Bessau: Karl Barth. In: Historische Kommission bei der Bayerischen Akademie der Wissenschaften (Hg.): Neue Deutsche Biographie. Band 1. Berlin 1953, S. 604.
[37] Wollschläger: Der Gang zu jenen Höhn (Anm. 1), S. 30.
[38] Theophania (Pauline Maria Julia von Langen): Des kranken Kindes Traum. In: Friedrich Kind (Hg.): Taschenbuch zum geselligen Vergnügen. Leipzig, Wien 1826, S. 91–95, hier S. 95.
[39] Joseph von Eichendorff: Das kranke Kind. In: von Chamisso, Schwab: Deutscher Musenalmanach (Anm. 35), S. 264 f.
[40] Hartwig Schultz (Hg.): Joseph von Eichendorff. Gedichte. Versepen. Frankfurt am Main 1987, S. 1010–1015.

Gefährten der Engel, denen sie sich nach ihrem Tod zugesellen. In Serenus' – alias Cäsar von Lengerke – *Auf den Tod eines Kindes, den 25. März 1821. (Für seine Mutter.)* ist das verstorbene Kind sogar „[l]eise hernieder gelockt" aus deren Gefilden gekommen. Sein irdisches Leben konnte nur von kurzer Dauer sein,

> Denn die Engel im Himmel vermißten den trauten Genossen,
> Und ihr Bruder, der Tod, brachte den Knaben zurück.[41]

Bemerkenswert ist, dass hier der Knabe Protest gegen seine Rückholung in die himmlische Heimat erhebt, da er seine Mutter in Trauer zurücklässt. Hier bedarf es göttlicher Intervention:

> Und der ewige Vater vernahm das Leid, und gewährte,
> Daß als Engel das Kind tröstend die Mutter umschwebt.[42]

Als eigentliche Heimat der Kinder erscheint der Himmel auch in Johann Georg Jacobis *Grabschrift zweyer Schwestern, welche in ihrem blühendsten Alter, an derselben Krankheit bald nacheinander starben*[43] und Johann Christoph Friedrich Haugs *Als Rogers frühe starb.*[44] Eine theologisch interessante Erklärung für die baldige Rückkehr der Kinder in himmlische Gefilde liefert der nur mit „A." gezeichnete Vierzeiler *Frida's Grab*:

> Kein Engel darf hier lange weilen,
> Seitdem der Fluch die Erde traf.[45]

Während in Serenus' beziehungsweise Cäsar von Lengerkes oben auszugsweise zitiertem Gedicht die „trauten Gespielen im Himmel" den Spielgefährten zurückholen lassen, wird der Tod in der nur mit den Initialen J. B. gezeichneten Totentanz-Szene *Der Tod zum Kinde* selbst zum Kind, der sich ausnahmsweise nicht als

---

41   Serenus (Cäsar von Lengerke): Auf den Tod eines Kindes, den 25. März 1821. (Für seine Mutter.). In: Winfried [Nikolaus Daniel Hinsche] (Hg.): Nordischer Musenalmanach. Poetische Blumenlese. Hamburg 1822, S. 32–33, hier S. 33.

42   Serenus (Lengerke): Auf den Tod eines Kindes (Anm. 41).

43   Johann Georg Jacobi: Grabschrift zweyer Schwestern, welche in ihrem blühendsten Alter, an derselben Krankheit bald nacheinander starben. In: Wilhelm Aschenberg (Hg.): Bergisches Taschenbuch zur Belehrung und Unterhaltung. Düsseldorf 1798, S. 159.

44   Johann Christoph Friedrich Haug: Als Rogers frühe starb. In: [Herausgeber unbezeichnet]: Minerva. Taschenbuch. Leipzig 1821, S. 140.

45   A.: Frida's Grab. In: Aloys Wilhelm Schreiber (Hg.): Cornelia. Taschenbuch für Deutsche Frauen auf das Jahr 1817. Heidelberg, Frankfurt am Main 1817, S. 25.

grausiges Gerippe, sondern als „weißer Knabe" dem im Sand spielenden Kinde
nähert, mit ihm gemeinsam einen Kirchhof mitsamt Kreuz baut und ihm schließlich den Todeskuss gibt.[46] In der weltlichen Inkarnation des Genius tritt er nur in
zwei Dialoggedichten auf, dem unübersehbar durch Goethes *Erlkönig* inspirierten,
nur bedingt zu den Kindertotenliedern gehörenden lyrischen Gespräch *Die Mutter
und ihr Kind* von August Schumacher[47] und Mäders durch das Ertrinken eines
„guten Jünglings" in der Seine inspirierten *Ludwigs Tod. An seine Mutter.* Dort lockt
– analog zu Goethes Ballade *Der Fischer* – der Genius den noch zweifelnden Ludwig
in die Tiefe. Anders als Goethes Fischer, dessen jenseitiges Schicksal zweifelhaft
ist, kommt dieser jedoch „frühvollendet, | Zu der Tugend Lohn".[48] Als Freund er-
scheint er in der nur mit „B." gezeichneten *Nänie. Am Grabe eines todtgeborenen Kindes,*
die als Poetisierung des Sonderfalls Totgeburt vollständig zitiert und ausführlicher
betrachtet werden soll:

> Die Fackeln Hymens und Kupidos brannten,
> da wurdest du,
> Doch eh dich noch die Menschen, Charis, nannten,
> gehst du zur Ruh:
> Hörst nicht der Mutterliebe Harfentöne;
> ihr Angesicht,
> (Verjüngt in dir lag ihre große Schöne,)
> erblickst du nicht.
> Dein Hierseyn war dein Schlaf im Götterhaine,
> aus dem du kamst,
> Du gingst erwacht, weil du im Blumenraine
> Den Freund vernahmst.[49]

---

[46] J. B.: Der Tod zum Kinde. In: Abraham Emanuel Fröhlich, Wilhelm Wackernagel,
      Karl Rudolph Hagenbach (Hg.): Alpenrosen. Ein Taschenbuch. Aarau, Thun 1839,
      S. 331–339, hier S. 332 f.

[47] August Schumacher: Die Mutter und ihr Kind. In: Aloys Wilhelm Schreiber (Hg.):
      Cornelia. Taschenbuch für Deutsche Frauen auf das Jahr 1820. Heidelberg 1820, S. 33–
      35.

[48] Mäder: Ludwigs Tod. An seine Mutter. In: [Daniel Ehrenfried Stöber] (Hg.): Alsati-
      sches Taschenbuch. Straßburg 1806, S. 136–138, hier S. 136 f.

[49] B.: Nänie. Am Grabe eines todtgeborenen Kindes. In: [Herausgeber unbezeichnet]:
      Österreichischer Taschenkalender. Wien 1803, S. 56 f.

Anders als in den meisten Kindertotendichtungen wird hier ein Kind besungen, das zwar zur Welt, nicht aber zu einem noch so kurzen Leben kam. Wie häufig das Phänomen im Untersuchungszeitraum, also dem späten 18. und frühen 19. Jahrhundert, auftrat, ist nicht bekannt. Angesichts der generell großen Kindersterblichkeit ist jedoch davon auszugehen, dass es nicht ungewöhnlich war. Christoph Wilhelm Hufeland zufolge starb Ende des 18. Jahrhunderts in den Städten die Hälfte aller geborenen Kinder vor dem dritten Lebensjahr. Die meisten dieser frühverstorbenen Kinder kamen über das Säuglingsalter nicht hinaus:

> Der überwiegende Anteil der Kindersterblichkeit wird durch die Säuglingssterblichkeit verursacht, das heißt die Sterberate im ersten Lebensjahr. Wie die uns verfügbaren Daten ausweisen, betrug die Säuglingssterblichkeit in Deutschland zwischen 1821 und 1830 (...) 17,8 %. In den Städten Leipzig und Berlin lag sie sogar noch höher.[50]

Aus lyrischer Perspektive handelt es sich jedoch um eine Rarität, vermutlich weil das ohnehin problematische „Paradox der An- und Abwesenheit", das Thomas Goetz als ein zentrales Problem des Nachrufs identifiziert,[51] hier in ein emotional wie sprachlich kaum zu bewältigendes Extrem gesteigert erscheint. Die Besonderheit des Sujets spiegelt sich auch in der an klassische Dichtung gemahnenden, strengen, aber letztlich doch freien Form des Gedichts. Fünfhebige Jamben mit weiblicher Kadenz alternieren mit zweihebigen Jamben mit männlicher Kadenz, deren Kürze und betonter Schluss das kurze vorgeburtliche Leben des Kindes und seinen Tod metrisch versinnbildlichen. Die kunstreiche Gestaltung erlaubt Dichter und Leser eine Distanzierung von dem traurigen Sujet. Zugleich resultiert die lyrische Apostrophe im stilus altus aber auch in einer Aufwertung des totgeborenen Kindes. Aus dem identitätslosen Leichnam wird durch die Ansprache als Charis ein Mädchen, das dank der Ähnlichkeit mit seiner schönen Mutter unverwechselbar ist. Damit wird der die Persönlichkeit auslöschende Tod lyrisch konterkariert und das „zur Ruhe gehen" zum eigentlichen Erwachen des Kindes „im Götterhaine" umgedeutet.

---

[50] Volker Hesse: Kindstod im 19. Jahrhundert. Betrachtungen zu Friedrich Rückerts „Kindertotenliedern" aus medizinischer Sicht. In: Czapla: „... euer Leben fort zu dichten" (Anm. 3), S. 179–212, hier S. 180.

[51] Goetz: Poetik des Nachrufs (Anm. 6), S. 12.

Auch der Sterbevorgang wird in der Kindertotendichtung gerne euphemistisch überformt. Eine Ausnahme bilden hier die im Zuge des Sturm und Drang in größerer Zahl publizierten Gedichte zum Thema Kindsmord, die meist aus der Perspektive der verzweifelten Mutter den Tod des Kindes schildern. Extreme, aber typische Beispiele für Kindsmordszenen in der Sturm-und-Drang-Lyrik sind Johann Friedrich Schinks „unglücklich Verführte", die ihr Kind ersticht[52] und Anton Matthias Sprickmanns Ida,[53] die ihr Neugeborenes im Wahn an einem Felsen zerschmettert. In der Realität dürften die wenigsten Kindsmordfälle so spektakulär gewesen sein. Den Müttern wider Willen war in erster Linie daran gelegen, die Geburt des Kindes zu verheimlichen, weshalb sie versuchten, ihr Problem in möglichst unauffälliger und daher unblutiger Weise aus der Welt zu schaffen. Die Mordszenen werfen damit zwar ein Schlaglicht auf den von den Dichtern imaginierten emotionalen Zustand der Mütter, nicht aber auf die Leiden ihrer todgeweihten Kinder. Wenn deren Lebensäußerungen – meist Weinen – Eingang in die Kindsmordlyrik finden, tragen sie nur zum verzweifelten Entschluss ihrer Mütter bei. Vergleichbar drastisch geschildert wird der Tod eines Mädchens in einem unbetitelten Gedicht von Christian Friedrich Daniel Schubart, das dieser anlässlich des Selbstmords der achtzehnjährigen Tochter einer Freundin verfasste und in sein Kondolenzschreiben integrierte. Vom Tod der jungen Fanny von Ickstadt, die sich vom Turm der Münchner Frauenkirche gestürzt hatte, sowie dessen genaueren Umständen hatte Schubart durch einen Brief der Mutter erfahren, die das tragische Geschehen allerdings im Wortsinn als Unglücksfall darstellt: „meine Fanny (…) gleitete auf der Dachtraufe aus, fiel aufs nahe Kirchendach, und von da auf das Beneficiathäuschen, schlug das Dach durch und war todt."[54]

Schubart schließt sich in seiner in den Antwort- und Kondolenzbrief an die Mutter integrierten unbetitelten Nänie dieser Interpretation an, ohne indessen seiner dichterischen Phantasie Zügel anzulegen: „es brach ihr Gebein | und Hirn und Blut bespritzte den Sand".[55] Gerade die für eine lyrische Kondolenz unpassend

---

52 Johann Friedrich Schink: Empfindungen einer unglücklich Verführten bey der Ermordung ihres Kindes. In: [Christian Heinrich Schmid] (Hg.): Almanach der deutschen Musen. Leipzig 1777, S. 279–281.
53 Sprickmann: Ida (Anm. 13).
54 Fanny von Heppenstein: [Brief an Christian Friedrich Daniel Schubart vom 22. Januar 1785]. In: Anton von Klein (Hg.): Pfalzbairisches Museum. Band 3. Mannheim 1785/1786, S. 1–45, hier S. 15.
55 Hugo Daffner: Eine Münchner Wertheriade. Fanni von Ickstadts Sturz von Münchner

realistische Schilderung des Geschehens stützt jedoch die These, Fanny von Ickstadt sei das tragische Opfer eines Schwindelanfalls geworden: Einen derart grausamen Tod konnte das Mädchen nicht gesucht haben. Mit Blick auf die soziale und
religiöse Stigmatisierung des Selbstmords als der Todsünde schlechthin verwundert es nicht, dass diese Deutung auch der an dem tragischen Geschehen interes-
sierten Öffentlichkeit präsentiert wurde. So erschien in der Zeitschrift *Pfalzbairisches
Museum* eine durch zahlreiche nach dem Unglück geschriebene Briefe und andere
Dokumente angereicherte *Geschichte der Fanny von Ickstadt*, mit der die verbreitete
These, das Mädchen habe sich umgebracht, konterkariert werden sollte. In einer
Fußnote untermauert der anonyme Herausgeber dieser Kompilation – vermutlich
Schubart – noch einmal die Argumente der Mutter für einen tragischen Unglücks-
fall:

> Der Frauenthurm hat vier Seiten; an jener, wo Fanny herunterstürzte, reicht das
> Kirchendach sehr weit hinauf; die übrigen sind aber ganz frei. Wäre dieser schreck-
> liche Sturz vorsätzlich gewesen, so würde Fanny sicher eine der Seiten des Thurmes
> gewählt haben, wo sie am geschwindesten den Tod erwarten konnte, und nicht die,
> wo sie durch Hängenbleiben, und Auffallen den schmerzlichsten Tod befürchten
> musste.[56]

Wie in der oben auszugsweise zitierten Nänie werden hier die grausigen Details
zum Antidot gegen die noch grausigere Vorstellung, das Mädchen könnte sich frei-
willig in den Tod gestürzt haben.

In den auf den natürlichen Tod eines Kindes reagierenden Gedichten ist die
Verklärung von Krankheit, Leiden und Tod dagegen Programm. Wie Thomas
Goetz in seiner bereits zitierten *Poetik des Nachrufs* feststellt, dient diese Textgattung
und damit auch die Kindertotendichtung einer gezielten Gedächtnisstiftung: „Der
Nachruf konstituiert den Toten retrospektiv aus der Erinnerung, schafft aber auch
prospektiv die Voraussetzungen zukünftiger Erinnerung, indem er festlegt, was
vom Toten und wie er künftig zu erinnern sei."[57] Eine Strategie, die die Dichter
dabei verfolgten, war das systematische Ausblenden der die Hinterbliebenen be-

---

Frauenturm im Jahre 1785. In: Jahrbuch der Sammlung Kippenberg 7 (1927), S. 217–
276, hier S. 236.

[56]   Anonym: Geschichte der Fanny von Ickstadt. In: von Klein (Hg.): Pfalzbairisches
Museum (Anm. 54), S. 15 f.

[57]   Goetz: Poetik des Nachrufs (Anm. 6), S. 35.

drückenden Erinnerungen an Leid und Schmerz, Krankheit und Todeskampf zugunsten freundlicherer Bilder. An ihre Stelle treten mit der Vorstellung eines sanften Todes verbundene Metaphern wie der von der christlichen Religion inspirierte
Heimgang,[58] das Einschlafen[59] sowie Naturbilder, die das Kind einer Pflanze gleich-
setzen. So bittet der Vater des nur mit M. Bdschh. gezeichneten *Gebet eines Vaters für
seinen todtschwachen Sohn. Den 28sten September 1780*:

> Daß die Knospe nicht verdirbt
> Noch in ihrer Blüte,
> Geuß auf sie, daß sie nicht stirbt,
> Linderung und Friede.[60]

Ob das Gebet des Vaters Gehör fand, geht aus dem Gedicht nicht hervor. Wie eine
Fortsetzung des Gedichts unter weiblichem Vorzeichen liest sich Karl Wilhelm
Justis *Am Grabe eines Kindes*, das den Tod eines Mädchens beklagt:

> Hingewelkt, wie das Veilchen,
> An dem rauhen Märzentag,
> Ist die Holde, die wir liebten,
> Welk und bleich ihr Ueberrest![61]

Das Bild der welkenden Blume findet sich auch in Christian Graf zu Stolbergs
Gedicht *An meine sterbende Schwester Sophie Magdalene. 1773.*[62] Johann Karl Hartel be-
jammert gleichfalls in *Auf den Tod des jungen Joseph von L.*[63] dessen „Jugend erstes

---

[58] Jacobi: Grabschrift zweyer Schwestern (Anm. 43); Raßmann: Mutterschmerz
      (Anm. 22).
[59] Johann Christoph Friedrich Haug: Dem an der Mutterbrust entschlummerten Mäd-
      chen. In: Königliche Preußische Kalender Deputation (Hg.): Berlinischer Taschen-
      Kalender. Berlin 1826, S. 239 f.; Mayer: Das sterbende Kind (Anm. 34); Theodor
      Reimer: Die Geflüchtete am Grabe ihres Säuglings. In: Wilhelm Aschenberg (Hg.): Bergi-
      sches Taschenbuch zur Belehrung und Unterhaltung. Düsseldorf 1802, S. 74–77.
[60] M. Bdschh.: Gebet eines Vaters für seinen todtschwachen Sohn. Den 28sten Septem-
      ber 1780. In: [Herausgeber unbezeichnet]: Nürnbergischer Kinder-Almanach auf das
      Jahr 1872. Nürnberg 1782, S. 215–218, hier S. 217.
[61] Karl Wilhelm Justi: Am Grabe eines Kindes. In: [Herausgeber unbezeichnet]: Taschen-
      buch der Grazien. Mannheim 1807, S. 149.
[62] Christian Graf zu Stolberg: An meine sterbende Schwester Sophie Magdalene. 1773.
      In: Johann Heinrich Voß (Hg.): Musenalmanach. Lauenburg 1776, S. 35 f.
[63] Johann Karl Hartel: Auf den Tod des jungen Joseph von L. In: Franz von Ratschky
      (Hg.): Wienerischer Musenalmanach. Wien 1779, S. 100–103, hier S. 100.

Keimen" als vom „Todeshauch erstickt". An barocke Embleme gemahnende Natur-
metaphern bemüht auch August Wilhelm Schlegel nach dem Tod seiner fünfzehn-
jährigen Stieftochter Auguste Böhmer:

> Die Rose, kaum entfaltet,
> Doch süsser mir gestaltet
> Als aller Schmuck der Welt,
> Die hat ein Wurm gestochen,
> Die hat der Tod gebrochen,
> Die hat der Sturm gefällt.[64]

Mit Augustes tatsächlicher Krankheit, der Ruhr, haben diese Metaphern nichts gemein. Zum Krankheitsbild gehören schmerzhafte Koliken, Durchfall und Übelkeit
– keine Themen, die sich für eine lyrische Darstellung eignen. Allerdings war
Schlegel nicht Augenzeuge von Augustes Leiden, da diese erst nach der Trennung
von August Wilhelm und Caroline Schlegel während eines Aufenthalts in Bocklet
erkrankte.[65] Wohl auch deshalb steht der Schmerz des Stiefvaters im Zentrum, der
der Verstorbenen ein poetisches *Todten-Opfer* darbringt. Generell sind die Leiden der
sterbenden Kinder aber ein Sujet, das die Dichter lieber meiden. Die wenigen Aus-
nahmen von dieser Regel zeichnen sich vor allem dadurch aus, dass das Thema nur
kurz gestreift und damit ad acta gelegt wird. Lapidar von „des Lebens und des
Sterbens Schmerz" spricht Ris in seiner *Grabschrift eines frühverstorbenen Erstgeborenen*.[66]
Nur in zwei Gedichten wird der Tod als ein für das Kind schmerzliches Ereignis
dargestellt. Der Sprecher des nur mit *Lied* überschriebenen Gedichts von Wolfgang
Müller bleibt dabei ohne jeden Trost:

> Vater, Mutter, laßt das Klagen,
> Laßt die Thränen, Schwester, Brüder!
> Auch die Freunde! Ach, sie schlagen
> Traurig ihre Augen nieder.

---

64   August Wilhelm Schlegel: Todten-Opfer. In: August Wilhelm Schlegel, Ludwig Tieck
     (Hg.): Musen-Almanach. Tübingen 1802, S. 171–180, hier S. 171.
65   Brigitte Roßbeck: Zum Trotz glücklich. Caroline Schlegel-Schelling und die romanti-
     sche Lebenskunst, München 2008, S. 187–190 und 193.
66   Ris: Grabschrift eines frühverstorbenen Erstgeborenen (Anm. 11), S. 86.

Wollt' ich weinen, wollt' ich klagen,
Wie viel Thränen müßten fallen?
Ach, ihr scheidet nur von Einem,
Und ich scheide von euch Allen.[67]

Die Leiden der Trennung überwunden hat dagegen das lyrische Ich eines an die
Mutter gerichteten Trostgedichts, das aus dem Himmel zurückblickt:

Mutter es war schwer zu scheiden
Von der Erde und von dir,
Doch der Glanz der höchsten Liebe
Mutter, der empfängt mich hier.[68]

Hier wird der Schmerz zwar noch thematisiert, aber alsbald in himmlisches Wohl-
gefallen aufgelöst. In exemplarischer Weise angewendet hat diese tröstliche Methode
Michael Wolters in seiner *Grabschrift auf einen Knaben*,[69] die in personaler, das Erleben
des Kindes in den Vordergrund stellender Erzählhaltung von dessen letzten Minu-
ten berichtet:

Als in der Wiege voll Schmerz er zuletzt, mit sterbendem Lächeln,
Hatte zum Vater geblickt, als ihm die Mutter entschwand:
Sieh' da entsank seinem inneren Aug' die bergende Hülle,
Und er erkannte die Hand, die ihn erhielt und erhob.

Der Wechsel vom Aktiv – dem gezielten Abschiedsblick auf den Vater – zum Passiv
– dem Entschwinden der Mutter aus dem Gesichtskreis des Sterbenden – macht die
zunehmende Apathie des Kindes deutlich. Zugleich wird damit impliziert, dass
sein Tod sanft und schmerzlos ist. Vor allem aber ist er ein Übergang zu himmlischer Seligkeit. Der Sterbevorgang wird hier zur Befreiung der metonymisch als
„inneres Auge" beschriebenen Seele des Kindes, die auf der Erde noch einer
„bergende[n] Hülle" bedurfte und nun dieser ledig – bezeichnenderweise wieder im
Aktiv – die Hand seines göttlichen Vaters erkennt.

---

[67] Wolfgang Müller: Lied. In: Ernst Theodor Echtermeyer, Arnold Ruge (Hg.): Deut-
      scher Musenalmanach. Berlin 1841, S. 161 f.
[68] Gottlob von Deuern: Der Mutter Klage. 3. Trost. In: Theodor Hell [Karl Gottfried
      Theodor Winkler] (Hg.): Penelope. Taschenbuch. Leipzig 1834, S. 374–377, hier S. 376.
[69] Michael Wolter: Grabschrift auf einen Knaben. In: Winfried [Nikolaus Daniel Hin-
      sche] (Hg.): Nordischer Musenalmanach. Poetische Blumenlese. Leipzig 1818, S. 162.

Auf die in consolationes nicht nur der Kindertotendichtung häufig erwähnte Auferweckung der Toten zum ewigen Leben rekurriert auch – für einen Geistlichen wenig überraschend – Johann Caspar Lavater in *Auf den Sarg der Luisa Magdalena Lavater, gebohren den 1 Novemb. 1778*:

> Nach wenig heissen Thränenstunden
> Entfloh dein unbefleckter Geist,
> Von aller Sterblichkeit entbunden,
> Zu dem der Todte leben heißt.[70]

Mit den „wenig heissen Thränenstunden" ist hier nicht die kurze Lebenszeit des Kindes gemeint, das Lavaters Schwiegersohn Georg Geßner zufolge „nur ungefähr Ein Jahr lebte",[71] sondern die Zeit, die der Sterbeprozess in Anspruch nahm. Unklar bleibt zudem, ob das sterbende Kind oder seine Angehörigen die Tränen vergießen. Generell sind Tod und Tränen nicht nur bei den Hinterbliebenen, sondern auch bei den sterbenden Kindern eine häufige Kombination. So erinnert sich in Theodor Reimers *Die Geflüchtete am Grabe ihres Säuglings* die Mutter: „Hier schloß mein Kind zum ew'gen Schlummer | Sein müdgeweintes Auge zu."[72] Auch Ulrich von Schlippenbach gedenkt in seinem dem frühverstorbenen Enkel Eugen gewidmeten Zyklus *Dem Andenken eines holden entschlafenen Knaben. (Reihenfolge kleiner Lieder.)* dessen letzter Träne in einem entsprechend überschriebenen Gedicht.[73]

　Bemerkenswert in dem oben zitierten Auszug aus Lavaters lyrischem Nachruf ist zudem das Wort „entfloh", das eine bewusste Entscheidung des unschuldigen Kindes gegen das irdische Leben impliziert und damit dessen Tod erklärt und rechtfertigt. Noch deutlicher wird dieser Gedanke in Karl Friedrich Müchlers lyrischem Dialog *Todtenopfer. Bei dem Grabe eines Knaben* formuliert, der ebenfalls durch den Tod eines Säuglings inspiriert wurde:

---

[70]　Johann Caspar Lavater: Auf den Sarg der Luisa Magdalena Lavater, gebohren den 1 Novemb. 1778. Von ihrem Vater Joh. Caspar Lavater. In: [Johann Friedrich Stein / Andreas Ulrich ?] (Hg.): Geschenk für die Jugend auf das Jahr 1782. Straßburg 1781, S. 156–157, hier S. 157.

[71]　Georg Geßner: Johann Kaspar Lavaters Lebensbeschreibung von seinem Tochtermann Georg Geßner. Band 2. Winterthur 1802, S. 314.

[72]　Haug: Dem an der Mutterbrust entschlummerten Mädchen (Anm. 59).

[73]　Ulrich von Schlippenbach: Die letzte Thräne. In: Theodor Hell [Karl Gottfried Theodor Winkler] (Hg.): Penelope. Taschenbuch 14 (1825), S. 385–390, hier S. 388 f.

> Kaum entschlüpft der Mutter Schooß,
> riß der Liebling ohne Mängel,
> sich von dieser Erde los[.][74]

Begründet wird diese abrupte, für die Hinterbliebenen schmerzliche Handlung mit der bereits thematisierten Prädestination des schuldlosen Kindes für ein himmlisches Dasein, die hier mit der für die Kindertotendichtung typischen Vorstellung des Todes als Rettung vor den Gefahren der Welt verbunden wird. Der tröstliche Gedanke wird dabei gelegentlich zur eigentlichen Motivation des traurigen Ereignisses, dessen Schmerz er lindern soll. So betrachtet in *Des Kindes Scheiden. (Als meine kleine Muhme starb.)* von Franz Grillparzer der Schutzengel des Kindes die irdische Zukunft des Mädchens mit großer Skepsis:

> Er überschauet im Geist den Sturm der kommenden Tage,
> Dem nur die Eiche steht, der die Blume zerknickt;
> Rauschen hört er des Unglücks seelenmordende Pfeile,
> Wider die Unschuld und Recht nur ein zerbrechlicher Schild;
> Thränend sieht er das Aug, das weich die Wimper bedecket,
> Und zerschlagen die Brust, die jetzt athmend sich hebt.[75]

Angesichts dieser Lebensvision erscheint der Tod des Kindes als Glück. Bedrohlich erscheint das dem Kind bevorstehende irdische Leben auch in L. F. Müllers *An eine Mutter, welcher die erstgeborene Frucht nach wenigen Tagen starb.*[76] Dass die instinktive Entscheidung des Kindes gegen das Leben die richtige war, bestätigt auch das lyrische Ich in Johann Christoph Friedrich Haugs *Dem an der Mutterbrust entschlummerten Mädchen*:

> Gedankenlose! Könntest du die Welt
> Nur ahnen, der Geschick dich zugesellt,
> Den Becher kosten nur, von Wermuth voll,
> Getäuschter Hoffnung oder Liebesgroll,

---

[74] Karl [Friedrich] Müchler: Todtenopfer. Bei dem Grabe eines Knaben. In: [Herausgeber unbezeichnet]: Neues Taschenbuch für das Jahr 1809. Der Liebe und Freundschaft gewidmet. Hamburg, Altona 1809, S. 114–116, hier S. 115.

[75] Franz Grillparzer: Des Kindes Scheiden (Anm. 34), S. 115.

[76] Müller: An eine Mutter, welcher die erstgeborene Frucht nach wenigen Tagen starb (Anm. 32), S. 202 f.

Du höbest nie von dieser Brust dein Haupt,
Und würdest dir allein die Huld erflehen,
Daß jetzt schon Gott zu sterben dir erlaubt,
Und selig unter Küssen zu vergehen![77]

Offenbar hatte dieser Aspekt für Johann Christoph Friedrich Haug, der seinen einzigen Sohn früh verlor und nach seiner Ehefrau noch zwei bereits erwachsene Töchter begraben musste,[78] besondere Bedeutung. Ähnlich argumentiert er in den schon einige Jahre früher entstandenen Gedichten *Wiege und Grab. Bei Gustavs Tode*,[79] *Als Rogers frühe starb*[80] und *Als Julius, der Säugling starb*.[81] Auch hier erscheint der Tod als die bessere Alternative zum Erdenleben. Geradezu als Synthese der oben ausgeführten positiven Deutungen des Kindstods liest sich schließlich Siegfried August Mahlmanns lyrische Kondolenz *An Leonoren, bei dem Tode ihres neugebornen Kindes*:

Dein Liebling kostete den Kelch des Lebens.
Da schmeckt' er seine Bitterkeit, und wand
Sein Köpfchen schnell hinweg; sein kleines Auge blickte
Voll Sehnsucht zu dem Himmel auf. – Da drückte
Ein Engel es ihm zu.
Ach Mutter, sprich, was weinest du?[82]

Euphemistischer kann das Sterben eines Kindes kaum geschildert werden. Wörtlich von einem „sanften Tod" spricht auch das Kind in Ernst Carl Kleinschmidts Kondolenzgedicht *Auf das Grabmal eines Kindes. An Luise S.*[83] Die durchaus vorhandene Gewalt des Todes, der das Kind der Umarmung der Mutter „entriß", wird hier

---

[77] Haug: Dem an der Mutterbrust entschlummerten Mädchen (Anm. 58), S. 239 f.

[78] Anonym: Nachruf im Neuen Nekrolog der Deutschen. Jahrgang 7, 1829 (1831). In: Bernhard Fabian (Hg.): Deutsches Biographisches Archiv. München u.a. 1982, S. 184–189, hier S. 187.

[79] Johann Christoph Friedrich Haug: Wiege und Grab. Bei Gustavs Tode. In: [Herausgeber unbezeichnet]: Taschenbuch für Damen. Tübingen 1816, S. 311.

[80] Haug: Als Rogers frühe starb (Anm. 44), S. 140 f.

[81] Johann Christoph Friedrich Haug: Als Julius, der Säugling starb. In: [Herausgeber unbezeichnet]: Minerva. Taschenbuch. Leipzig 1821, S. 140 f.

[82] Mahlmann: An Leonoren, bei dem Tode ihres neugebornen Kindes (Anm. 33), S. 189.

[83] E[rnst] C[arl] Kleinschmidt: Auf das Grabmal eines Kindes. An Luise S. In: Friedrich Mohn (Hg.): Niederrheinisches Taschenbuch für Liebhaber des Schönen und Guten. Düsseldorf 1801, S. 193.

aufgewogen durch die Tatsache, dass er das Kind von seinen krankheitsbedingten
Leiden erlöst:

> Denke die Tage bei dir, wie sie in Jammer mir schwammen,
> Jede belebende Kraft, wie sie in Schmerz mir verrann!
> Und du weinest, du Liebe! daß solchen Leiden die Gottheit
> Meine Kindheit entnahm?

Ähnlich tröstlich beziehungsweise euphemistisch lesen sich auch die Sterbeszenen
in Christoph August Tiedges *Eine Blume auf das Grab eines Kindes*,[84] das nur „durch
wenig Schmerzen" ging und Caroline von der Lühes lyrischem Nachruf *Dem Andenken meiner Betty*, die „[s]elbst im Todesstreit" vermeintlich lächelnd – „gleich als
grüßtest du die erste Stunde | Jener Ewigkeit" – stirbt.[85]

Mit den Darstellungen eines sanften Todes in Anwesenheit liebender Angehöriger kontrastieren gleich mehrere Gedichte, in denen Krankheit und Sterben des
Kindes sowie dessen Leiden vergleichsweise realistisch dargestellt werden. Die
wenigsten Kinder sind dabei so verlassen, wie Eichendorffs „krankes Kind", das
auf der Schwelle sitzend die sonntäglich geputzten Leute vorübergehen sieht, ohne
ihnen folgen zu können:

> Viel Kinder jauchzen ferne,
> So schön ist's auf der Welt!
> Gieng' auch spazieren gerne,
> Doch müde stürzt's im Feld.[86]

Typisch ist die in dem bereits erwähnten *Gebet eines Vaters für seinen todtschwachen Sohn.
Den 28sten September 1780* geschilderte Situation, dass beide Eltern am Bett des
Kindes sitzen und um „Stärkung" des „kleinen Matten (...) | In der Hitze und
beim Schmerz" flehen.[87] Schwäche und Fieber sind die am häufigsten geschilderten
Symptome, präziser werden die Dichter nur selten. Eindeutig identifiziert werden
die zum Kindstod führenden Krankheiten nur in zwei Gedichten beziehungsweise

---

[84]   Christoph August Tiedge: Eine Blume auf das Grab eines Kindes. In: Wilhelm Gott-
       lieb Becker (Hg.): Taschenbuch zum geselligen Vergnügen. Leipzig 1804, S. 289–290,
       hier S. 289.
[85]   Caroline von der Lühe: Dem Andenken meiner Betty (Anm. 14), S. 108.
[86]   Eichendorff: Das kranke Kind (Anm. 39), S. 264.
[87]   Bdschh.: Gebet eines Vaters für seinen todtschwachen Sohn (Anm. 60).

deren Überschriften: Hans Ferdinand Maßmanns *Als mir in vier Tagen (19. 20. 24. Juli 1849) drei blühende Kinder an der Cholera starben*[88] und Johann Wilhelm Ludwig Gleims *Blumen auf Wilhelm Geiling's Grab. (Gestorben 1791, im vierten Jahre, an den grausamsten Pestpocken.).*[89] Dass die trauernden beziehungsweise kondolierenden Dichter auf eine präzisere Beschreibung des Krankheitsverlaufs und Sterbeprozesses verzichten, nimmt nicht wunder. Wie grausam gerade epidemische Krankheiten sind, zeigen exemplarisch Friedrich Rückerts *Kindertotenlieder*, die sich auch als lyrisches Protokoll des Krankheitsverlaufs lesen lassen.[90] In den wenigen Auszügen aus dieser Sammlung, die Rückert publizierte, hält sich der Dichter mit entsprechenden Schilderungen allerdings zurück, hier ist nur allgemein von „Leiden" sowie – angesichts der Scharlacherkrankung der Kinder metaphorisch – von „Wunden" die Rede.[91]

Nur selten lässt sich die Art der Erkrankung auch anhand von Indizien zumindest ansatzweise identifizieren. Opfer einer hochansteckenden Krankheit wurden offenbar die von Johann Georg Jacobi mit einer Grabschrift bedachten zwei Schwestern, *welche in ihrem blühendsten Alter, an derselben Krankheit bald nacheinander starben.*[92] Einer solchen erlag vermutlich auch der achtzehnjährige einzige Sohn eines nur mit dem Nachnamen Sprinzing zeichnenden (Gelegenheits-)Dichters. Die Tragik des Geschehens wird zusätzlich akzentuiert durch die Tatsache, dass sich der junge Mann fern von seinen Angehörigen bei einem selbstlosen Hilfseinsatz die tödliche Krankheit zuzog:

> Und dein menschliches Gemüth entführte
> Dich dem Leben in des Todes Reich;
> Hülfe gabst du, wo dich Elend rührte
> In den Gramgestalten, trüb und bleich;

---

88   Hans Ferdinand Maßmann: Als mir in vier Tagen (19. 20. 24. Juli 1849) drei blühende Kinder an der Cholera starben. In: Otto Friedrich Gruppe (Hg.): Deutscher Musenalmanach. Berlin 1852, S. 216.

89   Johann Wilhelm Ludwig Gleim: Blumen auf Wilhelm Geiling's Grab. (Gestorben 1791, im vierten Jahre, an den grausamsten Pestpocken.). In: Carl Reinhard (Hg.): Musenalmanach. Göttingen 1799, S. 131–135.

90   Hesse: Kindstod im 19. Jahrhundert (Anm. 50).

91   Friedrich Rückert: Nachträge zu den (ungedruckten) Kindertotenliedern. In: Adalbert von Chamisso, Gustav Schwab (Hg.): Deutscher Musenalmanach. Berlin 1838, S. 37–48, hier S. 42.

92   Jacobi: Grabschrift zweyer Schwestern (Anm. 43).

Botest dem Verlassenen die Rechte,
Und er zog dich mit ins Grab hinab![93]

Häufiger sind die Schilderungen unspezifischer, nicht mit abstoßenden Begleit-
erscheinungen wie Pestbeulen oder Ausschlägen einhergehender (Fieber-)Krank-
heiten. So erfährt der Leser über die Krankheit von Christian Friedrich Raßmanns
ältester Tochter Philippine nur, dass sie mit großer Mattigkeit der Kranken einher-
ging, ehe deren „tieferschöpfte[] Kraft" endgültig versagte.[94] Verschiedentlich
thematisieren die Dichter auch die Schmerzensäußerungen der kranken und sterbenden Kinder. So wird die tröstliche Himmelsvision in Pauline Maria Julia von
Langens unter dem Pseudonym Theophania veröffentlichtem Gedicht *Des kranken
Kindes Traum* mit einer Schilderung des leidenden Kindes eingeleitet:

Von schwerer Krankheit Schmerzensband umfangen
Lag Kindlein ächzend auf dem weichen Flaum;
Leis stillte Schlummer sein ermattend Bangen,
Gab mild ihm einen wundersüßen Traum.[95]

Zeugin dieser Leiden und Sprecherin der entsprechenden Zeilen ist meist die Mutter. Entsprechend ist sie häufig auch die Adressatin der lyrischen Kondolenzen, die
in der Regel darauf hinweisen, dass es dem verstorbenen Kind nun besser ergehe
als im Leben. Exemplarisch sei hier auf Ernst Christian Kleinschmidts Gedicht *Auf
das Grabmal eines Kindes. An Luise S.*[96] verwiesen. Ob die Verfasserin von *Meiner kleinen Tochter Tod*,[97] Julie Marie Christine Gräfin Oldofredi-Hager, mit deren lyrischem
Ich gleichzusetzen ist, lässt sich mangels biographischer Informationen nicht mit
Sicherheit feststellen. Es spricht jedoch viel dafür, dass die an ein Mädchen namens
Isa gerichteten Verse auf einen konkreten Anlass zurückgehen. In den teils noch zu
Lebzeiten, teils nach ihrem Tod erschienenen biographischen Abrissen zu der im
19. Jahrhundert recht bekannten Dichterin finden sich keinerlei Hinweise auf eine
Tochter und deren frühen Tod. Den Biographen eine Erwähnung wert ist lediglich,
dass der am 11. Juni 1840 geborene einzige Sohn Leonce als k. k. Kämmerer und

[93] Sprinzing: Empfindungen an dem Grabe meines einzigen Sohnes (Anm. 12), S. 189.
[94] Christian Friedrich Raßmann: Philippine. In: Ders. (Hg.): Rheinisch-westfälischer
      Musenalmanach. Hamm, Münster 1822, S. 30–32, hier S. 32.
[95] Theophania (Langen): Des kranken Kindes Traum (Anm. 38), S. 91.
[96] Kleinschmidt: Auf das Grabmal eines Kindes. An Luise S. (Anm. 83).
[97] Julie Marie Christine Gräfin Oldofredi-Hager: Meiner kleinen Tochter Tod. In: Johann
      Graf Mailáth (Hg.): Iris. Pesth, Leipzig 1845, S. 267 f.

Hauptmann 1866 im deutsch-österreichischen Krieg verwundet wurde.[98] Mit Blick auf das Geburtsdatum des Sohnes und die Publikation des Gedichts 1845 erscheint es jedoch plausibel, dass Julie Oldofredi-Hager in den frühen 1840er Jahren Mutter einer Tochter wurde, der nur ein kurzes Dasein beschieden war. Das außer dem oben auszugsweise zitierten Gedicht nichts zu diesem für die Familie tragischen Ereignis überliefert ist, zeigt einmal mehr, dass die private Katastrophe des frühen Kindstods in der ersten Hälfte des 19. Jahrhunderts auch in sozial bessergestellten Familien noch traurige Normalität und – zumal wenn es sich um ein Mädchen handelte – keiner gesonderten Erwähnung wert war. Vermutlich ist das Gedicht, in dem die Mutter ihren eigenen und auch den Schmerzen ihres Kindes sprachlichen Ausdruck verleiht, dessen einziges „Lebenszeichen":

> O stirb noch nicht! verlasse nicht die Mutter,
> Die mit so banger Angst Dein Leiden sieht,
> Die Deinen Pulsschlag zählt, Dein leises Stöhnen,
> Und mit Entsetzen fühlt, wie rasch Dein Leben flieht.
> (…)
>
> O blicke auf! daß ich nur flüchtig schaue
> Das dunkle, halb erloschne Sternenpaar,
> Das jetzt so wemuthtief und schmerzdurchschauert,
> Wie einst Dein ganzes kurzes Dasein war;
> Denn an dem Blicke konnt' man Dir erkennen
> Das inn're Leiden, das nicht Worte nennen.[99]

Schmerzliches Stöhnen und ein zunehmend ungerichteter beziehungsweise nach innen gewendeter Blick gehören allerdings zum poetischen Arsenal derjenigen Dichter, die sich ohne – bekannten – konkreten Anlass mit dem traurigen Thema Kindstod befassen. So wendet sich die Mutter in dem von Friedrich August Kuhn verfassten Dialoggedicht *Mutter und Kind* mit ganz ähnlichen Worten an ihr namenloses Kind wie Julie Oldofredi-Hager an ihre Tochter Isa:

---

[98]   Constantin von Wurzbach: Biographisches Lexikon des Kaiserthums Österreich. Teil 21 (1870). In: Deutsches Biographisches Archiv (Anm. 78), S. 31; Franz Brümmer: Deutsches Dichterlexikon 2 (1877). In: Deutsches Biographisches Archiv (Anm. 78), S. 33.

[99]   Oldofredi-Hager: Meiner kleinen Tochter Tod (Anm. 97).

> Ach! laß der Augen Schimmer,
> Mein Kind, verbleichen nicht!
> Dein ängstliches Gewimmer
> Mir schon das Herz zerbricht.[100]

Wie eine Fortsetzung dieser Szene liest sich Friedrich Wilhelm August Schmidt von Werneuchens *Lied einer jungen Mutter, beim Leichnam ihres ersten halbjährigen Sohnes*:

> Erstarrt sind deine Händchen schon,
> Die fest mich noch umklammert,
> Als Du des Schmerzes letzten Ton
> Mir sterbend zugejammert[.][101]

Zum Gebet und damit zur Garantie himmlischen Heils werden die Schmerzens-äußerungen des Kindes in Johann Karl Hartels *Auf den Tod des jungen Joseph von L.*:

> Dann o neig dich auch auf Jenen
> In der himmlischen Gestalt,
> Dessen Nam mit leisem Stöhnen
> Sterberingend du gelallt.[102]

Poetisch gezeichnet, wenn nicht gar überzeichnet hat auch Heinrich Stepf in seinem Sonettzyklus *Auf den Tod eines Kindes* die Krankheit eines kleinen Mädchens. Blässe, Apathie, Verstummen, rascher, flacher Atem und ein erst fiebrig gerötetes, dann immer blasseres Gesicht werden mit mitunter kitschverdächtiger Metaphorik der zunehmend gerührten Leserin des *Frauentaschenbuchs für das Jahr 1824* präsentiert. Die Leiden des todkranken Kindes bleiben jedoch ausgeblendet. Stattdessen werden die Krankheitssymptome als Indizien dafür gedeutet, dass das Kind nicht der Erde, sondern dem Himmel bestimmt ist:

---

[100] Friedrich August Kuhn: Mutter und Kind. In: Friedrich Kind (Hg.): Taschenbuch zum geselligen Vergnügen. Leipzig 1816, S. 284–286, hier S. 284.

[101] Friedrich Wilhelm August Schmidt von Werneuchen: Lied einer jungen Mutter, beim Leichnam ihres ersten halbjährigen Sohnes. In: Ders. (Hg.): Calender der Musen und Grazien. Berlin 1797, S. 129–130, hier S. 129.

[102] Hartel: Auf den Tod des jungen Joseph von L. (Anm. 63), S. 102.

O Bertha! welch ein flüchtig wechselnd Licht
Verscheucht die milden Rosen deiner Wangen,
Und färbt mit einem heißen Purpurprangen
Von fremdem Glanz dein glühend Angesicht? –

Irdischer Strahlen Schimmer ist dieß nicht! –
Vom Frührot, welches jenseits aufgegangen,
Hast du im Geist den Widerschein empfangen,
Der sich auf deinen zarten Wangen bricht![103]

Rainer Uhrig zufolge scheint das hier auszugsweise zitierte Sonett „eher an eine Geliebte als an ein todkrankes Kind gerichtet". Auch die übrigen Gedichte zeigen eine „übersteigerte Bildlichkeit, die dem Geschehen nicht angemessen ist".[104]

Ähnlich, wenn auch metaphorisch weniger aufgeladen, liest sich die Beschreibung des Krankheitszustands in dem weiter oben bereits erwähnten Dialoggedicht *Die Mutter und ihr Kind* von August Schumacher:

Mein Kind, dein Wänglein ist so blaß,
Die Händchen kalt, die Stirne naß,
Das Herz pocht nicht so freudig mehr,
Es hebt die Brust sich bang und schwer.
Was fragt der schmerzlich süße Blick?
Ach, tiefer sinkt das Haupt zurück,
Mir wird es immer, immer bänger –
Jetzt ruht der Athem wieder länger –
Gerechter Gott, ihr Auge bricht![105]

---

[103] Heinrich Stepf: Auf den Tod eines Kindes. In: Friedrich Rückert (Hg.): Frauentaschenbuch. Nürnberg 1824, S. 45–48, hier S. 46.

[104] Rainer Uhrig: Heinrich Stepf im literarischen Umkreis Friedrich Rückerts. Zur Stilhaltung in Rückerts „Agnes Totenfeier" und Stepfs „Margarita", Rückerts „Kindertotenliedern" und Stepfs „Auf den Tod eines Kindes". In: Miscellanea Suinfurtensia Historica 5 (1970), S. 17–35, hier S. 32, 30; Kristina Kastner, Sarah Nienhaus: Topographien der Trauerverarbeitung. Raumkonstruktionen in lyrischen Trauernarrativen. Heinrich Stepfs Zyklus „Auf den Tod eines Kindes" (1824). In: Achim Aurnhammer, Thorsten Fitzon (Hg.): Lyrische Trauernarrative. Erzählte Verlusterfahrung in autofiktionalen Gedichtzyklen. Würzburg 2016, S. 71–81.

[105] Schumacher: Die Mutter und ihr Kind (Anm. 47), S. 33.

Obwohl unübersehbar durch Goethes *Erlkönig* inspiriert, bleibt das Gedicht weit hinter seiner Vorlage zurück, was daran liegen mag, dass der Tod hier nicht als von den Fieberphantasien des Kindes mit grausigen Zügen gemalter böser Geist, sondern als guter Genius dem Kind entgegentritt:

> Was sich die Himmlischen ersehn,
> Das muß im Leben untergehn,
> Drum will ich heim den Liebling bringen,
> Daß nicht das Leben ihn ergreift,
> Und von des Engels zarten Schwingen
> Des Himmels schöne Farben streift. –
> „Du lieblich Kind, begleite mich,
> „Will Schönes viel dir geben,
> „Zwey goldne Flügel sollen dich
> „Zu Sonn' und Stern' erheben.
> „Wir fliegen hoch, wir fliegen weit,
> „Und dein ist auch mein luftig Kleid!"

Anders als der namenlose Knabe in Goethes Gedicht ist das so angesprochene Kind unmittelbar bereit, dem Todesboten zu folgen:

> O das ist herrlich, das ist schön!
> Wird auch die Mutter mit uns gehn?

Durch die naive Frage wird dem Genius erst bewusst, dass der Tod des Kindes für seine Angehörigen tiefes Leid bedeuten würde. Statt wie sein unheimliches Vorbild Gewalt zu brauchen, beschließt er „nicht die Bande [zu] lösen, | Die Liebe treu um Liebe wand", sondern der Mutter zuliebe auf das Kind zu verzichten und es als wahrer guter Genius im Leben zu behüten.

Auch wenn die Begegnung des Kindes mit dem Tod ausnahmsweise gut ausgeht, wird hier – wenn auch nur en passant – die Hilflosigkeit der Eltern angesichts des Todeskampfes thematisiert. In bewegende Worte gefasst hat diese Friedrich Hebbel in seinem Rollengedicht *Mutterschmerz*, das den Tod eines namenlosen Knaben beklagt:

> Es starb, und ach! so schwer, so bang!
> Mir sagte keine Stunde,
> Wie süß der Muttername klang
> Von seinem holden Munde.

Blos Todesseufzer durft' ich hier
Von seinen Lippen hören,
Und finstre Ahnung drohte mir,
Daß wir uns ganz verlören.

Sein Auge konnte, als es brach,
Kein Lebewohl mir sagen,
Es schien blos, als er sterbend lag:
„Du hilfst mir nicht?" zu fragen;
Er hat die Mutter nicht erkannt
In all den andern Stunden,
Er hat erst, als ich hülflos stand,
Was ich ihm sey, empfunden![106]

Ob das Gedicht als Reaktion auf einen realen Kindstod in Hebbels Umfeld entstand, ist nicht bekannt. Wie Alexandra Tischel ausführt, werden bei Hebbel „Weib-
lichkeit und Tod sehr häufig mittels der Mutter-Kind-Beziehung miteinander kom-
biniert". Beispiele dafür sind *Das Kind* und *Die junge Mutter,* in denen der Tod der
Mutter beziehungsweise des Kindes thematisiert werden. Nachweislich auf eine
einschlägige persönliche Erfahrung, nämlich den frühen Tod seines im April 1841
geborenen Sohnes Max, geht nur das für seine Geliebte Elise Lensing verfasste
Gedicht *Das abgeschiedene Kind an seine Mutter* zurück.[107]

Noch deutlicher wird die Agonie der Hilflosigkeit in *Der sterbende Lorenzo*. Das
Gedicht, das, gefolgt von *Lorenzos Grabschrift* als Beigabe zu dem anonym publizier-
ten Roman *Der arme Thoms. Ein Bruchstück aus den Bekenntnissen eines Weiberfeindes* im
Taschenbuch für Freunde des Scherzes und der Satire erschien, schildert den Tod Lorenzos
aus der Perspektive des verzweifelt am Bett des schon von „todweissagende[r]
Blässe" gezeichneten Kindes sitzenden Vaters. Gerade die offenkundige Fiktiona-
lität der Szene erlaubt hier die Versprachlichung dessen, wofür in der Realität kaum
Worte zu finden sind:

---

[106] Friedrich Hebbel: Mutterschmerz. In: Ernst Theodor Echtermeyer, Arnold Ruge
       (Hg.): Deutscher Musenalmanach. Berlin 1840, S. 130–132, hier S. 131 f.
[107] Alexandra Tischel: Geschlechterverhältnisse in Friedrich Hebbels Lyrik. In: Günter
       Häntzschel (Hg.): Gefühl und Reflexion. Studien zu Friedrich Hebbels Lyrik. Neuried
       1998, S. 187–205, hier S. 199, 203 und 204.

Auf dem Augenliede Lorenzos
Lag ein dumpfer, brennender Schmerz.
Lösch das Licht aus, schlafen, schlafen!
Rief er mit zärtlich klagender Stimme;
Denn es goß sanft lindernden Balsam
Auf sein schmerzendes Haupt der Schlaf,
Und die nächtliche Dunkelheit.
Auch schalt unablässig und hart
Ich die Wärterinn, strahlte das Licht
Blendend hinter dem Schirm hervor.
Also glaubt' er, mir hab' es ein Gott
Noth und Schmerzen zu lindern verliehn.
Darob rief er, kindisch getäuscht,
Selbst wenn die Sonn' am Mittage stand:
Lösch das Licht aus, o Vater, schlafen![108]

Von vergleichbarer Unmittelbarkeit und Intensität sind nur Rückerts posthum veröffentlichte *Kindertotenlieder.*

Moralischen Halt finden konnten Dichter und Adressaten an solchen von der
Verzweiflung der Angehörigen zeugenden Gedichten nicht. Häufiger wurde daher
das Sterben des Kindes als der Moment inszeniert, in dem seine seelische Größe
manifest wird. Damit greifen die Dichter auf ein Mittel zurück, das in der Nekrologie längst etabliert ist: „Auch der Sterbevorgang selbst, sofern er im Nachruf
erscheint, wird in einem retrospektiven Akt der Verzeichlichung zum bedeutungs-
vollen Ereignis. Vor allem dort, wo der Tote um seinen bevorstehenden Tod wusste
oder sein Sterben sogar ‚gestalten‘ konnte, erweist sich seine Exemplarität in der
körperlichen und geistigen Einstellung dem Tod gegenüber.“[109] Dementsprechend
finden sich in der Kindertotendichtung gleich mehrere gleichermaßen rührende
wie erhebende Sterbeszenen. Besonderen Akzent auf die Rührung der Leserinnen
des *Taschenbuchs für Damen auf das Jahr 1816* legt dabei Karl Philipp Conz, dessen
offenbar rein fiktives Gedicht *Die kranke Mutter*[110] in sonst für die Trivialliteratur
typischer Manier herzbewegende Fakten akkumuliert. Die im Titel erwähnte Mutter

---

[108] Anonym: Der sterbende Lorenzo. In: Johannes Daniel Falk (Hg.): Taschenbuch für
Freunde des Scherzes und der Satire. Leipzig 1797, S. 318–323, hier S. 320, 321.
[109] Goetz: Poetik des Nachrufs (Anm. 6), S. 78.
[110] Karl Philipp Conz: Die kranke Mutter. In: Taschenbuch für Damen (Anm. 79), S. 143–
146.

ist nicht nur krank, sondern hat durch den „Schlachtentod" auch den Gatten verloren, der nun „in fernem Land" unbeweint „tief verscharrt im Sand" liegt. Geblieben ist der Witwe nur

> Das einz'ge Töchterlein,
> Mein Ein und Alles auf der Welt,
> Und wie die Unschuld rein[,]

mit der sie öfter unter Schluchzen das Porträt des Verstorbenen betrachtet. Auch der Trost in gemeinsamer Trauer wird der Mutter jedoch genommen, denn

> als sie reift' und reift' heran
> In schöner Blüthe Pracht,
> Da faßte schnell sie Krankheit an
> Mit ungebundner Macht.

Der Tod des Mädchens lässt nach dem oben zusammengefassten hochemotionalen Vorspiel an Pathos nichts zu wünschen übrig:

> Und als sie nun zu sterben lag,
> Drückt sie mich an ihr Herz.
>
> Empor ringt sie ihr bleich Gesicht,
> Fällt um den Hals mir her,
> Und wie aus ferner Ferne spricht
> Sie jetzt noch dumpf und schwer.
>
> „O laß mich an dem fremden Ort
> Doch nicht allein zu lang!
> Mir würde selbst bei Engeln dort,
> Die ich nicht kenne, bang."
>
> „O komm doch bald zu mir, komm bald!"
> – Bat sie mit irrem Blick,
> Und faßt mich mit der Hand so kalt
> Und sinkt dann tot zurück.

In den durch reale Todesfälle inspirierten Trauerdichtungen kondolierender oder den Tod eigener Kinder verarbeitender Poeten liegt der Akzent dagegen eher auf der Erbauung der Hinterbliebenen, die sich an der beispielhaften Tapferkeit der sterbenden Kinder moralisch aufrichten können und sollen. Die Verstorbenen, über die angesichts ihrer kurzen Lebensdauer wenig zu sagen ist, werden hier in einer für die Kindertotendichtung typischen Variante der laudatio als tapfere Dulder präsentiert. Damit wird der Tod zum Prüfstein für die Seelengröße nicht nur der Verstorbenen. Wenn der sechsjährige O. L., dem Ulrich Egner eine Grabschrift widmet, „[s]till ohne Klagen im Leide"[111] war, wird dies auch von den ihn Betrauernden verlangt. Exemplarisch tapfer war ihrem Nekrologen David Heß zufolge auch Magdalena Usteri, die ihren Angehörigen „von Schonung nur beseelt, | Des Sterbens Leiden noch verhehlt"[112] hat und nun ihrerseits posthum entsprechende Anstrengungen erwarten darf. Ob ihrer Seelengröße geradezu hymnisch gefeiert wird schließlich die am 21. Januar 1800 verstorbene Elise, der Karl Wilhelm Justi im Göttinger *Musenalmanach* auf das Jahr 1801 ein lyrisches Denkmal setzt:

> Herrlich zeigte sich im Kampf und Leiden,
> Unvergeßliche, dein großer Sinn!
> Wie dein Leben. So war auch dein Scheiden;
> Groß und edel schiedst du, Dulderinn.[113]

Ob den trauernden Eltern tatsächlich möglich war, sich an den hier entworfenen Idealen zu orientieren und eine ähnlich tapfere Haltung einzunehmen, ist eine offene Frage. Als Wunsch formuliert Johann Rudolf Wyß der Ältere diesen Anspruch in einem *Am Todes-Feyertage meines Erstgebohrnen* verfassten Gedicht:

> Du littest, könnten Engel leiden,
> Sie litten so! Wird' ich erblassen
> Ach trüg' ich duldend und gelassen
> Des Todes Marterschlag wie du!
> Dein Beispiel mög' im herben Leben
> Mir Muth, mir Kraft, mir Hoheit geben –

---

[111] Ulrich Hegner: Grabschrift auf O. L. 6 Jahre alt. In: Amadeus Wendt (Hg.): Musenalmanach. Leipzig 1831, S. 98.

[112] David Heß: Das stille Kind. (Magdalena, Joh. Martin Usteri's einzige Tochter, gestorben den 23. Juli 1815). In: Abraham Emanuel Fröhlich, Wilhelm Wackernagel, Karl Rudolph Hagenbach (Hg.): Alpenrosen. Ein Taschenbuch. Aarau 1837, S. 11–12, hier S. 12.

[113] Karl Wilhelm Justi: Dem Andenken Elise'ns geweihet. Sie starb den 21. Januar, 1800. In: Carl Reinhard (Hg.): Musenalmanach. Göttingen 1801, S. 143–146, hier S. 144.

Zu leiden – still wie du gelitten,
Zu sterben – still und schön wie du![114]

Eine solche Hoffnung drückt auch Christiane Sophie Ludwig, geborene Fritsche in ihrer *Elegie bei dem Tod meiner Tochter* aus:

so soll dein süßes Angedenken,
Dulderinn im heißen Todesstreit,
Meiner Seele Himmelsruhe schenken,
Hohen Muth in Leiden dieser Zeit![115]

Zumindest im Rahmen der Lyrik scheint dieser Wunsch aber auch Erfüllung gefunden zu haben. Ein Beispiel dafür ist ein Gedicht, das als privates, erst posthum publiziertes Zeichen freundschaftlicher Anteilnahme nur bedingt in das hier ausgewertete Textkorpus gehört, nämlich Christian Friedrich Daniel Schubarts bereits erwähnte, für die Mutter des Mädchens gedichtete Nänie auf den Selbstmord der achtzehnjährigen Fanny von Ickstadt. In seinem im Juli 1785 verfassten, von starker persönlicher Anteilnahme zeugenden Kondolenzschreiben an Frau von Heppenstein beschwört Schubart die Stärke, die Gott als „ein Gegengewicht gegen die Gebürgslast des Jammers" gerade „den großen Seelen" gibt.[116] Dementsprechend wird in dem ohne Titel in den Brieftext eingefügten Gedicht die Mutter ob ihrer Seelengröße angesichts des übel zugerichteten Leichnams gepriesen:

Und siehe, die Mutter
sah die zerschmetterte Leiche Fannys
und versank nicht! –
Hoch blickte sie gen Himmel – schwieg lange –
Dann stürzte sie die Worte hin:
Dein Wille geschehe, Jehova![117]

---

[114] Johann Rudolf Wyß der Ältere: Am Todes-Feyertage meines Erstgebohrnen. In: Gottlieb Jakob Kuhn, Karl Friedrich August Meisner, Johann Rudolph Wyß (Hg.): Alpenrosen, ein Schweizer Almanach. Bern, Leipzig 1812, S. 45–50, hier S. 46.

[115] Christiane Sophie Ludwig: Elegie bei dem Tode meiner Tochter. In: Carl Reinhard (Hg.): Musenalmanach. Göttingen 1797, S. 63–66, hier S. 64.

[116] Christian Friedrich Daniel Schubart: [Brief mit lyrischer Einlage, Juli 1785]. In Daffner: Eine Münchner Wertheriade (Anm. 55), S. 235–239, hier S. 236 f.

[117] Schubart [Brief mit lyrischer Einlage, Juli 1785] (Anm. 116).

Die an Hiob gemahnende Duldsamkeit und Leidensfähigkeit der Mutter findet ihren unmittelbaren Lohn in der Apotheose ihrer Tochter. Deren lyrische Vergegenwärtigung wird hier in einer bemerkenswerten Variante der in der Kindertotendichtung populären Antizipation des himmlischen Wiedersehens zum Beweis
dafür, dass Fanny von Ickstadt keinen Selbstmord begangen hat. Während sie als
Selbstmörderin ewig verdammt und ihrer Mutter bis zum Jüngsten Gericht verloren sein müsste, darf sie als unschuldiges Opfer eines tragischen Zufalls der Mutter in eine bessere Welt vorangehen:

> Fanny's entfesselte Seele
> flog gen Himmel empor.
> Gnadelächelnd sprach der Ewige:
> Hier bin ich, Fanny! –
> Nun knieet sie in Sonnenstrahlen,
> Das himmlische Kind – und erwartet
> – die größere Mutter.[118]

Als fait accompli erscheint die gefasste, standhafte Haltung der Mutter angesichts
des unaussprechlichen Leids nur in Gotthold Friedrich Stäudlins bereits erwähn-
tem Gedicht *Auf das Grab von vier geliebten Töchtern. Einer Mutter*:

> Und doch stand dem Gewitterschlag sie und rang mit dem Schmerze
> Eine Heldin, daß er nicht in die Grube sie warf![119]

Dass diese Mutter nach vier zeitlich vermutlich nahe beieinanderliegenden Trauer-
fällen – als Todesursache erscheint eine hochansteckende Krankheit wahrscheinlich – jenseits allen Trostes sein könnte, bleibt hier ausgeklammert. Tatsächlich
würde eine entsprechende Interpretation das offenbar in tröstender Absicht verfasste Gedicht überflüssig machen. Dass die Betroffenen der consolatio zugänglich
sind, ist jedoch ein Grundkonsens der Kindertotendichtung. Die Vergegenwärtigung
von Leid und Schmerz im Gedicht und die sinnstiftende Deutung des traurigen
Ereignisses sollen ein durch die Erinnerung an das verstorbene Kind bereichertes
Leben erst möglich machen. Ob eine solche Katharsis mit poetischen Mitteln
erreicht werden kann, ist eine andere Frage.

---

[118] Schubart [Brief mit lyrischer Einlage, Juli 1785] (Anm. 116).
[119] Stäudlin: Auf das Grab von vier geliebten Töchtern (Anm. 25).

Anhang: Chronologische Übersicht der zitierten Texte

Autor/Autorin	Titel	Quelle	Jahr	Seite(n)
Christian Graf zu Stolberg	An meine sterbende Schwester Sophie Magdalene. 1773	Voß (Hg.): Musen-almanach	1776	35–36
Johann Friedrich Schink	Empfindungen einer unglücklich Verführten bey der Ermordung ihres Kindes	Almanach der deutschen Musen	1777	279–281
Anton Matthias Sprickmann	Ida	Deutsches Museum	1777	120–128
Johann Karl Hartel	Auf den Tod des jungen Joseph von L.	Wienerischer Musen-almanach	1779	100–103
Sophia Albrecht	Bey Karlchens Grabe. für meine Freundin Wilhelmine H*. geb. R*	Estländische poeti-sche Blumenlese	1780	131–135
M. Bdschh.	Gebet eines Vaters für seinen todtschwachen Sohn. Den 28sten September 1780	Nürnbergischer Kinder-Almanach	1780	215–218
Johann Caspar Lavater	Auf den Sarg der Luisa Magdalena Lavater, gebohren den 1 Novemb. 1778. Von ihrem Vater Joh. Caspar Lavater	Geschenk für die Jugend auf das Jahr 1782	1782	156–157
Christian Friedrich Daniel Schubart	[Nänie]	Brief, zitiert in: Jahrbuch der Samm-lung Kippenberg 7 (1927)	1785	236–237
Caroline von der Lühe	Dem Andenken meiner Betty	Voß, Goeckingk (Hg.): Musen Almanach	1787	108–110
Karl Wilhelm Ramler	Grabschrift eines neu-gebornen Kindes. (Nach Logau)	Voß, Goeckingk (Hg.): Musen-almanach	1787	168
Johann Heinrich Voß	Grabschrift eines Knaben	Voß, Goeckingk (Hg.): Musen Almanach	1788	210
Victor Matthias Bührer	Auf das Grab eines lieben Kindes	Stäudlin (Hg.): Musenalmanach	1792	80
Gotthold Friedrich Stäudlin	Auf das Grab von vier geliebten Töchtern. Einer Mutter	Stäudlin (Hg.): Musenalmanach	1792	151–152
Johann Heinrich Voß	Grabschrift eines Knaben. Aus dem Griechischen	Voß (Hg.): Musen-almanach	1792	102

Autor/Autorin	Titel	Quelle	Jahr	Seite(n)
Anonym	Der sterbende Lorenzo	Taschenbuch für Freunde des Scherzes und der Satire	1797	318–323
Christiane Sophie Ludwig	Elegie bei dem Tode meiner Tochter	Reinhard (Hg.) Musen-Almanach	1797	63–66
Friedrich Wilhelm August Schmidt von Werneuchen	Lied einer jungen Mutter	Calender der Musen und Grazien	1797	129–130
Johann Georg Jacobi	Grabschrift zweyer Schwestern, welche in ihrem blühendsten Alter, an derselben Krankheit bald nacheinander starben	Bergisches Taschenbuch	1798	159
Johann Heinrich Voß	Grabschrift eines Knaben. Aus der Anthologie	Voß (Hg.): Musenalmanach	1798	120
Johann Wilhelm Ludwig Gleim	Blumen auf Wilhelm Geiling's Grab. (Gestorben 1791, im vierten Jahre, an den grausamsten Pestpocken.)	Reinhard (Hg.) Musen-Almanach	1799	131–135
Huber	Grabschrift auf den frühen Tod Louisen's R.	Taschenbuch für Frauenzimmer von Bildung	1800	127–128
Siegfried August Mahlmann	An Leonoren, bei dem Tode ihres neugebornen Kindes	Taschenbuch der Liebe und Freundschaft gewidmet	1800	189
Karl Wilhelm Justi	Dem Andenken Elise'ns geweihet. Sie starb den 21. Januar, 1800	Reinhard (Hg.) Musen-Almanach	1801	143–146
Ernst Carl Kleinschmidt	Auf das Grabmal eines Kindes. An Luise S.	Niederrheinisches Taschenbuch für Liebhaber des Schönen und Guten	1801	193
Gottlieb Conrad Pfeffel	An Emma	Taschenbuch für Damen	1802	233–234
Theodor Reimer	Die Geflüchtete am Grabe ihres Säuglings	Bergisches Taschenbuch	1802	74–77
Johann Friedrich Schink	An den Grafen Ranzau. Nach dem Tode seines einzigen Sohnes. 1797	Reinhard (Hg.) Musen-Almanach	1802	203–206
August Wilhelm Schlegel	Todten-Opfer	Schlegel, Tieck (Hg.): Musen-Almanach	1802	171–180
B.	Nänie. Am Grabe eines todtgebornen Kindes	Österreichischer Taschenkalender	1803	56–57

Autor/Autorin	Titel	Quelle	Jahr	Seite(n)
Christoph August Tiedge	Eine Blume auf das Grab eines Kindes	Taschenbuch zum geselligen Vergnügen	1804	289–290
Mäder	Ludwigs Tod. An seine Mutter	Alsatisches Taschenbuch	1806	136–138
Karl Wilhelm Justi	Am Grabe eines Kindes	Taschenbuch der Grazien	1807	149
Sprinzing	Empfindungen an dem Grabe meines einzigen Sohnes. den 30sten Jänner 1806	Taschenbuch für edle Weiber und Mädchen	1807	189–191
Karl [Friedrich] Müchler	Todtenopfer. Bei dem Grabe eines Knaben	Taschenbuch der Liebe und Freundschaft gewidmet	1809	114–116
[Johann Rudolf] Ris	Grabschrift eines frühverstorbenen Erstgebohrenen	Alpenrosen	1811	86
Johann Rudolf Wyß der Ältere	Am Todes-Feyertage meines Erstgebohrnen	Alpenrosen	1812	45–50
Franz Küninger	Grabschrift eines Kindes, welches gleich nach seiner Geburt starb	Poetischer Almanach	1812	196
Christian Friedrich Raßmann	Mutterschmerz	Abenderheiterungen	1815	235–236
Karl Philipp Conz	Die kranke Mutter	Taschenbuch für Damen	1816	143–146
Johann Christoph Friedrich Haug	Wiege und Grab. Bei Gustavs Tode	Taschenbuch für Damen	1816	311
Friedrich August Kuhn	Mutter und Kind	Taschenbuch zum geselligen Vergnügen	1816	284–286
A.	Frida's Grab	Cornelia. Taschenbuch für Deutsche Frauen	1817	25
Anonym	An den trauernden Vater	Alpenrosen	1818	242–245
Michael Wolter	Grabschrift auf einen Knaben	Nordischer Musenalmanach	1818	162
Franz Grillparzer	Des Kindes Scheiden. (Als meine kleine Muhme starb)	Aglaja	1819	34–35
August Schumacher	Die Mutter und ihr Kind	Cornelia. Taschenbuch für Deutsche Frauen	1820	33–35
Johann Christoph Friedrich Haug	Als Rogers frühe starb	Minerva	1821	140
Johann Christoph Friedrich Haug	Als Julius, der Säugling starb	Minerva	1821	140–141

Autor/Autorin	Titel	Quelle	Jahr	Seite(n)
Christian Friedrich Raßmann	Philippine	Rheinisch-westfälischer Musenalmanach	1822	30–32
Serenus (Cäsar von Lengerke)	Auf den Tod eines Kindes, den 25. März 1821. (Für seine Mutter.)	Nordischer Musenalmanach	1822	32–33
Heinrich Stepf	Auf den Tod eines Kindes	Frauentaschenbuch	1824	45–48
Ulrich von Schlippenbach	Dem Andenken eines holden entschlafenen Knaben. (Reihenfolge kleiner Lieder.) 4. Die letzte Thräne	Penelope	1825	388–389
Johann Christoph Friedrich Haug	Dem an der Mutterbrust entschlummerten Mädchen	Berlinischer Taschen-Kalender	1826	239–240
Theophania (Pauline Maria Julia von Langen)	Des kranken Kindes Traum	Taschenbuch zum geselligen Vergnügen	1826	91–95
Ulrich Hegner	Grabschrift auf O. L. 6 Jahre alt	Wendt (Hg.): Musenalmanach	1831	98
L. F. Müller	An eine Mutter, welcher die erstgeborne Frucht nach wenigen Tagen starb	Toilette–Almanach für Damen	1833	73–74
G. von Deuern	Der Mutter Klage. 3. Trost	Penelope	1834	376–377
Karl Barth	Des Lieblings Tod	Deutscher Musenalmanach	1835	358–359
Joseph von Eichendorff	Das kranke Kind	Deutscher Musenalmanach	1835	264–265
David Heß	Das stille Kind. (Magdalena, Joh. Martin Usteri's einzige Tochter, gestorben den 23. Juli 1815)	Alpenrosen	1837	11–12
Friedrich Rückert	Nachträge zu den (ungedruckten) Kindertotenliedern	Deutscher Musenalmanach	1838	37–48
J. B.	Der Tod zum Kinde	Alpenrosen	1839	331–339
Friedrich Hebbel	Mutterschmerz	Deutscher Musenalmanach	1840	131–132
Wolfgang Müller	Lied	Deutscher Musenalmanach	1841	161–162
Julie Marie Christine Gräfin Oldofredi-Hager	Meiner kleinen Tochter Tod	Mailáth (Hg.): Iris	1845	267–268

Autor/Autorin	Titel	Quelle	Jahr	Seite(n)
K. A. Mayer	Das sterbende Kind. Nach Andersen	Norddeutsches Jahrbuch für Poesie und Prosa	1847	185–186
Hans Ferdinand Maßmann	Als mir in vier Tagen (19. 20. 24. Juli 1849) drei blühende Kinder an der Cholera starben	Deutscher Musen-almanach	1852	216

Korrespondenzadresse:

Dr. Karin Vorderstemann

Goethe-Wörterbuch

Postfach 15

Überseering 35

D-22297 Hamburg

karin.vorderstemann@uni-hamburg.de

Christian Niemeyer

Die Bedeutung der Syphilis im schriftstellerischen Werk des Arztes Arthur Schnitzler –
eine Spurensuche

Abstract: The stories, novels and plays by Arthur Schnitzler rarely mention syphilis. This is surprising in that Schnitzler undoubtedly encountered the disease during his relatively short medical career before becoming a writer, not to mention the fact that his father was a professor of medicine. The explanation, this paper argues, lies in Schnitzler's medical writings, especially in his review of a book by the Swedish sexologist Seved Ribbing (1890). Schnitzler seems to have interpreted the positive reactions to Ribbing's book from members of the medical mainstream in Vienna, for example Richard von Krafft-Ebing, as a proof that it would be better not to dwell on the taboo subject of syphilis in literary works. This could explain why Schnitzler began to avoid the topic in some of his main works – the paper deals with *Doktor Gräsler, Badearzt* (1914), *Professor Bernhardi* (1912), *Flucht in die Finsternis* (1931), *Traumnovelle* (1925–1926), *Spiel im Morgengrauen* (1926–1927), *Fräulein Else* (1924) and *Therese. Chronik eines Frauenlebens* (1928) – refers to it in coded form only very cautiously.

Arthur Schnitzler hat, so die Ausgangsthese, wie wohl kein zweiter Literat seiner Epoche das Thema Syphilis in fast allen seinen Dramen, Novellen und Romanen erörtert, gleichsam als Arzt und Dichter.[1] Als solcher von seinem Vater Johann Schnitzler (1835–1893), einem renommierten Professor für Laryngologie, dahin orientiert, sein „Hauptaugenmerk auf die luetischen Erkrankungen des Rachens und des Kehlkopfes"[2] zu lenken, klärte er beispielsweise als Arzt seinen 1895 ein-

---

[1] Mein Dank geht an dieser Stelle an Jacques Le Rider für wichtige Hinweise zu Arthur Schnitzler und an Erik Gloßmann für eben solche zu Ola Hansson und August Strindberg.

[2] Ulrich Weinzierl: Arthur Schnitzler. Leben Träumen Sterben. Frankfurt am Main ³1994, S. 22.

schlägig besorgten Freund und Schriftstellerkollegen Richard Beer-Hoffmann (1866–1945) mit den Worten auf:

> Die betreffende Dame – nun sind Sie ja aus allen Sorgen – hat natürlich doch Lues gehabt – secundäre; auch im Mund.[3]

Zu jener Zeit war der Vater seit zwei Jahren tot, und der den Grundkonflikt zwischen Vater und Sohn auf den Punkt bringende Ur-Streit zwischen beiden lag gar vier Jahre zurück: derjenige also infolge des Umstandes, dass der berühmte Professor und nicht der damals noch unbekannte Sohn vom Leiter einer Schauspielschule und nachfolgend im Frühjahr 1891 von einem Journalisten, diesmal in ironischer Anmutung, für den Verfasser von Arthur Schnitzlers 1886 verfasstem Einakter *Das Abenteuer seines Lebens* (1888) gehalten worden war. Prompt bekam der Sohn von dem ob dieser Verwechslung peinlich berührten und den Dichterambitionen des Sohnes mit Skepsis gegenüberstehenden Vater zu hören,

> er möge nun endlich für den laryngologischen Atlas das ,Cap. über Lues' schreiben, was ihm ja leichtfallen dürfte, da sein ,Stück ein ähnl. Thema habe!!'[4]

So weit, so klar, um der Bedeutung der Syphilis für Schnitzlers Schaffen inne zu werden. Die allerdings in der Schnitzler-Forschung, etwa von Hendrik Christian Voß,[5] allenfalls für ein Werk als gegeben behauptet wird: für das 1896–1897 entstandene, in Österreich bis 1920 mit Aufführungsverbot belegte Theaterstück *Reigen* (1903). Voß machte für seine Lesart Parallelen in Richtung der Novelle *La vengeance d'une femme* (1874) von Jules Barbey d'Aurevilly (1808–1889) aus.[6] Relevanter scheint mir allerdings, dass Schnitzler im *Reigen* offenbar eine Doppelung versuchte in puncto von Voltaires (*Candide*) 1759er Spottvers auf die Genealogie der Syphilis, der mit der hübschen Zofe Paquette beginnt und mit Kolumbus endet.[7] Anders als Voß argumentierte Anja Schonlau, die von der Syphilis „als Nebenmotiv erst im Spätwerk" spricht und, ohne weitere Erläuterung, die *Traumnovelle* (1925–1926)

---

[3] Weinzierl: Arthur Schnitzler (Anm. 2), S. 94.
[4] Weinzierl: Arthur Schnitzler (Anm. 2), S. 23.
[5] Hendrik Christian Voß: Die Darstellung der Syphilis in literarischen Werken um 1900. Auswirkung wissenschaftlicher Konzepte und sozialer Ideen. Dissertation. Lübeck 2004, S. 121.
[6] Voß: Die Darstellung (Anm. 5), S. 122.
[7] Christian Niemeyer: Nietzsches Syphilis – und die der Anderen. Eine Spurensuche. Freiburg im Breisgau 2020, S. 333. [im Druck].

sowie den Roman *Therese. Chronik eines Frauenlebens* (1928) nennt, Letzteren unter Verweis auf die „interessante Darstellung von Thereses Vater als Paralytiker im Irrenhaus".[8] Beiden Hinweisen sei im Folgenden genauer nachgegangen. Dabei wird die Frage im Zentrum stehen, welchen Rang die Syphilis in anderen, in der bisherigen Forschung diesbezüglich nicht hinreichend in Verdacht genommenen Werken Schnitzlers einnimmt. Und ob es – dieser Verdacht liegt nahe – am eben erwähnten Konflikt mit dem Vater exemplarisch zu tage tretende Gründe gibt, die Arthur Schnitzler veranlassten, das Thema Syphilis vorwiegend in verklausulierter Form qua literarischer Gestaltung aufzugreifen.

Weiter kommt man in speziell dieser Frage womöglich mittels der insgesamt 73 Rezensionen, die Schnitzler im Zeitraum 1887 bis 1894 für die von seinem Vater neu herausgegebene *Internationale klinische Rundschau* verfasste.[9] Denn von ihnen betreffen immerhin vier Syphilis spezifische Bücher, die Schnitzler mit hoher Sachkunde bespricht.

Inhaltlich aufschlussreich im Blick auf die uns umtreibende Frage nach Schnitzlers Einstellung zur Syphilis sind des Weiteren die als Nr. 23 veröffentlichten, auf einer Englandreise beruhenden *Londoner Briefe*. Schnitzler votiert hier klar gegen die christliche, gleichwohl zynische, weil Hilfeverweigerung ermöglichende Gleichsetzung des „lueutisch Erkrankten" mit einem „bestraften Sünder"[10] – eine Position, die auch Schnitzlers Rezension (Nr. 33) des Anti-Syphilis-Ratgebers *Die sexuelle Hygiene und ihre ethischen Konsequenzen* (1890) aus der Feder des schwedischen Arztes Seved Ribbing (1845–1921) prägt. Ribbings Grundansatz angesichts dieser damals die studierende Jugend Europas in der Phase der vermeintlichen Junggesellenglückseligkeit auf eklatante Weise bedrohenden „Lustseuche" geht zumal in der dritten und letzten Vorlesung auf sexualerzieherische Absichten. Im Zentrum steht dabei die Schädlichkeit der Onanie unter Konzentration auf den Zusammenhang von Syphilis und Prostitution sowie Alkoholabusus. Untermauert wird das Ganze der-

---

8   Anja Schonlau: Syphilis in der Literatur. Über Ästhetik, Moral, Genie und Medizin (1880–2000). Würzburg 2005, S. 227.

9   Horst Thomé: Vorwort. Arthur Schnitzlers Anfänge und die Grundlagenkrise der Medizin. In: Arthur Schnitzler: Medizinische Schriften. Zusammengestellt und mit einem Vorwort von Horst Thomé. Wien, Darmstadt 1988, S. 11–59, hier S. 15. Jacques Le Rider: Medizinische Schriften. In: Christoph Jürgensen, Wolfgang Lukas, Michael Scheffel (Hg.): Schnitzler-Handbuch. Leben – Werk – Wirkung. Stuttgart, Weimar 2014, S. 273–275, hier S. 273.

10   Schnitzler: Medizinische Schriften (Anm. 9), S. 160.

art kulturreaktionär, dass Schnitzler, ein ansonsten recht gemütlicher Rezensent, nahezu die Contenance verliert angesichts dieses

> kritischen Dilettanten, der von seiner sozialhygienischen Höhe aus sich vermißt, eine ganze Literaturrichtung zu bekämpfen, von deren wahrem Sinne er nur ganz vage Vorstellungen zu besitzen scheint.[11]

Dieses Urteil stellt klar: Schnitzler versteht sich hier als gleichsam vorweggenommener Kollege der von Ribbing Angegriffenen – unter anderen Boccaccio, Casanova, Zola, Strindberg, Maupassant sowie, dies vor allem, Ola Hansson (1860–1925) –, die er gegen den Vorwurf des schwedischen Ordinarius und späteren Rektors von der auch von Hansson besuchten Universität Lund verteidigte, kaum mehr als erotisierte „Machwerke"[12] in jugendverführerischer Absicht vorgelegt zu haben. Bücher also, die Ribbing am liebsten, zusammen mit ihren Verfassern, aus dem Verkehr gezogen hätte, nach dem Muster seines von Schnitzler mit Sprachlosigkeit zitierten, auf Hansson zielenden Satzes:

> Ich stelle es den Eltern und anderen Pflegern der Jugend anheim, ob ein solches Individuum noch das Recht hat, sich unter der anderen Gesellschaft noch frei zu bewegen, oder ob es nicht, sich selbst und der Allgemeinheit zum Frommen, in eine Pflege- und Besserungsanstalt interniert werden sollte.[13]

Schnitzler ist durchaus im Recht mit dieser seiner Sprachlosigkeit ob des Barbarischen in Ribbings Attacke auf einen Dichter wie Ola Hansson, der in seiner den schwedischen Medizinprofessor empörenden Dichtung *Sensitiva amorosa* (1887) sich angeblich als hemmungs- und gewissenloser jugendlicher Verführer gerierte, dessen Credo auf den Satz hinauslaufe:

> Ich habe vielerlei – meist billig zu erkaufenden – Umgang mit dem anderen Geschlechte gehabt, in ein paar Fällen auch aus reiner Neigung; allemal aber waren das Ziel und der Schluss dasselbe: wenn ich erreicht, was ich wollte, war die Geschichte

---

[11] Arthur Schnitzler: Rezension zu Seved Ribbing: Die sexuelle Hygiene und ihre ethischen Konsequenzen. Leipzig 1890. In: Ders.: Medizinischen Schriften (Anm. 9), S. 227–232, hier S. 227 f.

[12] Schnitzler: Rezension zu Ribbing (Anm. 11), S. 229.

[13] Seved Ribbing: Die sexuelle Hygiene und ihre ethischen Konsequenzen. Leipzig 1890, S. 90 f.

aus – ein Gelüste, ein brutaler Akt, Erschlaffung, gewöhnlich eine Empfindung von Ekel, im besten Fall eine leise schwermütige Erinnerung – voilà tout.[14]

Gewiss: Ein Liebhaber der hier beschriebenen Art taugt nicht gerade zum Idol – aber reicht dies als Grund, ihn sich, sollte er mit dem Erzähler identisch sein, sich als interniert zu wünschen?

Zumal – und hier beginnt das Barbarische an Ribbings Einlassung – nur der gänzlich Kulturlose verkennen kann, dass Hansson an der bezeichneten Stelle seinen Helden mit eben diesem Satz eine von ihm inzwischen selbstkritisch gesehene Phase seines Liebeslebens gleichsam zum Abschluss führt. Thematisch dominiert ganz anderes, wie in weiteren Kapiteln dieser Sammlung von Ideen zu Novellen auch: Liebesleid und Liebessehnsucht, auch – dies zur Darstellung zu bringen, ist anzuerkennen, nicht zu verurteilen – das eigene Geschlecht und den pädophilen Grenzbereich betreffend und immer auch gepaart mit unerklärlicher Liebesflucht. Am wunderbarsten wird diese wohl in Szene gesetzt in Kapitel V in Gestalt einer Novelle, die des bald 30-jährigen Ich-Erzählers syphilophobes Zurückschrecken vor der endlichen sexuellen Erfüllung auf geradezu meisterhafte Art zur Darstellung bringt und, als Sorge einer ganzen Generation, nämlich jener des Dichters, anprangert: als eigentlich unnötig, weil durch bessere sexuelle Aufklärung und Prophylaxe vermeidbar. Insofern: Hanssons in vielen Passagen anrührende, ästhetisch überzeugende Dichtung hätte der Sache nach problemlos als literarisches Seitenstück zu Ribbings sozialhygienischer Aufklärung durchgehen können – wäre es Ribbing mit seinem Ratgeber überhaupt um Aufklärung gegangen, nicht hingegen um deren Gegenteil, wozu dann offenbar auch gehörte, die Opponenten, eben Hansson, ihrer unerwünschten Botschaft halber zu erschlagen beziehungsweise einer allein pornographischen Absicht zu zeihen.

Soweit gilt: Schnitzler hatte Recht mit seiner Inschutznahme Hanssons gegen Ribbing. Dies gilt ganz unabhängig davon, dass er, nur zwei Jahre jünger als Hansson, ausweislich seines Tagebuchs[15] mit jenem von Ribbing unrechtmäßig skandalisierten Liebhaber der eben beschriebenen Art in Vergleich hätte gesetzt werden können und also Ribbings Hansson-Kritik als auch an ihn gerichtet gelesen haben dürfte. Es kommt hinzu, dass ihm Bedenken dieser Art von seinem Vater her nicht unbekannt waren, im Verein mit der sich ihn bekundenden Verständnislosigkeit

---

14   Ribbing: Die sexuelle Hygiene (Anm. 13), S. 91.
15   Arthur Schnitzler: Jugend in Wien. Eine Autobiographie. Wien, München, Zürich 1968.

für die tieferen Hintergründe seiner dichterischen Ambitionen. Insoweit überrascht nicht, dass sich Schnitzler seiner Ribbing-Rezension wegen in eine Art
Generationenkonflikt gestürzt sah angesichts der anderen, mehr als sechzig begeisterten Rezensionen. Sie stammen mehrheitlich von Pastoren und Lehrern, darunter, vom Verlag im Zuge einer Neuauflage stolz präsentiert,[16] jene des damaligen Wiener Ärzteidols Richard von Krafft-Ebing (1840–1902) aus dem Jahr 1894.
Mit ihr, einer typischen Gefälligkeitsrezension aus Dank offenbar dafür, dass der
Rezensierte den Rezensierenden diverse Male gelobt hatte, etwa als „kompetenten
Richter"[17] über Arthur Schopenhauer (1788–1860), war Übereinstimmung der beiden Mediziner auch in der von Schnitzler skandalisierten Frage keine Zauberei.
Entschieden und an prominentem Ort, nämlich Zarnckes *Literarisches Zentralblatt*,
stellte sich Krafft-Ebing hinter Ribbings Kritik an jenen – darunter Schopenhauer
–, die,

> allen ethischen Früchten kultureller Entwickelung Hohn sprechend, ihr Evange-
> lium der ‚freien Liebe' predigen,

und Krafft-Ebing begrüßte auch Ribbings Opposition gegen

> gewisse populäre und wissenschaftliche Schriften, die (…) unsere Jugend auf Ab-
> wege führen, indem sie angebliche Gefahren für die Gesundheit des Leibes und der
> Seele auf Nichtbefriedigung des Geschlechtstriebes behaupten.[18]

Kennern der Wiener Verhältnisse dürfte kaum entgangen sein, dass Sätze wie diese
einer Züchtigung von Schnitzler Junior gleichkamen. In jedem Fall war damit
zugleich das rückblickende Urteil über das Unzulängliche an Schnitzlers 1890er
Rezension gesprochen. An einem Beispiel: Sollte Schnitzler angenommen haben,
Krafft-Ebing hätte den in Schnitzlers ihm zugedachter Rezension Nr. 35 angebrach-
ten Hinweis, dieser selbst sei es ja gewesen, der „den Namen Masochismus (…)
nach dem Romanschriftsteller Sacher-Masoch" gewählt und ziehe seinerseits „auch
für den weiblichen Sadismus (…) interessante Beispiele aus der belletristischen
Literatur herbei",[19] müsse also doch wohl einsehen, dass die Psychiater der von

---

[16]   Seved Ribbing: Zwei hygienische Abhandlungen. Stuttgart 1896, S. I-IV.
[17]   Ribbing: Die sexuelle Hygiene (Anm. 13), S. 41.
[18]   Ribbing: Zwei Abhandlungen (Anm. 16), S. I f.
[19]   Arthur Schnitzler: Rezension zu Richard von Krafft-Ebing, Neue Forschungen auf

Ribbing pathologisierten und kriminalisierten Literaten – und langfristig auch ihn, Schnitzler – bedürften, befand er sich auf dem berühmten Holzweg. Er, Schnitzler, hatte schlicht übersehen, dass zwischen Krafft-Ebing und Ribbing in der Frage der Bewertung von derlei Literatur – als jugenderzieherisch bedenklich – nicht ein Blatt Papier passte.

So bleibt nur der Fakt selbst: Schnitzler hatte es 1890, wohl als Zeichen für seinen in jenem Jahr gefallenen Entschluss, die literarische Laufbahn anzustreben,[20] gewagt, seinen Finger in eine Wunde zu legen, die noch sehr lange schwärte. Denn immerhin hatte Ribbing, nicht frei von antisemitischen Anwandlungen, 1890 mit der Erstauflage seines noch ein Vierteljahrhundert später vom Berliner Urologen Carl Posner (1854–1928) gelobten[21] Anti-Syphilis-Ratgebers nazi-affines Denken im Bereich der Kulturpolitik, deutlicher: im Vorfeld der Bücherverbrennungen vom Mai 1933, zur Vorführung gebracht. Wem dies zu streng geurteilt ist, sollte beachten, dass Derivate des von Schnitzler 1890 kritisierten Ratgebers[22] Ribbing nach seinem Tod (1921) und entsprechender NS-Bearbeitung mit Seitenblick etwa „auf die wissenschaftlichen Erfordernisse der Erbgesundheitslehre"[23] zu einem der erfolgreichsten Sexualaufklärer des Dritten Reichs werden ließen, mit einer Gesamtauflage von weit über 500.000 Exemplaren. Aber wichtiger, jedenfalls bezogen auf unsere Fragestellung: Es war vermutlich die Ribbing-Rezension (Nr. 33), bei deren Schreiben Schnitzler klar wurde, dass, sollte er in die Fußstapfen jener Zola und Anderer treten und also selbst als Schriftsteller und nicht als Arzt reüssieren wollen, ein harter Kampf mit der älteren Generation unvermeidbar war. 1903 war es so weit: Schnitzler wurde nach der Veröffentlichung seines 1896/97 niedergelegten und zunächst nicht zur Publikation bestimmten *Reigen* seinerseits, ähnlich wie Hansson 1887, durch „Kampfartikel der völkischen wie der katholisch-klerikalen Presse" beschuldigt, „ein beispielloses pornographisches Machwerk"[24] vorgelegt zu

---

dem Gebiete der Psychopathia sexualis. Stuttgart 1891. In: Ders.: Medizinische Schriften (Anm. 10), S. 239–241, hier S. 240 f.

20   Hartmut Scheible: Arthur Schnitzler in Selbstzeugnissen und Bilddokumenten. Reinbek bei Hamburg 1976, S. 337.

21   Carl Posner: Die Hygiene des männlichen Geschlechtslebens. Sechs Vorlesungen. Leipzig ³1918, S. 9.

22   Seved Ribbing: Gesundes Geschlechtsleben vor der Ehe. Ein Buch für junge Männer. Stuttgart 1938; Ders.: Ehe und Geschlechtsleben. Ein Buch für Braut- und Eheleute. Neubearbeitete Auflage. Stuttgart 1939.

23   Ribbing: Gesundes Geschlechtsleben (Anm. 22), S. 68.

24   Peter Sprengel: *Reigen. Zehn Dialoge.* Die ungeschriebenen Regeln der Liebe. In: Hee-Ju

haben – und dürfte in Reaktion auf diese Erfahrung beschlossen haben, das Thema
Syphilis künftig noch dezenter anzugehen. Hilfreich war dabei fraglos die dunkle
Seite des Glückwunsches der Insider, darunter seine Freunde Richard Beer-Hofmann
sowie Hugo von Hofmannsthal (1874–1929). Sie gratulierten ihm zum *Reigen* mit
den Worten:

> [L]ieber Pornograph (…) es ist ja Ihr bestes Buch, Sie Schmutzfink. (…) Viele Leute
> werden es als Ihr erectiefstes Buch bezeichnen.[25]

So weit, so schlüssig – das Problem ist nur, und Schnitzlers allerneuester Biogra-
ph,[26] der jeden nur denkbaren Vergleich zu scheuen hat mit den meisten seiner
Vorgänger,[27] macht hier keine Ausnahme: Die Schnitzler-Forschung in ihrer Breite
hat, wie es scheinen will, die im Fall des Syphilitikers Nietzsche besonders intensiv
in Anwendung gebrachte Schere im Kopf – neben der realen, vor allem von Nietzsches Schwester benutzten[28] – außer Acht gelassen, der auch Schnitzler zu Zeiten
der von einer viktorianischen Sexualmoral geprägten und vom Antisemitismus
durchdrungenen autoritären Gesellschaft wie jener der Donaumonarchie insgesamt
sich nicht wirklich zu entziehen vermochte. Über die Notwendigkeit von derlei
Eigenzensur dürfte ihn die eben beschriebene Episode mit Seved Ribbing nachhaltig belehrt haben. Von dieser Überlegung ausgehend, sollen nun einige ausgewählte Werke Schnitzlers auf verborgene Syphilisspuren durchgemustert werden,
in aufsteigender Ordnung im Blick auf ihre Einschlägigkeit und kulminierend in
seinem wohl bedeutendsten Werk: dem bereits via Schonlau angesprochenen
Roman *Therese. Chronik eines Frauenlebens* (1928).

Kim, Günter Saße (Hg.): Arthur Schnitzler. Dramen und Erzählungen. Stuttgart 2007,
S. 101–116, hier S. 102.

[25] Weinzierl: Arthur Schnitzler (Anm. 2), S. 163.

[26] Max Haberich: Arthur Schnitzler – Anatom des Fin de Siècle. Die Biographie. Wien
2017.

[27] Weinzierl: Arthur Schnitzler (Anm. 2); Giuseppe Farese: Arthur Schnitzler. Ein Leben
in Wien 1862–1931. München 1999; Peter Gay: Das Zeitalter des Doktor Arthur
Schnitzler. Innenansichten des 19. Jahrhunderts. Frankfurt am Main 2002; Jacques Le
Rider: Arthur Schnitzler oder Die Wiener Belle Époque. Wien ²2013.

[28] Niemeyer: Nietzsches Syphilis (Anm. 7), S. 51–56.

1. *Doktor Gräsler, Badearzt* (1914)

Expressis verbis begegnet einem die Vokabel „Syphilis" an keiner Stelle in Schnitzlers Erzählung *Doktor Gräsler, Badearzt* (1914). Vielmehr erliegt am Ende die Geliebte des 48-jährigen Helden namens Katharina, eine gut dreißig Jahre jüngere, „hübsche kleine Ladenmamsell" (ES II, S. 123),[29] einem Scharlachfieber – so, als solle deren Unschuld und Kindlichkeit durch diese typische Kinderkrankheit von Zwei- bis Zehnjährigen demonstrativ bescheinigt werden. Übrigens gegen den Anschein, den Schnitzler zuvor selbst erzeugt hatte, indem er Katharina dirnenhafte Züge verpasste, die einen Tod infolge Syphilis jedenfalls nicht ausschlossen. Dies schon zeigt: Man tut als Leser dieser so harmlos auf Lanzarote beginnenden Mär über einen betulichen Badearzt und Junggesellen gut daran, wie ein Hitchcock-Experte äußerste Wachsamkeit walten zu lassen. Nur unter dieser Bedingung wird man den anfangs fast beiläufig geschilderten unvermuteten Selbstmord der Schwester des Arztes Friederike am Fensterkreuz mit einem tiefen Verdacht zur Kenntnis nehmen und, im besten Fall, als düsteres Menetekel nach Art desjenigen aus Edmond de Goncourts Roman *Juliette Faustin* (1881–1882)[30] zu deuten wissen und mithin ahnen, dass diese Erzählung für eine bitterböse Entlarvungsgeschichte der Doppelmoral des Bürgertums von Flaubert-Format steht.

Hierzu passt, was den zweiten Teil dieser Erzählung angeht, Schnitzlers Zeichnung der schlecht beleumdeten und vermutlich gar nicht von ihrem Gatten geschwängerten Mutter der Scharlachüberträgerin. Es handelt sich hierbei um eine recht flotte Witwe, im gleichen Haus wie Gräsler wohnend, deren siebenjährige Tochter der Badearzt erfolgreich wegen Scharlach behandelt hat. Er tat dies allerdings unachtsam und also den Krankheitskeim auf Katharina übertragend, die zu dieser Zeit, nach kurzer Bekanntschaft, bereits seine Wohnung in Beschlag genommen und in ein Liebesnest verwandelt hatte, zum nicht gelinden Erstaunen Gräslers. Dieser ließ sich die Sache gleichwohl, als nähere er sich dem Himmel ewig währender Wollust, gefallen. Und doch, und sei es als Zeichen der Erschöpfung des in die Jahre gekommenen Liebhabers: Katharinas Tod kam ihm nicht wirklich

---

29   ES = Arthur Schnitzler: Gesammelte Werke. Die Erzählenden Schriften. 2 Bände. Frankfurt am Main 1961.

30   Christian Niemeyer: Edmond de Goncourts *Juliette Faustin* (1881/82), gelesen, aus Nietzsche-Perspektive, als Syphilis- und Schlüsselroman. In: Comparatio 11 (2019), S. 331–342.

ungelegen, wie der Umstand zeigt, dass er ungesäumt die auch vom Alter her sehr viel besser zu ihm passende Nachbarswitwe heiratet, um mit seiner auf diese Weise im Schnellverfahren gebackenen kleinen Patchwork-Familie passgenau zum anhebenden Winter als Badearzt, wie auch in den Jahren zuvor, nach Lanzarote zurückzukehren.

Dies klingt nach Happyend, aber eher einem der diabolischen Art. Denn was sich mit dem Vollzug dieser Ehe vollendet, ist des Arztes Rache an der dritten, altersmäßig genau zwischen den beiden vorgenannten Damen platzierten vom Typ Heilige – statt Hure –, die, in Gräslers Sicht, nur einen Fehler hat:[31] Sie, eine emanzipierte, siebenundzwanzigjährige Frau namens Sabine, hatte in der Zeit nach dem Tod Friederikes zarte Bande zum Badearzt geknüpft und es schließlich gewagt, dem Zögernden ihrerseits in Briefform einen Heiratsantrag zu unterbreiten, weil er ja offenbar zu schüchtern dafür sei. Bei dieser Gelegenheit warf sie ihm „männliche Eitelkeit und Pedanterie" vor, des Weiteren, dass er sie in den vergangenen sechs Monaten seines verzagten Werbens kaum „öfter als zehnmal geküßt hat" (ES II, S. 145). Als „Bestrafung"[32] für diese ihn kränkende Äußerung wandelt sich Gräsler von jetzt auf gleich in jenen von Sabine offenbar vermissten Verführer, deutlicher: Er legt, etwa nach Art der Konversion des Chemielehrers Julius Kelp in den Womanizer Buddy Luv in Jerry Lewis' genialer Komödie *The Nutty Professor* (1963), den ihm in seiner Jugend nicht unvertrauten Wesenszug eines Verführers in einer gleichsam letzten Anstrengung nochmals frei, mit der Folge alles ferneren Unheils, das wir eben in Gestalt von Katharinas Tod vom Ende her kennenlernten. Der Beginn dieses Endes ist damit zu setzen, dass Gräsler postwendend in seine Heimatstadt fährt und dort binnen vierundzwanzig Stunden die Sache mit Katharina klar macht als auch jene mit seiner späteren Frau einleitet, eben jene im gleichen Haus wohnende Witwe. Kurz: Der auf eine harmlose, jugendfreie Sommererzählung eingestellte Leser sieht sich ab jetzt unversehens versetzt in ein modernes Sodom und Gomorrha, zumal sich der zu Beginn geschilderte Selbstmord der „scheinbar so tugendstill gewesenen Schwester" sich nun, im Lichte der von Gräsler im Nachlass gefundenen Briefe, als folgerichtige Tat einer „vielerfahrenen, liebesdurstigen Frau" (ES II, S. 181) erweist, die einge-

---

[31] Sabina Becker: *Dr. Gräsler, Badearzt.* „Seelisches Gleichmaß" zwischen Heiliger und ‚süßem Mädel'. In: Kim, Saße (Hg.): Arthur Schnitzler (Anm. 24), S. 149–171, hier S. 164.
[32] Becker: *Dr. Gräsler* (Anm. 31), S. 163.

sehen habe, dass ihr das Dasein „die Freuden, die sie wahrlich im Überfluß genos-
sen, nicht länger bieten wollte" (ES II, S. 182). Was hier ‚wahrlich im Überfluss'
meint, ergibt sich aus der Andeutung über den Tod eines von Gräsler behandelten
„brustkranken neunzehnjährigen Jünglings", den er wohl selbst, als „ahnungsloser
Kuppler" (ES II, S. 181), in die Arme seiner liebestollen, etwa drei Jahre älteren
Schwester getrieben hatte. Zu diesem Themenkreis gehört schließlich die Neben-
story, Gräslers besten und einzigen Freund Böhlinger betreffend. Dieser war der-
einst, wie der zu jener Zeit als Schiffsarzt in der Ferne weilende Badearzt aus jenem Nachlass erfährt, mit Friederike heimlich verlobt gewesen. Eine Heirat
allerdings zögerte er wegen einer ihm zu Ohren gekommenen älteren Affäre derselben hinaus, um sich schließlich, nachdem sie ihn „mit irgend jemandem aus
Ungeduld, Laune oder Rache" (ES II, S. 181) betrogen hatte, gänzlich und im
Zorn zu verzichten. Endgültig in Misogynie versinkt er, nachdem sich der Name
einer maskenbewehrten Schönen, die ihm im Verlauf eines Maskenballs vom Typ
Orgie à la Schnitzlers *Traumnovelle* ihre Gunst gewährt hatte, zwar in Erfahrung
bringen ließ, aber nicht verlautbart werden konnte, wollte Böhlinger seines Rufes
„als geschätzter Rechtsanwalt in einer auf Anstand und Sittenreinheit sehr bedachten Mittelstadt" (ES II, S. 156) nicht verlustig gehen. Damit rückt der Tod
Katharinas in neues Licht. Zur Vorgeschichte ihrer erstmaligen Begegnung gehört
Gräslers Spaziergang durch sein Heimatstädtchen und dadurch ausgelöste Remi-
niszenzen, etwa bezüglich eines „uralten, fast verfallenen Häuschens" und dessen „halbblinden, durch rote Vorhänge deutlich gekennzeichneten Fenstern",
durch die er sich „seines ersten armseligen, von wochenlanger Angst gefolgten
Abenteuers" (ES II, S. 153) erinnert und, durch diese mutmaßlich auf die Syphilisgefahr im Prostituiertenmilieu hinweisende Erinnerung stimuliert, sich ent-
schließt, einer vergleichsweise risikofrei zu genießenden, sprich: möglichst jung-
fräulichen Beute habhaft zu werden, was ihm denn auch im Verlauf der gleich
nachfolgenden Straßenbahnfahrt gelingt. Ihren Namen, „Katharina", wissen wir
bereits, auch den Namen des Todes, „Scharlach" – aber dass und warum dieser an
sich auf den Namen „Syphilis" hätte lauten müssen, wissen wir nicht von Schnitzler, sondern mussten wir uns mittels einer Spurensuche erarbeiten, die den Schluss
erlaubt, Schnitzler habe ganz im Geist seiner Zeit die Zivilisation als Schutzzaun
gegen die Syphilisation zu beschwören versucht, aber ohne zureichenden Mut, den
eigentlichen Gegner klar beim Namen zu nennen.

2. *Professor Bernhardi* (1912)

Aufschlussreich in dieser Frage ist auch Schnitzlers in Österreich bis 1918 mit Aufführungsverbot belegte Komödie *Professor Bernhardi*, in Teilen ein Porträt des Vaters
durch den Sohn. Im Zentrum dieses Fünfakters steht des Vaters arg verfremdeter
und auf die Zeit um 1900 Jahre datierter Konflikt mit antisemitischen Kollegen,[33] im
Stück festgemacht an Professor Bernhardis Auseinandersetzung mit einem in
der Fiktion inzwischen als Unterrichtsminister reüssierenden ehemaligen Mit-
Assistenten namens Professor Flint. Interessant ist hier allein die Vorgeschichte dieses Konflikts, der Fiktion nach: Fünfzehn Jahre zuvor soll beider damaliger Chef,
Professor Rappenweiler, sei es aus Prüderie, sei es aus Glaubensfragen, die Syphilis
eines Patienten, der durch eine „antiluetische" (DW II, S. 388)[34] Behandlung hätte
gerettet werden können, nicht erkannt haben, im Gegensatz zu seinem Assistenten
Flint, der damals allerdings schwieg, wohl aus Karrieregründen. Ein Stoff also, aus
dem man etwas für unser Thema Wichtiges hätte machen können – wenn der vom
damals in Österreich um sich greifenden Antisemitismus arg betroffene Autor nicht
eine andere, im Stück selbst unter dem auf Émile Zola zurückweisenden, auf Bernhardi bezogenen Stichwort „medizinischer Dreyfus" (DW II, S. 448) auf den Punkt
gebrachte anti-antisemitische Botschaft bevorzugt hätte, die sich dann auch in der
Rezeptionsgeschichte als dominierend herausgestellt hat, inklusive der ihr innewoh-
nenden und bisher noch gar nicht erwähnten anti-katholischen.[35] Dass es für diese
dramaturgische Entscheidung auch andere Gründe gab, ist nicht auszuschließen im
Lichte weiterer möglicher Lesarten dieses Stückes, darunter auf den tragischen Tod
einer 18-jährigen Patientin bezügliche – zumeist nur „die Sepsis" genannt –, die hier
Andeutungen auf einen Kunstfehler erkennen wollen, den sich Schnitzler als Verfasser dieses Stückes im Verein mit seinem Bruder im Zusammenhang des Todes seiner
Geliebten Maria – auch: Marie – Reinhard (1871–1899) vorzuwerfen habe.[36] Auf
dieses Thema, insbesondere die nicht-spekulativen Aspekte desselben, wird gleich
im Zusammenhang des 1928er Romans zurückzukommen sein.

---

[33]   Haberich: Arthur Schnitzler (Anm. 26), S. 171–173.
[34]   DW = Arthur Schnitzler: Gesammelte Werke. Die Dramatischen Werke. 2 Bände.
       Frankfurt am Main 1962.
[35]   Le Rider: Arthur Schnitzler (Anm. 27), S. 163–166.
[36]   Rolf-Peter Lacher: Der Mensch ist eine Bestie. Anna Helger, Maria Chlum, Maria
       Reinhard und Arthur Schnitzler. Würzburg 2014, S. 151–158.

3. *Flucht in die Finsternis* (1931)

In der 1913 entstandenen und erst kurz vor Schnitzlers Tod veröffentlichten ‚Wahn-
sinnsnovelle' *Flucht in die Finsternis* wird die Vokabel Syphilis nicht mit einer Silbe
erwähnt. Als Interpret ist man also wieder einmal auf das Spurenlesen angewiesen,
etwa ausgehend von der beharrlich aufgerufenen linksseitigen Augenlid-Anomalie
des Helden Robert (ES II, S. 908) – ein damals häufig der Syphilis in Rechnung
gestelltes Symptom. Eine weitere Spur offenbart die von Schnitzler nur beiläufig
erzählte Geschichte vom „unheilbaren Wahnsinn" (ES II, S. 909) des Leutnants
Höhnburg, ganz zum Ende, in einer an den Syphilitiker Nietzsche erinnernden
Wendung „Hanswurst" (ES II, S. 982) geheißen. Mit diesem Leutnant hat der
hypochondrische Held am Ende nicht nur den Wahnsinn gemeinsam, sondern
auch die für diesen als kausal zu setzende Bordellerfahrung. So wird in einer das
Schreckliche von Zarathustras Wiederkunftsgedanken aufrufenden traumartigen
Sequenz erzählt, wie beide, Robert und der Leutnant, „vor zwanzig Jahren", den
häufigen Aufstieg über eine damals „wie Purpur" leuchtenden Stiegenteppich hin
zu seiner – des Leutnants – „geliebten Schauspielerin" (ES II, S. 917) immer wieder
aufs Neue antraten. Dem steht, was Robert angeht, noch ein weiteres, traumartiges
Geschehen zur Seite: ein Liebesabenteuer

> zu Beginn seiner Ehe (…) während einer Tristan-Aufführung mit seiner jungen
> Gattin [Brigitte] in der verdunkelten Loge

als vielversprechender Auftakt ferner Abenteuer dieser Art, „wenn sie nicht so jung
hätte sterben müssen" (ES II, S. 915 f.). Woran? Nun, nichts an dieser genialen, die
meisten Interpreten gekonnt auf Nebenfährten wie „Zwangsneurose"[37] oder „para-
noische Psychose"[38] lockenden Novelle hindert, eine Antwort zu geben, die auf
Syphilis endet. Dieser Antwort ist Roberts als auch Höhnburgs geistiger Zusammenbruch kausal zuzurechnen, mit Höhnburgs Schauspielerin als mutmaßlicher
Ansteckungsquelle – und mit einem von der Vision umgetriebenen Robert, der sich
selbst als „freigewordener böser Geist" (ES II, S. 922) als todbringend für andere
Nicht-Infizierte fingiert. Daraus, aus dieser Vision, auf Dauer gestellt durch den
immer wieder unvermutet aus dem Gedächtnis aufsteigenden Mit-Syphilitiker –

---

[37]   Farese: Arthur Schnitzler (Anm. 27), S. 192.
[38]   Le Rider: Arthur Schnitzler (Anm. 27), S. 94.

„Was geht mich Höhnburg an?" (ES II, S. 936) –, könnte sich alles Folgende erklären, angefangen von Roberts Frau Brigitte. Dem behandelnden Arzt zufolge scheint
sie einem Herzschlag erlegen. Roberts Fantasie hingegen nennt als Todesursache
ein „ihr tückisch eingegebenes Gift" (ES II, S. 928), ähnlich wie für ihre Nach-
folgerin Alberta, die Robert kampflos und, wie nicht auszuschließen ist, aus Rücksicht auf das in ihm verborgene venerische Gift einem Nebenbuhler aus den USA
überließ, dem er nun die Annahme unterlegt, er verfolge ihn aus Rache dafür, er,
Robert, habe „der Ungetreuen aus Rache ein schleichendes Gift eingegeben".
(ES II, S. 949) Kurz, und um andere, vergleichbare Fantasien unseres Helden unter
Einschluss seiner völlig gegenstandslosen Sorge um eine harmlose verwitwete
Klavierlehrerin (ES II, S. 926) hier außer Betracht zu lassen: Es verwundert durchaus und ist letztlich Effekt der nicht kognizierten Schere im Kopf des nicht unter
den Bedingungen einer offenen Gesellschaft arbeitenden Dichters, dass die Figur
des Leutnants Höhnburg sowie, allgemein, die Syphilis als eine der möglichen
venerischen Krankheiten bei Deutung dieser Novelle[39] bisher keine Beachtung
fand, ebenso wenig wie Roberts kontinuierlich aufgerufene Augenlid-Anomalie.

4. *Traumnovelle* (1925–1926)

Schnitzlers *Traumnovelle* ist in neuerer Zeit prominent geworden durch Stanley
Kubricks Verfilmung als *Eyes Wide Shut* (1999). In der Vorlage zu diesem Film, von
Freud[40] als Werk eines „Doppelgängers" geschätztes Meisterwerk, versetzte sich
der Autor, unter dem frischen Eindruck seiner Scheidung stehend, zurück in die
Rolle eines glücklich verheirateten jungen Arztes und Familienvaters – Fridolin, im
Film Tom Cruise. Als solcher wird er, unter dem Einfluss offen zugestandener, auf
andere Partner gerichteter erotischer Fantasien seiner betörenden Frau – Albertine,
im Film Nicole Kidman – stehend, heimgesucht von der Sehnsucht nach der Wiederkehr seiner Junggesellenherrlichkeit. Einem sich ungesucht darbietenden dies-

---

[39] Barbara Neymeyr: Nachwort. In: Arthur Schnitzler: Flucht in die Finsternis. Novelle
      (1931). Stuttgart. 2006, S. 122–143; Fred Lönker: *Flucht in die Finsternis.* Wahnsinn –
      psychopathologisches Fatum oder metaphysische Logik? In: Kim, Saße (Hg.): Arthur
      Schnitzler (Anm. 24), S. 240–252; Marianne Wünsch: *Flucht in die Finsternis* (1931). In:
      Christoph Jürgensen, Wolfgang Lukas, Michael Scheffel (Hg.): Schnitzler Handbuch.
      Leben – Werk – Wirkung. Stuttgart 2014, S. 236–238.
[40] Le Rider: Arthur Schnitzler (Anm. 27), S. 49 f.

bezüglichen Abenteuer mit der siebzehnjährigen Mizzi – „Seit seiner Gymnasiasten-
zeit hatte er mit einem Frauenzimmer dieser Art nichts zu tun gehabt" – vermag er
zwar zu entsagen, infolge seines ihn als Experten erweisenden Gespürs für den
instinktiven Warnruf: „Könnte gleichfalls mit Tod enden" (ES II, S. 603) – ein
Warnruf, der sich bei einem Besuch bei Mizzi einen Tag später zwecks Übergabe
von Süßigkeiten als nur allzu berechtigt erweist: „Sie ist im Spital nicht wahr?" fragt
Fridolin und mit ihm Schnitzler in Anknüpfung an jenen Warnruf als ein über die
Syphilis – bei Kubrick: Aids – wohlinformierter Arzt und bekommt eine milieu-
typische Antwort von Mizzis sich als Ersatz anbietender Berufskollegin:

> ‚Na, wenn's der Herr eh weiß. Aber mir sein g'sund, Gott sei Dank', rief sie fröhlich
> aus und trat ganz nahe an Fridolin heran. (ES II, S. 492)

Ein Angebot, auf das Fridolin selbstredend nicht eingeht, zumal er ohnehin mit
höherwertigen erotischen Fantasien schwanger geht, die sich indes gleichfalls nicht
als ungefährlich erweisen. Dies erfährt der Leser auf drastische Art mittels eines
Ganges, mit Fridolin, in die Pathologie am nämlichen Tag, wo die Leiche einer
Selbstmörderin aufgebahrt ist, die sich aus Verzweiflung über ihre Rolle im Verlauf
einer Orgie am Abend zuvor das Leben nahm, auch wohl, weil sie Fridolin, der zu
Unrecht als nicht-autorisierter Gast bei diesem privaten Spektakel verdächtigt
wurde, in Schutz nahm, zur Empörung der Veranstalter. Analogien sind hier erkennbar im Blick auf Schnitzlers Erzählung *Die Hirtenflöte* (1911): Fridolin heißt
hier Erasmus und Albertine wird hier – in Anspielung an Nietzsches Loblied auf
Dionysos[41] – Dionysia genannt, die sich nach dreijähriger glücklicher Ehe dem
Zweifel ihres Gatten ausgesetzt sieht, ob ihre Liebe auch Bestand hätte nach Reali-
sierung eines allein durch das Lustprinzip regierten Lebens. Erasmus' zu diesem
Zweck erteilte Freigabe, ein derartiges Leben zu führen, zeitigt ein negatives Er-
gebnis: Dionysia ist sich am Ende ihrer Liebe zu Erasmus nicht mehr gewiss, weil
sie durch ihr wildes Leben um die holde Unwissenheit in Sachen ihrer eigenen
Person und der bis dato verborgenen Abgründe ihres Begehrens gebracht ist (ES II,
S. 40 f.). Heißt, als Minimaldeutung und unter Einbeziehung der Botschaft der
Traumnovelle: Die Alternative zu unbeschwerten Liebesfreuden für die Oberen

---

[41]   Jochen Schmidt: *Die Hirtenflöte*: Schnitzlers experimentalpsychologisches Erzählen in
der dialektischen Spannung zwischen Grenzerfahrung und Entgrenzung. In: Ralph
Häfner, Sebastian Kaufmann, Andreas Urs Sommer (Hg.): Nietzsches Literaturen.
Berlin, Boston 2019, S. 377–390.

Zehntausend jenseits des von der Syphilisgefahr durchdrungenen Dirnenmilieus bedarf noch ein wenig der Optimierung. Lesarten wie diese erfordern allerdings eine gewisse Aufmerksamkeit für das Thema Syphilis, wie sie sich bei Jacques Le Rider andeutet, insofern er im Zuge der Reproduktion von Fridolins Begegnung mit der Prostituierten Mizzi den auf Syphilis hinweisenden Ausdruck „tödliche Infektion"[42] erwähnt.

5. *Spiel im Morgengrauen* (1926–1927)

Thematisch einschlägig relevant ist auch Schnitzlers gleich darauf erstellte Erzählung *Spiel im Morgengrauen*. Denn dieses (Karten-)Spiel selbst und die um es gruppierte Spielsucht- und Spielschuldenthematik steht nur für einen Nebenaspekt, der das Hauptthema nicht verbergen sollte, es aber in der Rezeptionsgeschichte gleichwohl häufig tat:[43] Erzählt wird, warum der Aufstieg der Dirne, des „blonden Wuschel-kopfs" Leopoldine, zur „braven Haus- und Ehefrau" (ES II, S. 557) nicht friktions-los gelingen kann, viel eher allen Beteiligten erhebliche Preise abverlangt: dem zum Aufstieg benutzten sehr viel älteren Onkel des Helden kostet es die Verfügung über sein Vermögen mit der Folge eines am langen Arm seiner von ihm geehelichten vormaligen Dirne emotional Verhungernden wie fiskalisch Kurzgehaltenen. Und dem Helden selbst, einen für die Spielsucht prädisponierten Leutnant Wilhelm Kasda, der seine spätere Tante, als sie noch Dirne war, wie eine solche behandelte, kostet es, seiner Spielschulden wegen auf das von ihr verwaltete Geld seines Onkels erpicht, den letzten Rest seiner Selbstachtung. So behandelt ihn Leopoldine aus Rache für sein seinerzeitiges Agieren ihr gegenüber wie einen „männlichen Prosti-tuierten",[44] ohne dass er sich wehren kann, weil er ihrer Fürsprache bedarf, um an das Geld zu gelangen, das er dringend zur Abgleichung seiner Ehrenschuld be-nötigt. Das Tragische daran: Kasda erschießt sich in der (Fehl-)Annahme, sie bleibe ihm die Summe schuldig – und unter Missachtung des Umstandes, dass Leopol-dine, den Rollenvorschriften an die Bürgersfrau folgend, diesen Part des Deals ihrem Gatten überließ. So steht der Onkel am Ende mit dem Geld in der Tasche

---

42   Le Rider: Arthur Schnitzler (Anm. 27), S. 68.
43   Irène Cagneau: *Spiel im Morgengrauen* (1926/1927). In: Jürgensen, Lukas, Scheffel (Hg.): Schnitzler Handbuch (Anm. 39), S. 232–236.
44   Le Rider: Arthur Schnitzler (Anm. 27), S. 104.

erschüttert über der Leiche seines Neffen, vom an ihm haftenden Parfum her ahnend, mit wem dieser seine allerletzte Liebesnacht verbrachte – und wohl auch, mit welchen unausgesprochenen Folgen. Um diese nämlich lassen allenfalls Zwischenbemerkungen – etwa über „recht verfängliche Dinge" (ES II, S. 568) – ahnen, zusammen mit dem in der Schlussszene wegen der vorherigen Krankmeldung des Leutnants drängend auftretenden Regimentsarztes Tugut, sowie eine Zwischenepisode, in welcher der Leutnant auf der Rückfahrt vom Spielcasino recht unvermutet von seinem Gläubiger, einem Zivilisten, unter Anspielung auf die Verfehlungen eines gewissen Leutnants Greising, Folgendes zu hören bekommt:

> ‚Eigentlich merkwürdig', sagte er, ‚wie die Herren, die so streng auf ihre Standesehre halten, einen Menschen in ihrer Mitte dulden dürfen, der mit vollem Bewusstsein die Gesundheit eines anderen Menschen, eines dummen, unerfahrenen Mädels zum Beispiel, in Gefahr bringt, so ein Geschöpf krank macht, möglicherweise tötet' (ES II, S. 539)

So betrachtet kann nicht ausgeschlossen werden, dass Kasdas Selbstmord auch die Gefahr töten sollte, die von seiner infektiösen Syphilis ausging, um die der Regimentsarzt womöglich ahnte und die ihm in seiner letzten Liebesnacht mit seiner Tante wieder, auch als eine von ihr ausgehende, vor Augen trat.

6. *Fräulein Else* (1924)

Der Sache nach gehört Schnitzlers Monolognovelle *Fräulein Else* dem mit Schnitzlers Erzählung *Casanovas Heimfahrt* (1918) abgesteckten Themenfeld zu. Vergleichbar dramatisch wie *Spiel im Morgengrauen*, mit Spielschulden und Duell, aber, zumindest in der Nachdichtung Schnitzlers ohne deutliche Anspielung auf das Thema Syphilis – anders als das Sujet erwarten ließe und, beispielsweise, Stefan Zweigs Porträt des „Mannhengstes" Casanova wahrscheinlich macht, eingerechnet das Notat: „viermalige Syphilis, zwei Vergiftungen, ein Dutzend Degenstiche"[45] –, steht *Casanovas Heimfahrt* für ein Porträt des in der verharmlosenden Verfilmung durch Edouard Niermans von Alain Delon perfekt verkörperten „alternden Lüst-

---

45 Stefan Zweig: Drei Dichter ihres Lebens: Casanova, Stendhal, Tolstoi. Frankfurt am Main 1951, S. 47.

lings" (Gilman), den Sander L. Gilman[46] den männlichen Stereotypen von der weiblichen Sexualität im Wiener Fin de Siècle zurechnete. Ähnliches gilt für den 1906 anonym erschienenen, sowohl Schnitzler als auch seinem Freund Felix Salten (1869–1945) zugeschriebenen Porno *Josefine Mutzenbacher*. Schnitzler dementierte seine Urheberschaft ebenso wie sein Freund Salten – eigentlich Siegmund Salzmann, aber der österreichisch-ungarische Antisemitismus ließ ihn einen Namenswechsel ratsam scheinen –, dies jedenfalls, so Sander L. Gilman,[47] laut Paul Englisch,[48] der, von Haus aus Jurist, auch unter dem Pseudonym Frank Waldsassen – nicht Waldassen; so Volkmar Sigusch[49] – publizierte und unter Anderem für eine *Sittengeschichte des Orients* (1932) verantwortlich zeichnete, ein Buch mit wichtigen Hinweisen auf die Syphilisgefahr. Diesem Auftrag gehört auch, genau besehen, *Josefine Mutzenbacher* zu. Iwan Bloch, einige Jahre später (1915–1916) Belege vorlegend für die Urheberschaft von Alfred de Musset, was den kaum weniger skandalösen Porno *Gamiani* (1833–1834) angeht, die Paul Englisch 1930 als Monographie neu edierte,[50] sah in *Josefine Mutzenbacher* eine Anknüpfung an „Zolas ‚Nana'"[51] und verwies des Weiteren auf die literarische Ausgestaltung breit referierter Presseberichte über einschlägige Skandale um sexualisierte Gewalt, etwa um einen pädophilen Pariser Baron 1903 oder um eine pädophile Lehrerin in St. Pölten 1906,[52] kurz: Was hier vorliegt, ist ein Porno, der uns in aller Drastik die Missbrauchsgesellschaft in ihrer damaligen Verfasstheit vor Augen führt, unter Nennung der Syphilis sowie der Mittel, sich vor dieser Geschlechtskrankheit zu schützen.[53]

Damit ist das Feld bereitet, um *Fräulein Else* angemessen einordnen zu können. In den 1890er Jahren spielend, variiert diese Novelle das 1918er Leitmotiv vom ‚alternden Lüstling' dahingehend, dass die Titelheldin durch das unsittliche Angebot eines ältlichen Vicomtes in ein moralisches Dilemma und insoweit in den

46 Sander L. Gilman: Rasse, Sexualität und Seuche. Stereotype aus der Innenwelt der westlichen Kultur. Reinbek bei Hamburg 1992, S. 170.
47 Gilman: Rasse (Anm. 46), S. 178.
48 Paul Englisch: Geschichte der erotischen Literatur. Stuttgart 1927, S. 292.
49 Volkmar Sigusch: Geschichte der Sexualwissenschaft. Frankfurt am Main, New York 2008, S. 571.
50 Iwan Bloch: Alfred de Musset. Ein Pornograph. Stuttgart 1930.
51 Iwan Bloch: Das Sexualleben unserer Zeit und seine Beziehungen zur modernen Kultur. Berlin 1907, S. 805.
52 Bloch: Das Sexualleben (Anm. 51), S. 693.
53 Felix Salten: Josefine Mutzenbacher. Die Geschichte einer Wienerischen Dirne von ihr selbst erzählt. Wien 1906 [Nachdruck Leipzig 2019], S. 115.

Selbstmord getrieben wird. Denn dessen Begehr nachzugeben, hätte Elses moralischen Tod bedeutet – ihm nicht nachzugeben, hätte hingegen den so gut wie sicheren Tod des sich aus Verzweiflung über den Ehrverlust selbst richtenden Vaters von Else zur Folge gehabt. Aspekte wie diese unter Einschluss der sich in ihnen verbergenden Anklage der missbrauchsbegünstigenden gesellschaftlichen Strukturen finden zwar keine zureichende Berücksichtigung in der Schnitzlerforschung, sei es bei Barbara Neymeyr,[54] sei es bei Sybille Saxler,[55] dominieren aber gleichwohl in der stillen Klage Elses in Richtung ihres Vaters, der sie mit der von ihrer Mutter übermittelten Bitte, den Vicomte um einen Kredit für ihn, überschuldet und von Zuchthaus bedroht, anzugehen, schon beinahe in die Arme seines Geschlechtsgenossen und insoweit zur Prostitution drängt[56] nach dem von der Tochter wie folgt auf den Punkt gebrachten Muster:

> Aber so war es bequemer und sicherer, nicht wahr, Papa? Wenn man so eine hübsche Tochter hat, wozu braucht man ins Zuchthaus zu spazieren?" (ES II: 349)

Den Dreh in Richtung des Themas Syphilis schafft Schnitzler allerdings erst mit dem im Folgenden interessierenden und einleitend bereits via Anja Schonlau angesprochenen Roman.

7. *Therese. Chronik eines Frauenlebens* (1928)

Schnitzlers raffiniert konstruierter Roman *Therese. Chronik eines Frauenlebens* variiert das Thema aus *Fräulein Else*, diesmal aber mittels des ganz großen Kinos. Zentral dabei: Einflüsterungen der Mutter in Richtung ihrer nicht Else, sondern hier Therese genannten Tochter, die sie fragt, ob es nicht „hundertmal anständiger" sei, der durch den Anstaltsaufenthalt des Vaters in vermeintliche Not geratenen Familie beizustehen, indem sie „sich einem soliden, gesetzten, vornehmem Herrn [= Graf Benkheim] gegenüber mit einiger Zuvorkommenheit zu benehmen" bereit zeige, „als sich einem Studiosus [= Alfred Nüllheim] an den Hals zu werfen, der mit ihr

---

54   Barbara Neymeyr: *Fräulein Else*. Identitätssuche im Spannungsfeld von Konvention und Rebellion. In: Kim, Saße (Hg.): Arthur Schnitzler (Anm. 24), S. 190–208.
55   Sybille Saxer: *Fräulein Else* (1924). In: Jürgensen, Lukas, Scheffel (Hg.): Schnitzler Handbuch (Anm. 39), S. 221–226.
56   Le Rider: Arthur Schnitzler (Anm. 27), S. 76.

doch nur seinen Spaß treibe" (ES II, S. 640). Diese Äußerung steht für eine geradezu groteske Umdeutung der Realität, wenn man bedenkt, dass es sich bei Alfred
tatsächlich um einen soliden Arztsohn aus wohlhabendem Haus handelt. Der insgesamt als schmierig und lüstern gezeichnete Graf mit seiner lockend angebotenen
Weltreise – auf welcher ihm Therese als leichte Beute gewiss wäre – kommt hingegen als Schwiegermutterschreck an und für sich in Betracht, abgesehen vielleicht
von einem moralisch fragwürdigen Aspekt: ein reiches Erbe lockt, wie es im Roman
denn auch infolge des frühen Todes des Grafen Realität wird, allerdings, aufgrund
von Thereses Weigerung, mit einer anderen Nutznießerin, sprich: Witwe. So gesehen
will es fast scheinen, als sei es Anliegen Schnitzlers gewesen, die überlieferten
Mütterbilder zu bereichern um einen Typ, für den kennzeichnend ist, das Unglück
der Tochter bewusst zu inszenieren, im gegebenen Fall aus recht niederen Motiven:
Thereses Mutter, spät als Trivialromanautorin reüssierend, nutzte Abfallstoffe des
von ihr inszenierten Dramas – Liebesbriefe der Tochter etwa, – für ihre Illustrierten-
romane, wie Therese zu ihrem Entsetzen durch Zufall erfährt, gleichwohl davor
nicht zurückschreckend, Albert im späteren Verlauf ganz nach Art dieser Romane
den wahrheitswidrigen Vorwurf zu machen, er sei an ihrem ganzen Elend schuld,
weil er sie „als junges, unschuldiges Mädchen (…) allein gelassen" (ES II, S. 776)
habe.

Tatsächlich meint die oben verwendete Vokabel „raffiniert konstruiert" aber
mehr und anderes als diesen Trivialliteratur-Nebeneinfall Schnitzlers, der dadurch
gegenüber dem Vorwurf gefeit war, er – und nicht etwa Thereses Mutter – produ-
ziere Trivialliteratur. Denn diese Idee ist fast nichts, gemessen an dem Umstand,
dass Thereses Mutter nur eine Nebenfigur ist und insofern bisher nur ein Nebenaspekt dieses Romans zur Debatte stand, positiv reformuliert: Hauptfigur – Therese
– wie Hauptaspekt sprechen eher dafür, als eigentlichen Regisseur hinter den
Kulissen den Dichter selbst zu setzen, dem nicht wirklich an der Zeichnung neuer
Mutterbilder oder am Genre des Trivialromans auf höherem Niveau gelegen war als
vielmehr am Abschluss der Trauerarbeit in eigener Sache. Gemeint ist mit dieser
Vokabel Schnitzlers oben sowie im Vorgängerroman *Der Weg ins Freie* angesprochene Affäre mit Maria Reinhard. Als Mitt dreißiger hatte Schnitzler sie geschwän-
gert, um sie schließlich, nach dem von ihm mit Entsetzen sowie Schuldgefühlen
wegen seiner zwischenzeitlichen Affären verbuchten tragischen Tod des Neuge-
borenen – der Junge hatte sich mit der Nabelschnur erwürgt – sowie nachfolgender
Versöhnung an einer Sepsis infolge einer Blinddarmentzündung sterben zu sehen,

mit den ihn endgültig traumatisierenden Worten auf den Lippen: „Ich weiss ja dass du da bist. Drum kann ich ja nicht fort".[57] Im Roman *Therese* – um von der bereits angesprochenen Thematisierung dieses Falles in *Professor Bernhardi* und den daran geknüpften neuerlichen Spekulationen hier abzusehen –, so könnte man also denken, steht Maria Reinhard – Therese hieß, nebenbei bemerkt, ihre Mutter – für die Titelheldin. Der sich aus dem Staub machende Vater – Kasimir Tobisch – von Thereses Sohn Franz steht für Schnitzler und dabei gesetzt, dass dessen helle Seite im Roman durch Alfred Nüllheim repräsentiert wird, aber noch eine dunkle Seite zu klären bleibt. So scheint zum Beispiel die durch Kasimirs Verschwinden notwendig gewordene Geschichte der Unterbringung des Nachwuchses in ländlicher Pflegschaft (ES II, S. 716-719) jener realen des Autors vom Sommer 1897[58] nachgebildet zu sein.

Mehr als dies: Schnitzlers schon in *Der blinde Geronimo und sein Bruder* (1900–1901) erprobte experimentalpsychologische Versuchsanordnung scheint auch in diesem Roman zum Tragen zu kommen, nur ein wenig komplizierter. In jener kleinen Erzählung wird die unabhängige Variable, gleichsam eine geradezu toxisch wirkende Mär, durch einen Reisenden gesetzt, der Geronimo wahrheitswidrig und aus Bosheit einredet (ES I, S. 371 f.), sein Bruder habe, seine Blindheit ausnutzend, ihn um den Anteil an seiner Geldspende betrogen. In *Therese* hingegen steht, wie es scheinen will, die Syphilis für die unabhängige Variable, erklärt, beispielsweise, den Anstaltsaufenthalt des Vaters. In der Schnitzlerforschung dominieren zwar Ableitungen derart, Thereses Vater, Oberstleutnant Hubert Fabiani, habe aus „gekränktem Ehrgeiz"[59] den Verstand verloren. Freilich: Wer so argumentiert, droht der von Schnitzler gelegten Nebenspur aufzusitzen, im Roman verfochten von Thereses Verführer, dem Grafen Benkheim, der jene Diagnose wortwörtlich (ES II, S. 651) vertritt, wohl aus Eigeninteresse, weil sie ihm Therese als von der Krankheit ihres Vaters nicht belastet fingierbar macht.

Dass dies so einfach nicht geht und Syphilis gefährlich ist und jedenfalls von Therese als gefährdend rubriziert wurde, zeigt ihre im fortgeschrittenen Romanverlauf sich ereignende Begegnung mit einem ihr nachstellenden Oberleutnant, der

---

57 Farese: Arthur Schnitzler (Anm. 27), S. 84.
58 Johannes Sachslehner: Alle, alle will ich. Arthur Schnitzler und seine süssen Wiener Mädel. Wien, Graz, Klagenfurt 2015, S. 206–210.
59 Karl Zieger: *Therese. Chronik eines Frauenlebens* (1928). In: Jürgensen, Lukas, Scheffel (Hg.): Schnitzler-Handbuch (Anm. 39), S. 156.

sie in einem Kurpark, nachdem sie mit ihm „kaum zehn Worte gewechselt hatte",
gegen ihren Willen heftig bedrängend küsste – und über den sie am andern Tag
erfährt, dass er sich „in diesem Kurort zur Behandlung einer gewissen, ansteckenden Krankheit aufhalte und noch lange nicht geheilt sei". Der übernächste Satz ist
zentral:

> Therese erschrak tödlich. Sie rührte sich vom Hause nicht fort; dunkel war ihr
> bewußt, daß am Ende auch schon die Küsse des gestrigen Abends verhängnisvolle
> Folgen haben konnten. (ES II, S. 744)

Ob speziell diese Angst berechtigt war oder nicht: Wichtiger scheint mir, dass
Schnitzler hiermit, auf dass es nicht übersehen werden möge, das zentrale Thema
seines Romans benennt: Es geht um Syphilis, um ihre Folgen, auch um die auf beides bezügliche Angst, also auch um Syphilophobie. Dieses Erzählzwecks wegen
lässt Schnitzler seine Heldin die von ihrem Verführer Benkheim vorgetragene ver-
harmlosende Diagnose bezogen auf den Wahnsinn ihres Vaters – „gekränkter Ehrgeiz" – immer mal wieder paraphrasieren, aber gezielt unglaubwürdig. Dies zeigt
ihre unmittelbar vor der ihr überbrachten Nachricht, „daß der Vater gestorben sei",
abgegebene Erklärung, er sei „vor ungefähr einem Jahr aus Kränkung über seine
vorzeitige Pensionierung gestorben" (ES II, S. 671). Ein andermal berichtet Therese
eines anderen Zwecks wegen gegenüber ihrem zwischenzeitlichen Freund und
Kindsvater Kasimir, ihr Vater habe sich „als General aus gekränktem Ehrgeiz er-
schossen" (ES II, S. 683) – Erzählvarianten, die zum Leugnungsverhalten einer zutiefst Syphilophoben passen, als die sich Therese nach jener Kurparkszene mit dem
Oberleutnant erweist. Was da im Einzelnen, vom Verhalten des Vaters vor seiner
Anstaltsunterbringung ausgehend geredet, alles verleugnet wird, offenbaren düstere
Hinweise „auf gewisse gesellige Vergnügungen des Gatten in früherer Zeit" (ES II,
S. 625), auch auf eine Nacht desselben kurz vor seinem geistigen Zusammenbruch

> in einem der verfallenen Häuser nahe dem Petersfriedhof bei einer der Frauens-
> personen, die dort Knaben und Greisen ihren verwelkten Leib feilboten". (ES II,
> S. 627)

Hinweise, die insgesamt auf das Infektionsrisiko Syphilis verweisen, vermutlich in
der Absicht, den Anstaltsaufenthalt des Vaters als eine durch progressive Paralyse,
das tertiäre und damit finale Stadium der Syphilis anzeigend, bedingt erklärbar zu
machen.

Der Sinn dahinter, wie man nun vermuten darf: Nur mittels der Setzung der Syphilis als eine Art unabhängige Variable konnte Schnitzler die ihn offenbar bis kurz vor seinem Tod umtreibende Frage klären, ob Marias – ihr Fortleben vorausgesetzt: zu supponierendes – respektive Thereses in der Fiktion vielgestaltiges und sich wiederholendes Scheitern in ihrem ferneren Leben sowie das ihres unehelichen Sohnes Franz der Syphiliserkrankung ihres Vaters respektive ihrer sozialen Ausgrenzung wegen dieser in Rechnung zu stellen, ersatzweise den defizitären Anlagen des Kindsvaters Kasimir. Oder aber: Ob all dies Unheil nicht in hereditären, sondern in umweltbedingten Faktoren ihren Grund habe – eine Fragestellung, die konstitutiv war für die Grundanlage von Émile Zolas 20-bändiger Familiensaga *Les Rougon-Macquart* (1871–1893)[60] und die auch den Arzt und Dichter Schnitzler umtrieb. Der, durchaus schulmäßig im Geist der damals Gestalt gewinnenden sozialpädagogischen Denkform à la Herman Nohl,[61] Therese im Stadium der Dominanz ihrer „mütterlichen Gefühle" die ersten Schwierigkeit mit ihrem pubertierenden Sohn dahingehend reflektieren lässt, dass er „ja an seiner Natur und seinem Los" völlig unschuldig sei und „sich unter anderen Umständen" ganz anders entwickelt hätte, womöglich „zu einem braven, tüchtigen Menschen". Was den Anlagefaktor, das „Los" also, angeht, denkt Therese vorerst nur und mit Zorn an das Vermächtnis des „eigentlich längst vergessenen, lächerlichen und nichtigen Kasimir Tobisch", nicht hingegen an dasjenige ihres Vaters – aber dass in beiden Fällen nur eine exterminatorische Maßgabe Abhilfe geschaffen hätte, zeigt ihr in dieser Situation aufbrechende Reue deswegen,

> daß ihr einmal im gegebenen Moment der Mut gemangelt, eine gefällige Frau aufzusuchen, die sie vor all der Plage und all der Schande behütet hätte, unter deren Zeichen seither ihr Leben stand. (ES II, S. 777)

---

60   Christian Niemeyer: Und was ist mit Syphilis? Über die mutmaßlichen Hintergründe für eine offenkundig „verschwiegene Wahrheit" (Zarathustra) bei Nietzsche, aber auch in der literarischen Sozialpädagogik- und Vererbungskonstruktion des Émile Zola (1840–1902). In: Diana Franke-Meyer, Carola Kuhlmann (Hg.): Soziale Bewegungen und Soziale Arbeit. Von der Kindergartenbewegung zur Homosexuellenbewegung. Wiesbaden 2018, S. 91–102.
61   Christian Niemeyer: Klassiker der Sozialpädagogik. Einführung in die Theoriegeschichte einer Wissenschaft. Weinheim, München ³2010, S. 139–181.

Zum tragischen Ende des Romans wird dann klar: Franz, ihr Sohn, den sie in
Pflege gab und den sie erst als Zwölfjährigen zu sich nahm, mutiert zum achtzehnjährigen Großstadtverwahrlosten vom Typ „moral insanity" (ES II, S. 807), so die
Diagnose von Schnitzlers alter ego Alfred, den Therese aufgrund der Einflüsterungen ihrer Mutter früh verlassen hat, um ihn Jahre später, nun als aufstrebenden
Arzt, immer mal wieder als Helfer in der Not, auch als Liebhaber, zu requirieren
und mit dem sie wohl, wie sie dunkel ahnt, glücklich hätte werden können. Glück
freilich ist kein Thema: Franz fängt sich die Syphilis ein. Gleiches gilt für die zur
Dirne gewordene Tochter der Pflegemutter, Agnes. Sie richtet Therese Grüße ihres
Sohnes aus dem Inquisitenspital aus, mit „einem frechen Lachen" siegessicher hin-
zusetzend:

> Na, ich bin auch wieder g'sund worden. Und mich hat's ordentlich g'habt! Sechs
> Wochen bin ich im Spital gelegen. (ES II, S. 864)

Das Ende ist hier absehbar, einerseits das nun wieder einsetzende Nachdenken
Thereses betreffend, ob Franz' „unsauberes Leiden" (ES II, S. 866) – das Wort
Syphilis geht auch ihr, wie dem Dichter, nicht über die Lippen – eine erbliche Kom-
ponente habe, deutlicher: dass es ja wohl nicht angehen könne,

> als wäre nur sie, die ihn geboren, mitverantwortlich für alles, was er tat, und als
> hätte der Mann, der ihn gezeugt und sich dann ins Dunkel seines Daseins davon-
> geschlichen, überhaupt nichts mit ihm zu tun.

Therese sucht ganz am Ende dieses Romans den Kindsvater Kasimir und wird
eines „alternden Mannes" fündig. Der sich, da verheiratet und Vater von zwei
Kindern, damals nur der Täuschung halber Kasimir genannt hat. Und, so Therese
zu ihrem Entsetzen,

> der nach dunklen, schwindelhaften zwanzig Jahren draußen in einem Tingeltangel
> die Baßgeige spielte und dem Klavierspieler das Bier wegtrank. (ES II, S. 866)

Das Ende, nach dieser erneuten Anrufung des Anlagedogmas, liegt damit nahe:
Therese wird vom eigenen Sohn im Streit um Geld erschlagen, um im Sterben lie-
gend ihre ewige Liebe Alfred zu beauftragen, für ein mildes Urteil einzutreten,
denn: „Er ist unschuldig. Er hat mir nur vergolten, was ich ihm getan habe" (ES II,
S. 880). So, verzeihensbereit bis in den Tod hinein, muss offenbar, Schnitzlers
Sozialpädagogikverständnis zufolge, eine Mutter reden, die von der Erinnerung

geplagt wird, sie habe ihr nicht wirklich erwünschtes Kind unmittelbar nach seiner Geburt zu ersticken begonnen (ES II, S. 714 f.).

Damit können wir zur Pointe kommen: Schnitzler argumentiert in seinem Roman *Therese* tatsächlich weitgehend wie eine zeitgenössische Familienfürsorgerin, eingeschränkter: er argumentierte „als Soziologe der Bezirke der Ringstraße und der Wiener Innenstadt",[62] und zwar aus Verzweiflung über all das Unheil in der Welt, das selbst angerichtete eingeschlossen. Damit dieser Zusatz nicht missverstanden wird, sei noch hinzugefügt, im Blick auf die angedeutete Parallele zwischen Therese und Schnitzlers Geliebter Maria Reinhard: Nicht, dass er selbst Syphilitiker sei wie der Vater von Therese oder von defizitärer Anlage wie der Vater von Franz, wollte der Dichter hiermit andeuten, sondern allenfalls: dass Maria Reinhard, ihr Weiterleben vorausgesetzt, womöglich durch Nachstellungen wie jener, die ihr Gegenpart Therese im Roman durch den Oberleutnant im Kurpark zu erleiden hatte, gefährdet gewesen wäre. Und diese Vorstellung hatte für Schnitzler offenbar am Vorabend seines Todes und nach langen Jahren des Grübelns über seine Verantwortung für Maria Reinhards Tod etwas Tröstendes.

Davon ganz unabhängig und um auf den ferneren Ertrag zu kommen: Wer so gut wie Schnitzler informiert war über die Denke des Oberstleutnants Fabiani, des Grafen Benkheim, des Oberleutnants im Kurpark respektive jenes Vicomte aus *Fräulein Else*; wer, wie Schnitzler, den Grafen und den Vicomte als schmierige Verführer zeichnet, die auch noch auf Mithilfe der Mutter – Thereses – respektive der Eltern – Elses – bei ihrem Versuch der Prostituierung der jeweiligen Töchter rechnen durften, muss einer Schule entstammen wie der in Schnitzlers zu Lebzeiten unveröffentlicht gebliebener Autobiographie *Jugend in Wien* (1968) beschriebenen: einer Welt, die einen wie Schnitzler, zumal als Novellist früh im Bann Guy de Maupassant stehend[63] und auch als Typus Mann wohl zu Recht der „österreichische Maupassant"[64] geheißen, hervorbringen musste. Was, im Blick auch auf Schnitzlers Liebespraxis,[65] alles eher meint als ein Kompliment und von Peter Gay wie folgt auf den treffenden Punkt gebracht wurde:

---

[62]   Le Rider: Arthur Schnitzler (Anm. 27), S. 133.

[63]   Le Rider: Arthur Schnitzler (Anm. 27), S. 26–28.

[64]   Friedrich Torberg: Nachwort. In: Arthur Schnitzler: Jugend in Wien. Wien, München, Zürich 1968, S. 324–332, hier S. 325.

[65]   Weinzierl: Arthur Schnitzler (Anm. 2), S. 157–167; Lacher: Der Mensch (Anm. 36); Sachslehner: Alle (Anm. 58).

> In seiner sexuellen Unersättlichkeit ähnelte Schnitzler Maupassant (…); in der Vorsicht, die er walten ließ, unterschied er sich zu seinem Glück stark von ihm.[66]

Gay war es auch, dem die Beobachtung zu danken ist, dass Schnitzler „nie über seine Kinderwünsche hinauswuchs und sich nie über seine erotische Identität Klarheit verschaffte".[67] Die Folgen dieses Selbstreflexionsdefizits sind erheblich. Dies zeigt der folgende Eintrag aus den Aufzeichnungen des damals Einundzwanzigjährigen:

> Im Tagebuch ist 1883 ein *lustiger Abend* vermerkt, ohne weiteren Kommentar, obwohl allen Freunden, Schnitzler eingeschlossen, klar sein mußte, daß am selben Abend der syphiliskranke Richard Tausenau die Geliebte eines gemeinsamen Bekannten infiziert hatte.[68]

Summarisch geredet: Dass ausgerechnet Schnitzler der Syphilisfalle entging, anders etwa als sein Freund Tausenau, aber auch seine zwischenzeitliche Geliebte Maria – auch: Marie – Chlum,[69] überrascht zumal im Maupassant-Vergleich. Aber man muss hier Schnitzlers ausgeprägte Hypochondrie beachten, von der aus es nicht weit ist zur Syphilophobie, der die rabiate Aufklärungspraxis seines Vaters[70] einigen Auftrieb gegeben haben dürfte. Schnitzler selbst bemerkte hierzu, nachdem der Vater durch heimliche Lektüre der Tagebuchaufzeichnungen seines 16-jährigen Sohnes aufmerksam geworden war:

> [S]tumm musste ich eine furchtbare Strafpredigt über mich ergehen lassen (…). Zum Beschluß nahm mich der Vater ins Ordinationszimmer und gab mir die drei großen gelben Kaposischen Atlanten der Syphilis und der Hautkrankheiten zu durchblättern, um hier die möglichen Folgen eines lasterhaften Wandels in abschreckenden Bildern kennenzulernen. Dieser Anblick wirkte lange in mir nach; vielleicht verdanke ich es ihm, daß ich mich zumindest noch eine gewisse Zeit lang vor Unvorsichtigkeiten hütete und insbesondere meine Besuche bei Emilie [eine der in jenem Tagebuch erwähnten Schönen] und ihresgleichen einzustellen für gut fand.[71]

Kurz: Es war der vielgeschmähte Paternalismus, der Schnitzler, vermutlich, das Leben rettete.

---

[66]   Gay: Das Zeitalter (Anm. 27), S. 164.
[67]   Gay: Das Zeitalter (Anm. 27), S. 97.
[68]   Scheible: Arthur Schitzler (Anm. 20), S. 24.
[69]   Sachslehner: Alle (Anm. 58), S. 147.
[70]   Weinzierl: Arthur Schnitzler (Anm. 2), S. 20; Gay: Das Zeitalter (Anm. 27).
[71]   Schnitzler: Jugend (Anm. 15), S. 86 f.

8. Fazit

Die Lektion aus dem Fall Schnitzler kann kaum fraglich sein: Vorzüglich in an sich nicht zur Veröffentlichung bestimmten Textsorten wie diesen, auch in Briefen und Tagebüchern, findet sich tabufreie Rede. In Frank Wedekinds (1864–1918) erst 1986 veröffentlichten Tagebüchern gibt es beispielsweise Hinweise auf die Syphilis und die Hygienepraxis Prostituierter zu Hauf. Erwähnt sei nur der am 7. Januar 1894 in Paris erstellte Eintrag, spielend im Café d'Harcourt im Dirnenmilieu nach gehabten Liebesfreuden Wedekinds:

> Germaine kommt und gibt mir die Hand. Marie Louise fragt mich, ob ich mit ihr geschlafen. Sie hätte die Syphilis. Sie hätte einen Offizier krank gemacht, daß er sich drei Monate in Fontainebleau hätte kurieren lassen müssen. Ich sage, sie hätte sie vielleicht von mir. Sie hätte mir ja seinerzeit auch gesagt, Henriette sei syphilitisch. Sie sagt, daß Henriette syphilitisch gewesen sei, wisse das ganze Quartier. Sie sei ja auch daran gestorben. Um zwei Uhr gehe ich nach Hause und lege mich schlafen.[72]

Es ist Texten wie diesen geschuldet, dass wir, aller Zensur und Verklemmtheit zum Trotz, einigermaßen orientiert sind über die Syphilis zu Zeiten Nietzsches. Oder jedenfalls doch orientiert sein könnten – falls wir die Subtexte zu lesen wissen. Franz Adam Beyerleins (1871–1949) Roman *Jena oder Sedan?* (1903), der erfolgreichste Roman jenes Jahres, wird beispielsweise heutzutage, wenn überhaupt noch, als Militärroman erinnert. Tatsächlich aber geht es um die Syphilis in all ihren Formen – eine Vokabel, die nicht genannt wird, sondern sich hinter Decknamen verbirgt, wie beispielsweise „schleichende Krankheit".[73] Vergleichbar zurückhaltend geht es zu im nur nach subtiler Textexegese als Anti-Syphilis-Roman zu dechiffrierenden (Jugend-)Roman-Bestseller *Helmut Harringa* (1910) von Hermann Popert,[74] aber auch im spektakulären *Tagebuch einer Verlorenen* (1905), deren Heldin, die Tochter eines angesehenen Apothekers, als „lebensmüde Hure" endet und, so Richard J. Evans, „an Tuberkulose stirbt",[75] eine Pointe, die Evans nicht wirklich schlüssig

---

[72] Frank Wedekind: Die Tagebücher. Ein erotisches Leben (1906). München 1990, S. 283.
[73] Franz Adam Beyerlein: Jena oder Sedan? Roman. Berlin 1903, S. 527.
[74] Christian Niemeyer: Sozialpädagogik als Sexualpädagogik. Beiträge zu einer notwendigen Neuorientierung des Faches als Lehrbuch. Weinheim, Basel 2019, S. 228–245.
[75] Richard J. Evans: Szenen aus der deutschen Unterwelt. Verbrechen und Strafe, 1800–1914. Reinbek bei Hamburg 1997, S. 240.

fand – zu Recht: Tuberkulose, so sei hier über Evans hinausgehend nachgetragen, ließ sich dem bürgerlichen Publikum seinerzeit als jugendfrei und nicht-selbstverschuldete „Proletarierkrankheit"[76] verkaufen, Syphilis nicht. Damit schließt sich der Kreis, in Rückerinnerung gesprochen an das oben in Bezug auf Schnitzlers in seiner Erzählung *Doktor Gräsler, Badearzt* entfaltete analoge Experiment mit der Todesursache „Scharlach". Verantwortlich für alle diese Verborgenheiten, die uns Heutigen Spurensuchen der im Vorhergehenden betriebenen Art aufnötigen: Seved Ribbing. Denn ohne dessen Polemik im Stil eines Bücherverbrenners hätte Schnitzler, so die hier verfochtene Ausgangsthese, sich nicht in jenen komplizierten Erzähler entwickelt, wie er uns im Vorstehenden, mittels einer am Leitfaden Syphilis organisierten Dechiffrierung der in sein Werk eingelagerten Subtexte, zu sein schien.

Korrespondenzadresse
Prof. Dr. Christian Niemeyer,
Professor für Sozialpädagogik (i.R.)
Technische Universität Dresden
Hennigsdorfer Straße 137c
D-13503 Berlin
niem.ch2020@outlook.de

---

[76] Alfons Labisch: Die „hygienische Revolution" im medizinischen Denken. Die NS-Medizin als Aspekt der Moderne. In: Gerhard Baader, Jürgen Peter (Hg.): Public Health, Eugenik und Rassenhygiene in der Weimarer Republik und im Nationalsozialismus. Frankfurt am Main 2018, S. 64.

Yuuki Kazaoka

Literatur als Gegenmittel zur Mentalität einer ‚erkrankten' Gesellschaft
Zu Atushi Nakajimas Essay Takino no shitade (Unter dem Pandanus)

Abstract: Japanese author Atsushi Nakajima (1909–1942), who suffered throughout his life from serious asthma, wrote the essay *Under the Pandanus* in 1942, shortly before his death. Nakajima worked as a public official in Palau in 1941 and 1942 and wrote this essay after he returned to Japan. The essay's "antiseptic" metaphor is notable. Nakajima regards literature as an "antiseptic" for Japanese society, which was enthusiastic about the war. This metaphor not only alludes to his background and chronic disease but also implies that Japanese society is decaying and sick. Significantly, the metaphor emerges as the only possible means of euphemistically criticizing a society under strong thought-control, more direct expression being nearly impossible. In addition, Nakajima uses the phrase "South Seas syndrome," a term commonly used to refer to the mental and physical fatigue that Japanese people suffered in the South Seas. This phrase, like his "antiseptic" metaphor, is not only connected to his background but also plays an important role in effectively conveying the essay's statement.

1. Über den Schriftsteller Atsushi Nakajima

Takonoki no shitade (Unter dem Pandanus) lautet der Titel eines Essays des japanischen Schriftstellers Atsushi Nakajima (1909–1942). In Europa ist Nakajima bis heute so gut wie unbekannt, immerhin aber sind einige seiner literarischen Erzählungen in den Jahren 1984[1], 2000[2] und 2011[3] auf Deutsch und Englisch erschienen. Im japanischen Schulsystem dient eine seiner Erzählungen, *Sangetsuki (Der Tiger im Mond-*

---

[1]   Atsushi Nakajima: Die Geschichte eines Bogenmeisters. Übersetzt von Norimi Tsuneyoshi. In: Nishinihon Dokkyokai Nenpō [Zeitschrift der Japanisch-Deutschen Gesellschaft West-Japans] 8 (1984), S. 27–32.

licht, 1942), oft als Pflichtlektüre. In Japan schenken dem Autor nicht nur Philologen der japanischen Sprache, sondern auch Germanisten Aufmerksamkeit, nicht
zuletzt, weil Nakajima ein früher Rezipient Franz Kafkas war. Wie Kenji Mitanis
Bibliographie zeigt, wird dieses Thema seit den achtziger Jahren intensiv untersucht.[4] Erst 2017 wurde Nakajimas Bezug zu Kafka erneut analysiert.[5] Darüber
hinaus zieht Nakajima das Interesse mehrerer Schriftstellerinnen und Schriftsteller unserer Gegenwart – so etwa von Yōko Tawada[6] – auf sich.

Die Fragestellung des vorliegenden Aufsatzes lautet, welche gesellschaftliche
Rolle Nakajima, der damals schwer krank war und kurz nach der Fertigstellung
seines Essays starb, für den Schriftsteller sah und mit welchen literarischen Mitteln
er seine diesbezüglichen Gedanken zum Ausdruck bringt. Insbesondere wird auf
die auffallende Bildwahl – etwa „Südsee-Syndrom" oder die Metapher des Arzneimittels – aufmerksam gemacht. Es soll hinterfragt werden, welche Implikationen
solche rhetorischen Mittel im Essay haben und warum sie vom Autor gewählt
wurden.

Ich beschäftige mich hier als Germanist mit Nakajima, jedoch nicht mit Blick
auf seine Kafka-Rezeption. Vielmehr versuche ich, in seinem Essay eine generelle
und überzeugende Antwort auf die genannten Fragen zu finden. Nakajimas Argumentation stammt aus der Zeit eines dunklen politischen Bündnisses mit Deutschland. Wie an dieser Stelle nur angedeutet werden kann, erinnert die totalitaristische
Umstrukturierung der japanischen Gesellschaft sicherlich an jene, die zeitgleich in
Nazi-Deutschland stattfand. Auch in dieser Hinsicht bietet Nakajimas Denkweise
einen Anknüpfungspunkt für die germanistische Forschung.

---

2   Atsushi Nakajima: Der Tiger im Mondlicht und andere Erzählungen. Übersetzt von
     Nobuhiro Kawauchi und Stefan Wund. Tokyo 2000.
3   Atsushi Nakajima: The Moon over the Mountain and Other Stories. Übersetzt von
     Paul McCarthy und Nobuko Ochner-Fukayama. Bloomington 2011.
4   Kenji Mitani: Resonanz der Grenzliteratur. Zur Kafka-Rezeption bei Atsushi Naka-
     jima. In: Neue Beiträge zur Germanistik 114 (2003), S. 51–63, hier S. 51.
5   Ryo Yamao: Taika no haramu Bi to Gurotesuku. Franz Kafka to Nakajima Atsushi no
     Ningenkan / Dōbutsuzō [Die Schönheit und das Groteske der Entartung. Die Menschen-
     und Tierfiguren in den Werken von Franz Kafka und Atsushi Nakajima]. In: Hiro-
     shima Shūdai Ronshū [Studies in the Humanities and Sciences] 57 (2017), S. 65–81.
6   Yōko Tawada: Moji no Shintaisei ni Tsuite [Zur Körperlichkeit der Schrift]. In: Naka-
     jima Atsushi Zenshū Geppō [Beiheft zu den gesammelten Werken von Atsushi Naka-
     jima] 4 (2002), S. 6–8.

Nakajimas Leben lässt sich in einem knappen Abriss, der dem Folgenden vorangestellt sei, so skizzieren: Sein Großvater, Vater und Onkel waren allesamt chinesische Philologen, und als Lehrer unterrichtete sein Vater chinesische Klassik in der Schule. Wegen einer Versetzung des Vaters ging Nakajima von 1920 bis 1926 in Seoul in die Schule. Nach Japan zurückgekehrt, studierte er japanische Philologie an der Universität Tokyo, seine Abschlussarbeit behandelte den Ästhetizismus. Nakajima war also in einem Milieu aufgewachsen, das es ihm erlaubte, sich als Kind mit der chinesischen Klassik vertraut zu machen. Dieser Hintergrund hatte einen großen Einfluss auf das spätere literarische Schaffen, so zum Beispiel geht auch das Hauptthema von *Sangetsuki* auf eine alte chinesische Geschichte zurück.

Nach dem Studium der japanischen Philologie arbeitete Nakajima ab 1933 zuerst als Lehrer an einer Oberschule. Aufgrund seiner schweren Asthmaerkrankung gab er diese Tätigkeit jedoch nach einigen Jahren auf und trat 1941 eine Stelle als Beamter in Palau an, einem damaligen Mandatsgebiet Japans in der pazifischen Inselregion Mikronesien. Er ging davon aus, dass sich seine Krankheit im Süden verbessern würde und er verstärkt seiner schriftstellerischen Tätigkeit nachgehen könnte – tatsächlich war aber das Gegenteil der Fall. Zusätzlich schien ihm das höhere Einkommen attraktiv, und auch Robert Louis Stevenson, den Nakajima damals intensiv rezipierte, übte einen großen Einfluss auf seinen Entschluss aus.[7] Während des Aufenthaltes in Palau wurden 1942 zwei Erzählungen, *Sangetsuki* und *Mojika* (*Katastrophe der Schrift*), die er vor der Abreise verfasst hatte, in einem Literaturmagazin veröffentlicht. Im Jahre 1942 kehrte der Autor nach Japan zurück und gab auch seine Beamtenstelle auf. Nach der Rückkehr publizierte er noch im selben Jahr zwei Erzählbände, *Hikari to Kaze to Yume* (*Licht, Wind und Traum*) und *Nantōtan* (*Geschichte über die Südseeinseln*). Da sich seine Krankheit mit der Rückkehr nach Japan weiter verschlimmerte, glaubte er nicht daran, seine Arbeit in der Südsee fortsetzen zu können.[8] Er verstarb noch im selben Jahr. Posthum erschienen zwei Romane aus dem Nachlass, *Deshi* (*Lehrling*) und *Riryō* (*Riryō*).

---

[7] Masafumi Yamashita: Nakajima Atsushi to sono Jidai [Atsushi Nakajima und seine Zeit]. Tokyo 2009, S. 169 f.; Katsuihiko Hamakawa: Nakajima Atsushi no Sakuhin Kenkyū [Studien zu Atsushi Nakajimas Werk]. Tokyo 1976, S. 177–181.

[8] Brief vom 28. Oktober 1942. Atsushi Nakajima: Shokan [Briefe]. In: Nakajima Atsushi Zenshū [Gesammelte Werke]. Herausgegeben von Hidehiro Takahashi, Hiroshi Katsumata. Tadao Sagi, Minato Kawamura. 3 Bände. Tokyo 2001–2002, hier Band 3, S. 670.

Die Krankheit prägte also sein Leben. Über dreiundzwanzig Jahre lang erlitt er oftmals schwere Asthmaanfälle. Es ist wichtig zu betonen, dass in Nakajimas Texten
zwar die Krankheit oder etwas Krankhaftes ein häufiges Motiv ist, aber das literarische Werk mit diesem Aspekt seiner Biographie selbstverständlich nicht vollständig erklärt werden kann oder soll.

2. Über den Essay *Takonoki no shitade* (*Unter dem Pandanus*)

Der Essay *Takonoki no shitade* wurde im Jahre 1942 in Tokyo verfasst, also während
Nakajimas finalem Kampf gegen seine Krankheit und kurz vor seinem Tod, und
1943 in einer Literaturzeitschrift publiziert. In Nakajimas Nachlass findet sich ein
Entwurf des Essays. Der Essay wird gemeinhin als literarische Programmschrift
des Autors betrachtet. Der im Titel genannte Baum Pandanus, auch Schrauben-
baum oder Schraubenpalme, ist in Ozeanien verbreitet und illustriert Nakajimas
Interesse für Botanik. In der Tat taucht diese Baumart mehrmals in von ihm verfassten Tanka-Gedichten auf.[9] Nakajima bewegte sich gleichermaßen in der botani-
schen wie in der literarischen Sphäre, ja, die beiden waren für ihn so eng miteinander verknüpft, dass er seinen eigenen Pflanzen literarische Namen wie Goethe oder
Ophelia verlieh.[10] Es ist also kein Zufall, dass der Essaytitel auf eine Pflanze Bezug
nimmt. Nakajima veröffentlichte 1942 überdies sogar einen eigenen kleinen Essay
über den Pandanus, *Takonoki* (*Pandanus*), der mit dem hier zu untersuchenden Essay
Takonoki no shitade (*Unter dem Pandanus*) nicht zu verwechseln ist. In dem Essay *Takonoki* (*Pandanus*) macht Nakajima auf die Wildheit des Pandanus aufmerksam. Mar-
kant an dieser Pflanze ist, dass im Urwald jeder Pandanus ganz ungezähmt und
charaktervoll wächst. Humorvoll charakterisiert Nakajima in dem Essay *Takonoki*
(*Pandanus*) die verschiedenen Pandanus.[11] Dass er diesen Baum in beiden Essays
zum Titel macht, ist aufschlussreich. Das Bild des Pandanus, der für Wildnis und
Dynamik steht, verknüpft sich im Essay mit Nakajimas Gedanken und dient letztlich dazu, den stillen Widerstand gegen die Strömung der Kriegszeit zu symboli-
sieren.

---

[9]   Nakajima: Nikki [Tagebuch]. In: Nakajima: Zenshū. Band 3 (Anm. 8), S. 500.
[10] Brief vom 11. Mai 1938. Nakajima: Shokan [Briefe] (Anm. 8), S. 500.
[11] Nakajima: Takonoki [Pandanus]. In: Nakajima: Zenshū. Band 2 (Anm. 8), S. 19–21.

Der Titel ist biographisch auf Nakajimas Aufenthalt in Palau zurückzuführen. In doppelter Hinsicht – durch Krankheit und Krieg – mit der Lebensgefahr konfrontiert, stellt sich der Autor der für ihn wesentlichen Frage, was die Schriftstellerei in dieser existenziellen Situation zu bedeuten hat. Der Essay *Takonoki no shitade* (*Unter dem Pandanus*) kann also als eine Selbstreflexion über das Schreiben angesehen werden. „Anders als bei Nahrung und Kleidung braucht man in der Literatur keine Substitute. Wenn man keine wahren Werke schreiben kann, muss man warten – bis die wahren Werke entstehen“,[12] heißt es im Essay vielsagend. An diesen Sätzen lässt sich Nakajimas scharfe Kritik am Missbrauch der Literatur durch den Krieg ablesen. Die Aussage richtet der Autor aber auch an sich selbst. Auch Nakajimas innerer Konflikt lässt sich an diesen Sätzen erkennen – ein Konflikt zwischen dem Wunsch, in den letzten Monaten seines Lebens „wahre Werke“ zu verfassen, und der kalten Nüchternheit, mit der er diesen Wunsch von außen betrachtet. Ihm blieb bis zu seinem Ableben nur noch wenig Zeit, die Überlegungen werden also erst durch seine Krankheit provoziert.

Ich möchte im Weiteren auf die Frage abzielen, wie und über welche Gedankengänge Nakajima in seinem Essay den Sinn der Schriftstellerei zu finden versucht, und diskutieren, welche Schreibweise – etwa auf Ebene der Wortwahl – Nakajima dabei wählt. Nakajima lehnt es ab, dass Literatur politisch instrumentalisiert wird, um den Krieg zu rechtfertigen. Er betont die entscheidende Relevanz, Kunst und Krieg voneinander zu trennen. Zugleich weist sein Text auf Nakajimas ambivalenten Wunsch hin, auf eine andere Weise als durch Propaganda in seiner Rolle als Schriftsteller einen Beitrag zur damaligen Gesellschaft zu leisten. Bei diesen Überlegungen ist das ‚Südsee-Syndrom‘, also eine Art von Krankheit, zentral und wesentlich. Indem man diese Gedankengänge verfolgt, lässt sich Nakajimas Einstellung gegenüber jener existenziellen Frage, warum man schreibt, erhellen.

An dieser Stelle bleibt die Editionsgeschichte von Nakajimas Werken zu ergänzen. Diese wurden zuerst 1948, dann 1959–1961, 1976 und schließlich 2001–2002 ediert. Hinzu kommt eine gekürzte Ausgabe von 1993. Ich zitiere hauptsächlich aus der jüngsten Ausgabe, von 2001–2002, jedoch referiere ich teilweise auch auf die anderen Ausgaben, da je nach Edition verschiedene Kommentare enthalten sind.

---

12   Nakajima: Takonoki no shitade [Unter dem Pandanus]. In: Nakajima: Zenshū. Band 2 (Anm. 8), S. 22–24, hier S. 24. Im Folgenden wird Nakajimas Essay mit Nennung der Seitenzahl im Haupttext zitiert.

Inhaltlich lassen sich fünf Abschnitte identifizieren, in die der Essay unterteilt ist.
Nakajima eröffnet wie folgt:

> 南洋群島の土人の間で仕事をしてゐた間は、内地の新聞も雑誌も一切目にしなかつた。
> 文学などというものも殆ど忘れてゐたらしい。その中に戦争になつた。文学に就いて考え
> ることは益々無くなつて行つた。

> Als ich unter den Bewohnern der Südseeinseln gearbeitet habe, habe ich weder Zei-
> tungen noch Zeitschriften aus Japan gelesen. Es scheint, als hätte ich die Literatur
> fast vergessen. Unterdessen ist der Krieg ausgebrochen. Dementsprechend habe ich
> weniger über die Literatur nachgedacht. (22)

Im ersten Teil des Essays geht es um Nakajimas „Entsetzten" über den zeitgenössischen Literaturbetrieb. Dem Text zufolge fand der Autor erst nach seiner Rückkehr
nach Tokyo Anschluss an die Literatur der Zeit, und die sich darin abzeichnende
Tendenz entsetzte ihn. Nakajimas Gefühl spiegelt sich in diesem kurzen Essay in
der häufigen Verwendung von Wörtern wie ‚Überraschung', worin auch sein eigener Zynismus zum Ausdruck kommt, ‚Entsetzen' und ‚verblüfft sein' wider. Wo-
rüber aber zeigt sich Nakajima überrascht? – Der Anlass ist in einer interessanten
Aussage des Autors zu finden, nämlich dass die populäre, damals vorherrschende
Literatur und der Literaturbetrieb insgesamt – also auch die Literaturkritik und
Literaturwissenschaft – zu „raffiniert" (22) und zu „kompliziert" (22) für den
Autor seien, der von einer „Nanyōboke", also einem „Südsee-Syndrom", befallen
war.

Im zweiten Teil des Essays wird ebenjene zeitgenössische Literatur in Frage gestellt. Zu Anfang dieses zweiten Teils gesteht der Autor ein, dass für ihn das Pro-
blemfeld ‚Zeitumstände und Literatur' zuvor nicht zur Frage gestanden war. Wie
wenig er selbst über diese Problematik nachgedacht hatte, überrasche ihn jetzt, so
Nakajima. Diese Aussage trägt ebenfalls einen ironischen, polemischen Ton. Die
beißende Note steigert sich, wenn Nakajima sagt, dass ihm „dummerweise" (23)
der Gedanke nicht gekommen war, die Literatur sei ebenso wie die angewandten
Naturwissenschaften nützlich für den Krieg. Er sei während seines Aufenthaltes in
der Südsee zu dem Schluss gekommen: „Krieg ist Krieg, Literatur ist Literatur"
(22); er habe sich als Japaner auf seine Aufgabe, seine aktuelle Arbeit, konzentrieren
müssen. Denn er habe nicht glauben wollen, dass die Literatur einem sogenannten
„staatlichen Zweck" (23) diente oder dienen sollte.

Nakajima hört nicht auf, die Menschen im Literaturbetrieb zu provozieren, die sich zeitgemäß verhalten – das heißt in diesem Fall: sich dem Krieg und der Regierung unterordnen.

> 成程、文学も戦争に役立ち得るのかと其の時始めて気が付いたのだから、随分迂闊な話だ。

> Stimmt, ich war unaufmerksam, nicht zu bemerken, dass auch Literatur dem Krieg dient. (23)

Im nachfolgenden dritten Teil übt Nakajima scharfe Kritik an seinen Gegnern innerhalb des Literaturbetriebs. Zu den Opponenten sind hier nicht nur Schriftsteller, sondern auch Literaturwissenschaftler und Kritiker zu zählen. Er geht auf den „Effekt" (23) der Literatur ein, dessen Existenz solche im Literaturbetrieb ‚engagierten‘ Menschen behaupten. Nakajima unterscheidet dabei den Scheineffekt vom ‚wahren‘ Effekt. Unter einem Scheineffekt versteht er in diesem Essay beispielsweise die „Kulturaufklärung" (23), die in der Tat nichts anderes als Kulturpropaganda sei.

Der vierte Teil beginnt mit einer Provokation:

> だから、書けなければ書けないで、何も無理をして書かなくともいいのではないか。（ここで私は再び南洋での元の考へ方に戻つて来る。）

> Müssen wir also nicht unbedingt schreiben, gerade wenn wir nicht schreiben können? – (Hier kehre ich wieder zu dem früheren Gedanken, aus meiner Zeit in der Südsee, zurück.) (23)

Eine andere Textstelle lautet:

> 人手の足りない此の際、宜しく筆を捨てて何等かの実際的な仕事に就いた方が、文学の為にも国家の為にもならうと思ふのである。

> In diesem Augenblick, wo es uns an Händen fehlt, ist es sowohl für den Staat als auch für die Literatur dienlich, die Stifte wegzuwerfen und irgendeine praktische Arbeit zu finden. (24)

Solche Aussagen werden von Nakajima selbst als „grob" (24) bezeichnet. Diese scheinbare Grobheit führt der Autor auf die ‚wilden‘ Südseeinseln zurück.

Der fünfte Teil besteht aus nur drei Sätzen, die jedoch einen eigenen Absatz sowie eine eigene kohärente Aussage bilden. Das heißt, dass sich in diesem Schlussteil Nakajimas Denkweise kristallisiert. Dort wiederholt er die programmatische Wendung „Südsee-Syndrom". Außerdem begegnet uns zweimal das Titelwort „Pandanus". Der fünfte Teil versucht also, an den ersten anzuschließen und so eine Klammer zu bilden. Nakajima hebt hervor, dass er auf den Anfang, den in der Südsee formulierten Gedanken, zurückkommt, das tut er aber nicht wirklich. Seine Gedankengänge sind vielmehr dialektisch.

3. Historischer Kontext

Das Thema ‚Literatur und Krieg' beziehungsweise das Spannungsverhältnis der beiden Begriffe ist in dem Essay leicht zu identifizieren. In den Arbeiten von Kimura,[13] Ochner-Fukayama,[14] Hamakawa,[15] Ozawa[16] und Watanabe[17] wird dieser Essay tatsächlich ausschließlich aus dem Blickwinkel ‚Literatur und Krieg' oder ‚Literatur und Zeit' diskutiert. Wie war es aber eigentlich um die damalige Presse- und Meinungsfreiheit bestellt? Durch die Mandschurei-Krise (1931), den zweiten Japanisch-Chinesischen Krieg (1937–1945) und den Pazifikkrieg (1941–1945) wurden die Zensurmaßnahmen und Gedankenkontrolle immer mehr verstärkt. Auf Grundlage des *Gesetzes zur Aufrechterhaltung der öffentlichen Sicherheit* (*Chianijihō*) wurde ein bekannter Schriftsteller der Arbeiterliteratur, Takiji Kobayashi (1903–1933), verhaftet und 1933 zu Tode gefoltert. Zahlreiche andere Schriftstellerinnen und Schriftsteller wurden ebenfalls unter Druck gesetzt. Die Gefährlichkeit der Situa-

---

[13]   Kazuaki Kimura: Nakajima Atsushi *Takonoki no shitade* Ron. Bungakushiteki Teii no Kiten [Lektüre zum Essay Unter dem Pandanus von Atsushi Nakajima. Seine Grundlage zur Verortung in der Literaturgeschichte]. In: Nihon Bungaku [Japanische Literatur] 26 (1977), S. 13–23.

[14]   Nobuko Ochner-Fukayama: Nakajima Atsushi no Intertextuality [Intertextualität bei Atsushi Nakajima]. In: Paul McCarthy, Nobuko Ochner-Fukayama (Hg.): Sekai Bungaku no nakano Nakajima Atsushi [Atsushi Nakajima in der Weltliteratur] Tokyo 2009, S. 37–141, hier S. 112–115.

[15]   Hamakawa: Nakajima Atsushi no Sakuhin Kenkyū (Anm. 7), S. 197–200.

[16]   Akihiro Ozawa: Nakajima Atsushi to Toi [Atsushi Nakajima und seine Problematik]. Tokyo 1995, S. 55–63.

[17]   Kazutami Watanabe: Nakajima Atsushi Ron [Überlegung zu Atsushi Nakajima]. Tokyo 2005, S. 161–163.

tion lässt sich auch an einem Brief Nakajimas ablesen, in dem er erwähnt, dass die Berichterstattung auf den Südseeinseln eingeschränkt sei.[18] Dazu gesellt sich die Tatsache, dass er eine Person, die von den Südseeinseln nach Japan zurückkehrte, darum bat, für ihn einen Brief mitzunehmen und aus dem Inland per Post zu verschicken, um so der Zensur zu entgehen.[19]

1942 wurde der propagandistische Verein der Schriftstellerinnen und Schriftsteller (*Nihon Bungaku Hōkokukai*) etabliert. Im Jahre 1942 wurden alle Publikationen zur Registrierung verpflichtet. In dieser schwierigen Zeit ließen sich einige Schriftsteller aktiv auf die Propaganda der Regierung ein, gegenüber deren Missbrauch der Literatur sich Nakajima in seinem Essay explizit positioniert. Darüber hinaus kritisiert Nakajima andere Tätigkeiten im Literaturbetrieb, wie etwa die ‚Erläuterung' klassischer japanischer Werke sowie das Unterrichten von Techniken, wie man im Journalismus ‚gut' schreiben, das heißt die Leserschaft manipulieren, könne. Zwar erwähnt Nakajima keine Personennamen, jedoch kann als einer dieser ‚kriegsengagierten' Schriftsteller und Literaturwissenschaftler Sen'ichi Hisamatsu (1894–1976) gelten,[20] ein Universitätslehrer Nakajimas und einflussreicher Nationalphilologe, was auf die Radikalität dieses Essays verweist.

Diese Schlaglichter auf die zeitgenössische Repression und den Umgang der Schriftsteller und Literaturwissenschaftler damit werfen die Frage auf, wie es überhaupt möglich war, dass Nakajimas Essay in dieser Zeit publiziert werden konnte. Der Essay wurde im Jahr 1943 in der Zeitschrift *Neue Literatur* (*Shinsōsaku*) abgedruckt. Auf die erwähnte Frage sind zwei Antworten denkbar, wie im Kommentar der gesammelten Werke Nakajimas erläutert wird.[21] Die eine Antwort liegt in der vergleichsweise niedrigen Publikationszahl und dem daher geringen gesellschaftlichen Einfluss. Die andere, wahrscheinlichere Antwort ist bei den Herausgebern der Zeitschrift zu suchen. Die Chefredakteurin, Midori Sasaki (1910–1981), die für

---

[18] Brief vom 22. August 1941. Nakajima: Shokan [Briefe] (Anm. 8), S. 573.

[19] Brief vom 9. Januar 1942. Nakajima: Shokan [Briefe] (Anm. 8), S. 657.

[20] Toshiaki Yasuda: Kokubungaku no Jikū. Hisamatsu Senichi to Nihon Bunka Ron [Die Welt der Nationalphilologie. Senichi Hisamatsu und Gedanken über die japanische Kultur]. Tokyo 2002 und Kōichi Kinoshita: Kokubungaku to Nationalism [Nationalphilologie und Nationalismus]. Tokyo 2018.

[21] Hiroshi Katsumata: Kaidai [Kommentar zum Werk von Atsushi Nakajima]. In: Atsushi Nakajima: Nakajima Atsushi Zenshū [Gesammelte Werke]. Herausgegeben von Hidehiro Takahashi, Hiroshi Katsumata. Band 3. Tokyo 1993, S. 480.

ihre Zeitschrift keine noch so heftige Diskussion mit den Schriftstellern scheute,[22] versuchte beispielsweise, gemeinsam mit anderen Herausgebern, der Öffentlichkeit Erzählungen, Gedichte oder Essays, die nicht propagandistisch oder opportunistisch waren, vorzustellen.[23] Der Mitherausgeber Kaoru Funayama (1914–1981), Sasakis Ehemann, hatte Nakajima darum gebeten, für diese Zeitschrift einen Essay zu verfassen. Dreißig Jahre später erinnerte er sich zurück und gab an, dass Nakajimas Schreiben der damaligen Tendenz der Literatur widersprach und er sich aus diesem Grund an den Autor gewandt habe.[24]

4. Nakajimas Antwort auf die Frage nach der Rolle des Schriftstellers und das thematische Wort „Südsee-Syndrom"

Durch den brisanten Kriegszustand verschärft sich die existenzielle Frage des Schreibens. Ist aber damit alles über den Inhalt des Essays gesagt? Nein, in der Tat kann der Essay nicht einfach auf das Thema ‚Literatur und Krieg' reduziert werden.

In Nakajimas Fall verbindet sich diese Frage mit seiner Krankheit. Das sprachliche Bild der Krankheit setzt zwar bei seiner Lebensgeschichte an, jedoch wird das heute seltsam klingende Wort ‚Südsee-Syndrom' literarisch variiert. Hinzu kommt die Positionierung des literarischen Schreibens als ‚Gegenmittel' gegen die dominante Mentalität in der Gesellschaft der Kriegszeit.

So ist dieser Essay nicht als bloßes biographisches Dokument anzusehen. Nakajimas Argumentation ist noch vorsichtig zu analysieren. Zum Beispiel gibt Nakajima im Anfangssatz des Essays vermeintlich zu, dass er während des Aufenthaltes in der Südsee weder Literaturzeitschriften aus Japan gelesen noch viel über die Literatur nachgedacht habe, was so freilich nicht den Tatsachen entspricht. Man mag herkömmlich davon ausgehen, dass Aussagen in einem Essay – anders als in

---

[22] Ryōko Yui: Kiiroi Mushi. Funayama Kaoru to Tsuma Haruko no Shōgai [Gelbe Insekten. Biographie von Kaoru Funayama und seiner Frau Haruko]. Tokyo 2010, S. 86.

[23] Toshirō Kōno: Shōwa Jūnendai Bungaku ni kansuru Ichi Kōsatsu. *Shinsōsaku, Seinen Geijutsu Ha, Shin Bungaku* wo megutte [Überlegungen zur Literatur in den dreißiger und vierziger Jahren. Über die Literaturzeitschriften *Shinsōsaku, Seinen Geijutsu Ha* sowie *Shin Bungaku*]. In: Bungaku [Literatur] 40 (1972), S. 90–101, hier S. 99.

[24] Funayamas Brief an Mitsuru Sasaki vom 23. September 1972. Mitsuru Sasaki: Kindai Bungaku Shiryō 1. Nakajima Atsushi [Forschungsmaterialien zur modernen japanischen Literatur 1. Atsushi Nakajima]. Tokyo 1975, S. 94.

Gedichten oder Erzählungen – den Tatsachen entsprechen beziehungsweise nicht fiktiv sind. Dieses Vorurteil macht sich Nakajima hier zunutze. Tatsächlich liegen Briefe Nakajimas an seine Frau vor, in denen er darum bittet, ihm zum Beispiel *The Life of Samuel Johnson* oder japanische Literaturmagazine nach Palau zu schicken.[25] Auch schreibt er dort von bestimmten Büchern, zum Beispiel der englischen Übersetzung von Anatole France, die in einem Regal in seiner Wohnung in Tokyo stand.[26] Er erwähnt in den Briefen zudem mehrmals, dass er das *Manyōshū*, eine bedeutende Gedichtanthologie des siebten Jahrhunderts, lese.[27] Auf diesen Widerspruch zwischen der Aussage im Essay und belegbaren biographischen Tatsachen wurde in der Forschung bereits von Kimura[28] und Ochner-Fukayama[29] hingewiesen. Kimura hinterfragt Nakajimas Worte und argumentiert, dass der Autor sich durch diesen Kniff als Amateur ausgibt und sich damit präventiv vor Vorwürfen seitens der Literaturkritiker oder Schriftsteller schützt. Man denke dabei an die Rolle des Narren am Hof. Nakajima deklariert sich als Narr, der nichts von der aktuellen Strömung der Literatur weiß. Der Widerspruch ist darüber hinaus als Zeichen für Nakajimas Ablehnung seiner Gegenwart zu sehen, denn in seinen Augen soll die Schriftstellerei nicht dem Krieg untergeordnet und unterdrückt werden – während in Wirklichkeit das Gegenteil der Fall war.

So wie der Faktenwiderspruch zwischen dem Essay und Nakajimas Briefen nun offen zu Tage liegt, verschweigt der Essay noch etwas, nämlich das Krankheitsmotiv. Man muss diesen Hintergrund gründlich beleuchten, um zu bemerken, wie weit sich der Essay von Nakajimas Lebensgeschichte unterscheidet.

Besehen wir die biographischen Fakten: Ebenso wie der Krieg, oder noch mehr als dieser, stellte damals die Krankheit für Nakajima eine wichtige Lebensrealität dar. In der Tat berichtet er seiner Frau in den Briefen aus Palau fast ohne Ausnahme auch über seine Gesundheit.[30] Zwar sind die Asthmaanfälle während seines Aufenthaltes in der Südsee nicht allzu stark, jedoch wird er zum Beispiel vom Dengue-

---

[25] Briefe vom 28. September und 2. Dezember 1941. Nakajima: Shokan [Briefe] (Anm. 8), S. 600, 647.

[26] Brief vom 2. Dezember 1941. Nakajima: Shokan [Briefe] (Anm. 8), S. 649.

[27] Briefe vom 13. September und 21. November 1941. Nakajima: Shokan [Briefe] (Anm. 8), S. 585, 637.

[28] Kimura: Nakajima Atsushi *Takonoki no shitade* Ron (Anm. 13), S. 17.

[29] Ochner-Fukayama: Nakajima Atsushi no Intertextuality (Anm. 14), S. 112.

[30] Briefe vom 7. August, vom 16. August und vom 2. September 1941. Nakajima: Shokan [Briefe] (Anm. 8), S. 570, 571 und 578.

fieber geplagt. In einem Brief an seine Frau drückt er sogar seine Reue aus, so detailliert darüber zu berichten, da er ihr damit Sorgen bereite.[31] Wieder in einem anderen Brief klagt er über seinen eigenen Körper, da dieser, kaum hat er eine Krankheit überwunden, schon von der nächsten gequält wird.[32] Krankheit ist somit ein stetiges, ‚gewöhnliches‘, aber zugleich schwieriges Lebensthema für Nakajima. In seinen Briefen betrachtet er seine Gesundheitsprobleme ganz nüchtern, vergleicht den Krieg mit seiner Krankheit und kommt dabei zu dem Schluss: Vor dem Krieg oder dem Staat sei sein Leben und seien seine Probleme geringfügig. Aber für ihn persönlich ist seine Krankheit „fürchterlicher als der Krieg".[33] Im erhaltenen Essay-Entwurf kommt seine Krankheit sogar explizit zur Sprache:

南洋でこはして来た身体を先づ回復すること。(中略) 文学は第二第三の事に属する。

zuerst meinen durch den Aufenthalt in den Südseeinseln zerstörten Körper zu kurieren [ist wichtig für mich] (…). Literatur ist zweit- oder drittrangig.[34]

Dieser Gedanke schlägt sich in der Endfassung des Essays nicht mehr nieder. Eher wird im Essay das Gegenteil behauptet.

[…] もし自分が文学者なら其の中に何か作品が自然に出来るだらう。しかし出来なくて も一向差支へない。一人の人間が作家にならうとなるまいと、そんな事は此の際大した問 題ではない。

(…) wenn ich tatsächlich ein Schriftsteller bin, so könne ich [auch im Krieg] Literatur schaffen. Selbst wenn nicht, würde mich das nicht stören. Ob ein Mensch Schriftsteller wird, ist in diesem Kontext keine entscheidende Frage. (23)

Im Essay wird nichts von der Krankheit erwähnt, vor der sich Nakajima eigentlich fürchtete. Hier wird allein der historische „Kontext" in den Vordergrund gestellt. Die zitierte Passage betont offensichtlich die Distanz zur Literatur. Die sprachliche Geste, das Leben als Schriftsteller aufs Spiel zu setzen, konstituiert sich in Wirk-

---

[31]   Brief vom 22. August 1941 und auch Tagebuch vom 6. November 1941. Nakajima: Shokan [Briefe] (Anm. 8), S. 573, 481.
[32]   Brief vom 25. August 1941. Nakajima: Shokan [Briefe] (Anm. 8), S. 573.
[33]   Briefe vom 7. und 14. Dezember 1941. Nakajima: Shokan [Briefe]. (Anm. 8), S. 651, 654.
[34]   Nakajima: Takonoki no shitade [Entwurf zum Essay Unter dem Pandanus]. In: Nakajima: Zenshū. Band 2 (Anm. 8), S. 597–599, hier S. 599.

lichkeit nicht nur durch den Krieg, sondern auch durch die Konfrontation mit der Krankheit.

Diese radikale Positionierung war auf jeden Fall der damaligen Hauptströmung in der Literatur entgegengesetzt und, weiter zugespitzt, sogar beiden Seiten, also jenen, die für, und jenen, die gegen den Krieg waren. Bemerkenswert ist jedoch, dass Nakajima trotz dieser Gedankengänge nicht als Vertreter der Kunstautonomie anzusehen ist. Er versuchte auf seine eigene Weise einen Zugang zur Gesellschaft zu finden, auch wenn diese Herangehensweise aus heutiger Sicht nicht so einfach nachzuvollziehen ist. Konkret gesagt definiert er die Aufgabe der Literatur als „Antisepsis". Dies ist Nakajimas Antwort auf die wesentliche Frage des Schreibens. Hier wird die Metapher des Arzneimittels, das zum gleichen sprachlichen Bildbereich wie das „Südsee-Syndrom" gehört, eingesetzt. Im Essay kommt dieses auffallende Wort – „Antisepsis" – nur einmal vor. In Abgrenzung zum sogenannten ‚Scheineffekt' der Literatur stellt der Autor seine eigene These auf:

> 文学が其の効用を発揮するとすれば、それは、斯ういふ時世に兎もすれば見のがされ勝ちな我々の精神の外剛内柔性――或ひは、気負ひ立つた外面の下に隠された思考忌避性といつたやうなものへの・一種の防腐剤としてであらうと思はれるが、之もまだハツキリ言ひ切る勇気はない。

> Wenn die Literatur eine Wirkung hat, dann müsste sie als Antisepsis wirken auf unsere, uns heutzutage wahrscheinlich nicht mehr bewusste Mentalität, nach außen hin hart aufzutreten, um unsere innere Schwäche zu verbergen. Mit anderen Worten zeichnet sich diese Mentalität durch die hinter einer fanatisch wirkenden Fassade verborgene Haltung aus, das Nachdenken zu vermeiden. Ich glaube dies zwar, getraue mich aber nicht, es zu beschwören. (23)

Das japanische Wort „Bōfuzai" wird heutzutage üblicherweise im Sinne vom Konservierungsmittel verwendet. Hier aber ist die wörtliche Bedeutung zu denken, und zwar heißt „Bō" verhindern, „fu" bedeutet verderben und „zai" Mittel. Es ist kein Zufall, dass diese Metapher eingesetzt wird, die das sprachliche Bild des Verderbens oder der Krankheit wachruft. Die Metapher der Antisepsis impliziert, dass die kriegsengagierte Gesellschaft krank und nahe daran ist, zu verderben. Das sprachliche Bild der Antisepsis ruft verschiedene Assoziationen wie Krankheit, Verderben, Sterben, Medikament oder Medizin wach. Das Bild schließt an Nakajimas Biographie an. Die Verschränkung des Essays mit der Lebensgeschichte macht die

Wortwahl „Antisepsis" auffallend, nachvollziehbar und gerechtfertigt. Statt eines direkten, negativen Ausdrucks wie „Verderben", „Sterben" und so weiter wird die „Antisepsis" ausgewählt. Über die kriegsengagierte Gesellschaft das Verdikt des Krankhaften zu verhängen, war zur Entstehungszeit des Textes nicht so einfach. Vor diesem Hintergrund dürfte die Antisepsis wahrscheinlich als bestmögliche Metapher dienen. Bei der Betrachtung dieser Metapher darf also nicht vergessen werden, dass es aufgrund der starken Zensur damals nicht möglich war, alles zu schreiben, was man wollte. Hinzu kommt, dass Nakajimas Einstellung zu den Themen Krieg oder Staat für uns heute teilweise schlecht nachvollziehbar ist. Besonders Nakajimas Haltung gegenüber dem Krieg ist in der Forschung umstritten. Kimura zum Beispiel argumentiert, dass Nakajima, wie fast alle damaligen Schriftsteller, den Krieg befürwortete.[35] Ochner-Fukayama hingegen erklärt, dass Nakajima weder für noch gegen den Krieg war.[36] Wie Horiyuki Kotani feststellt, ist in Nakajimas Tagebucheintrag vom 8. Dezember 1941, als der Pazifikkrieg ausbrach, kein Enthusiasmus für den Krieg zu finden. Kotani bemerkt, dass Nakajima auch keine Angst vor einem potenziellen US-amerikanischen Angriff auf die Südseeinseln äußerte. Nakajima schreibt nur, was er an dem Tag erfuhr und machte. Kotani zufolge begegnen uns im Tagebuch zwar Erwähnungen über Kriegserfolge, dies im Ganzen aber nur dreimal. Kotani vermutet, dass sich Nakajima zwar anfangs für Kriegserfolge interessierte, später aber kein Interesse mehr daran zeigte.[37]

Zurück zum Essay: Die Idee ‚Selbstsichere Außenwirkung, zerbrechliches Innenleben' ist ein Konzept, das sich durch Nakajimas Texte hindurchzieht und variiert wird, wie etwa in *Sangetsuki* (*Der Tiger im Mondlicht*, 1942 [Erzählung])[38] oder *Rōshitsuki* (*Beschreibung der Wolfskrankheit*, 1942 [Erzählung]).[39] Interessanterweise weist Richō, der Protagonist in *Sangetsuki*, diese Persönlichkeitsstruktur ‚Selbstsichere Außenwirkung, zerbrechliches Innenleben' auf, und seiner eigenen Reflexion zufolge ist eben diese Mentalität, die „unsere[r] (…) Mentalität" im Essay nahekommt, der Auslöser seiner Verwandlung vom Menschen zum Tiger, wobei diese

---

[35] Kimura: Nakajima Atsushi *Takonoki no shitade* Ron. (Anm. 13), S. 22.
[36] Ochner-Fukayama: Nakajima Atsushi no Intertextuality (Anm. 14), S. 112.
[37] Hiroyuki Kotani: Nakajima Atsushi no Chōsen to Nanyō [Korea und Südsee bei Atsushi Nakajima]. Tokyo 2019, S. 176–178.
[38] Nakajima: Sangetsuki [Der Tiger im Mondlicht]. In: Nakajima: Zenshū. Band 1 (Anm. 8), S. 22–29, hier S. 27.
[39] Nakajima: Rōshitsuki [Beschreibung der Wolfskrankheit]. In: Nakajima: Zenshū. Band 1 (Anm. 8), S. 405–434, hier S. 420.

Verwandlung wie eine Krankheit wirkt. Im Essay ist noch nicht von einer Verwandlung die Rede. *Sangetsuki* ist also als eine Erzählung anzusehen, die die Argumentation des Essays in der Form der Fiktion radikalisiert. Das Bild wird zwar im Essay zur Charakterisierung der damaligen Gesellschaft verwendet, dient jedoch auch Nakajimas ironischer Selbstcharakterisierung.

Im Text wird weiter diskutiert, welchen Nutzen die Schriftstellerei tatsächlich hat. Charakteristisch ist Nakajimas selbstreflexive Schreibweise. Er führt weiter aus:

> 現在我々の味わひつつある感動が直ぐに其の儘作品の上に現れることを期待するのも些か性急に過ぎるやうに思はれる。自己の作物に時局性の薄いことを憂へて取つて付けた様な国策的色彩を施すのも少々可笑しい。感動はあつても未だ文学的なものに迄醗酵しないし、古い題材では矢張何かしつくりせず、其の他種々の事情から現在が書きにくい時期だといふことは判る。

> Es scheint übereilt, zu erwarten, dass unser heutiges Denken und Fühlen sich sofort in ein Werk übertragen lässt. ‚Weil der Schriftsteller bedauert, dass an seinem Werk wenig Aktualität zu bemerken ist, fügt er diesem einstweilen die politische Tendenz des Staates hinzu' – das wirkt ein wenig lächerlich. Zwar gibt es das, was uns rührt, doch es lässt sich nicht gleich in Literatur übersetzen. Die alten Themen und Stoffe vermögen ebenso wenig zu überzeugen. Auch aus verschiedenen anderen Gründen kann ich verstehen, dass die heutige Zeit eine schwierige ist, um zu schreiben. (23)

Die bedachtsame Schreibweise dieser Passage ist auffällig. Der letzte Satz etwa weist auf die starke Zensur und Gedankenkontrolle der Zeit hin. Nakajima erwähnt zudem „das, was uns rührt" – erklärt allerdings nicht weiter, worum es sich bei dieser Regung genau handelt. Für die meisten Zeitgenossen wäre damit wohl die Kriegsbegeisterung gemeint. Für Nakajima hingegen scheint dies anders. Es ist nur allzu leicht vorstellbar, dass Ausdrücke wie ‚Begeisterung' oder ‚was uns rührt' in Kriegszeiten missbraucht werden. Nakajima versucht hier, herauszufinden, was tatsächlich als Gefühlsregung zu gelten vermag. Diese Wortwahl entspricht auch dem Begriff des „Südsee-Syndroms". Nakajima weist der Literatur eine Rolle als Gegenmittel für die damals vorherrschende Mentalität zu. Auch daraus lässt sich ablesen, dass er die japanische Gesellschaft als ‚erkrankt' ansieht.

Im Essay offenbart sich die tiefe Diskrepanz zwischen den beiden Antrieben, sich einerseits als Japaner für die aktuelle Krise der Nation einsetzen zu wollen und andererseits als Schriftsteller Literatur und Krieg auseinanderhalten zu wollen. Der Wunsch, als Japaner einen Beitrag an den Kriegsbemühungen zu leisten, oder ähnliche Formulierungen sind jedoch in persönlichen Dokumenten wie Nakajimas Briefen und Tagebüchern kaum zu verzeichnen. Es erhebt sich die Frage, ob es sich auch hier um einen Tribut an die Zensur handelt. Wir wissen bereits, dass die Aussage im Essay „Als ich unter den Bewohnern der Südseeinseln gearbeitet habe, habe ich weder Zeitungen noch Zeitschriften aus Japan gelesen" (22) nicht der Realität entspricht.

Nakajima widmet sich in seinen Briefen der detaillierten Beschreibung seiner Krankheiten und der damit verbundenen Angst – auch wenn er diese Angst, bescheidenerweise, als „Luxusproblem" bezeichnet.[40] Man kann also annehmen, dass der Krieg und die durch ihn bedingten Einschränkungen zwar einen Einfluss auf Nakajimas Schreiben hatten, es aber für ihn noch ein wesentlicheres Moment des Schreibens gab – den Kampf mit der Krankheit. Der thematische Begriff „Südsee-Syndrom" lässt sich in diesem Zusammenhang interpretieren. „Südsee-Syndrom" ist kein Neologismus von Nakajima. Ich habe diesen Begriff hier nicht wortwörtlich ins Deutsche übersetzt. Das japanische Wort „boke" – von mir als „Syndrom" übersetzt, wörtlich aber am ehesten mit „Demenz" zu übersetzen – wird hier eher im übertragenen Sinne verwendet und weist nicht immer auf eine Erkrankung des Gehirns hin. Die Bedeutungen der Wörter „boke" und „Demenz" überschneiden sich, sind jedoch nicht völlig deckungsgleich. In einem Brief Nakajimas an seine Frau wird interessanterweise eine ähnliche Situation thematisiert, doch das Wort „boke" wird dort nicht verwendet. Vielmehr klagt Nakajima darüber, dass er sich durch den Aufenthalt in der Südsee verändere. Er betrachtet sich selbst und beschreibt:

> 今年の七月以来、おれはオレでなくなつた。本当にさうなんだよ。昔のオレとは、まるで違ふ、ヘンなものになつちまつた。

> Seit diesem Juli bin ich nicht mehr, wer ich war. Das ist wahr. Nicht mehr dieselbe Person wie früher, ich bin ein komischer Kauz geworden.[41]

Man darf diese Zeilen so deuten, dass Nakajimas Erfahrungen in Palau ihn bis zu einem gewissen Grad verwirrten, was aber zugleich die Erlangung einer anderen Perspektive ermöglichte. Die Wortwahl „Südsee-Syndrom" ist für diesen Essay

---

[40]   Brief vom 14. Dezember 1941. Nakajima: Shokan [Briefe] (Anm. 8), S. 654.
[41]   Brief vom 20. September 1941. Nakajima: Shokan [Briefe] (Anm. 8), S. 590.

jedenfalls hochrelevant und bringt Nakajimas Selbstironie zum Ausdruck. Die primitive Vorstellung von der ‚exotischen Südsee' und deren Wildheit wird im Text darüber hinaus auch der Zivilisation gegenübergestellt. Aber die Wildheit der Südseeinseln bringt nicht künstlerische Inspiration, sondern das erwähnte Südsee-Syndrom mit sich.

Das Wort „Südsee-Syndrom" schlägt zugleich eine Brücke zwischen dem Essay und Nakajimas Erzählungen, die immer wieder Krankheit und die Südseeinseln thematisieren. Nach seiner Rückkehr nach Japan wurde der Erzählband *Nantōtan* (*Geschichte über die Südseeinseln*, 1942) veröffentlicht. Sugioka argumentiert, dass sich dort das Krankheitsmotiv durchzieht. Sugioka zufolge ist Krankheit dabei in einer übertragenen Bedeutung zu verstehen, und zwar stellen sich die traditionellen Sitten und Gebräuche auf den Südseeinseln aus der Perspektive der Zivilisation als krank dar, und ebendieser Überlegenheitsdiskurs wird im Erzählband kritisch betrachtet.[42] In einer dieser Erzählungen, *Mahiru* (*Mittag*, 1942), formuliert die innere Stimme des Protagonisten, dass sogar die scheinbar ungesunde Primitivität in der Südsee lebendiger als die Zivilisation sei.[43] Mit dem Begriff „Südsee-Syndrom" wird also ein kritisches Licht auf die zeitgenössische Gesellschaft Japans geworfen. Die Wertvorstellung, die mit dem Begriff Krankheit verbunden ist, schlägt hier um.

Heute wird der Begriff „Südsee-Syndrom" zwar nicht mehr verwendet, es war jedoch in der Vergangenheit so verbreitet, dass er in den damaligen Texten – sei es in der Literatur oder in der Politik – tatsächlich oft begegnet. Jirōmasa Gunji zum Beispiel, einer der kriegsengagiertesten Schriftsteller, benützt den Begriff „Südsee-Syndrom" in seinen Kriegsaufzeichnungen. Er dokumentiert den Krieg, erkennt die Wichtigkeit der Rolle des Schriftstellers im Krieg, erleidet jedoch auf Sumatra eine Schreibblockade und wird von Unruhe geplagt. Er denkt, dass er ein noch größeres Werk verfassen könnte, wenn er das Südsee-Syndrom bekäme.[44] Ein Abschnitt seiner Kriegsaufzeichnungen ist mit „Südsee-Syndrom" übertitelt. Daraus

---

[42]   Ayumi Sugioka: Nakajima Atsushi to Nanyō. Dōjidai Nanyō Hyōshō to Text Seisei Katei kara [Atsushi Nakajima und die Südsee. Zeitgenössische Vorstellungen der Südsee und Textgenese]. Tokyo 2016, S. 147.

[43]   Nakajima: Mahiru [Mittag]. In: Nakajima: Zenshū. Band 1 (Anm. 8), S. 277–281, hier S. 279.

[44]   Jirōmasa Gunji: Sumatra yori kaerite [Nach der Rückkehr von Sumatra]. In: Kazunobu Kimura (Hg.): Nanpō Chōyō Sakka Sōsho [Sammlung der Werke von den kriegsengagierten Schriftstellerinnen und Schriftstellern]. Band 11. Tokyo 1996, S. 55–62, hier S. 57.

lässt sich ablesen, dass hier das Syndrom den Schriftsteller in eine andere außerordentliche Schreibsituation führt und dazu motiviert, weiterzuschreiben. Nicht nur Gunji, sondern auch verschiedene andere Schriftsteller beschäftigten sich damals mit der Reportage in den Südseeinseln. Denn 1941 wurde die *Verordnung für den vaterländischen Hilfsdienst* (*Kokumin Chōyō Rei*) auch auf Schriftsteller angewendet, wodurch ihnen die Aufgabe auferlegt wurde, im Kriegsgebiet an Propagandatätigkeiten teilzunehmen.[45] In der Tat geht Nakajima im Entwurf des Essays auf Schriftstellerinnen und Schriftsteller wie Gunji ein, die über den Krieg und ihre Erfahrungen auf den Südseeinseln berichteten.[46]

In der Politik wird dieses Syndrom ernsthaft diskutiert, weil es für die japanische Kolonialpolitik ein großes Hindernis darstellt. In dem Bericht eines Forschungsinstituts wird ein eigener Abschnitt möglichen Maßnahmen gegen das Südsee-Syndrom gewidmet und ist von der optimalen Beschäftigungsdauer auf den Südseeinseln die Rede.[47]

Das Südsee-Syndrom ist kein eindeutiger medizinischer Begriff. In den sechziger Jahren, als dieses Wort vermutlich bereits aus dem Alltag verschwunden, aber der älteren Generation noch vertraut war, wurde auch die Meinung vertreten, dass dieses Syndrom einer tropischen Ermattung gleichkäme.[48] Die körperliche Ermüdung bewirkt Zerstreutheit und Schwerfälligkeit. Der Umgang mit diesem Syndrom war besonders in den vierziger Jahren, während des Krieges, ein brisantes Thema. Interessanterweise fällt das Schlüsselwort „Südsee-Syndrom" nicht in Nakajimas Briefen, sondern im Essay. Indem er nicht sein schweres Asthma anspricht, sondern den trivialen Begriff „Südsee-Syndrom" wählt beziehungsweise ersatzweise diese ‚Krankheit' nennt, gelingt es Nakajima, seinen Zustand nicht auf ein körperliches Problem reduzieren zu müssen. Nakajima definiert sich im Essay zwar als krank, als von einer Störung betroffen, die Leserinnen und Leser fragen

---

[45]   Kazuaki Kimura, Tadataka Kamiya (Hg.): Nanyō Chōyō Sakka. Sensō to Bungaku [Die kriegsengagierten Schriftstellerinnen und Schriftsteller auf den Südseeinseln. Krieg und Literatur]. Tokyo 1996.

[46]   Nakajima: Takonoki no shitade [Entwurf zum Essay Unter dem Pandanus]. In: Nakajima: Zenshū. Band 2 (Anm. 8), S. 597–599, hier S. 598 f.

[47]   Takeo Tomeshima: Nanyōmondai no Shōten [Aspekte der Probleme über die Südsee]. Tokyo 1943, S. 41–43.

[48]   Yutaka Igarashi: Iwayuru ‚Nettaisei Hirō' ni tsuite no Shiken [Eine persönliche Ansicht zur sogenannten ‚tropischen Ermattung']. In: Nettai [Tropenzone] 3 (1968), S. 10–11.

sich jedoch, wer tatsächlich ,gestört' ist: Nakajima oder die kriegsengagierten Schriftstellerinnen und Schriftsteller – und dahinter natürlich der Staat. Nakajimas Selbstreflexion enthält dabei einen stark selbstironischen Ton. Indem Nakajima sich das „Südsee-Syndrom" zuordnet, wird die Argumentation des Essays relativiert. Freilich mag dieses Wort dazu angetan sein, Nakajima vor der Zensur zu schützen. Aber auf diese Rolle ist der Begriff in diesem Kontext nicht zu reduzieren.

Es ist wichtig zu sehen, dass der Essay mit dem „Südsee-Syndrom" Krankheit auf eine andere Weise thematisiert, als es Nakajimas Lebensgeschichte nahelegen würde. Mithilfe dieses Schlüsselworts werden Nakajimas kritische Auseinandersetzung mit der Gesellschaft und Antwortfindung auf die Frage nach dem Schreiben ermöglicht. Die Funktion des Schreibens ist die der „Antisepsis". Nakajimas Antwort ist aber provisorisch, weil diese Aussage – wie oben zitiert – mit Vorbehalt formuliert wird. Hier zu ergänzen ist, dass das Schreiben für Nakajima vieldeutig ist. Die „Antisepsis" ist eine Antwort. In einer Erzählung, *Hikari to Kaze to Yume* (*Licht, Wind und Traum*, 1942), wird das literarische Schreiben einmal als krankhafte Sekretion definiert. Protagonist dieses Textes ist Robert Louis Stevenson, der an Tuberkulose leidet und in Samoa lebt. In Nakajimas Erzählung betrachtet Stevenson seine Gesundheit und kommt zu dem Schluss:

> 今後私の健康が回復して、頭の方まで快くなるやうなことは、到底あり得まいが。但し、文学なるものは、考へ方によれば、多少病的な分泌に違ひないのだ。

> Es ist gar nicht möglich, dass ich später wieder gesund werde und es auch meinem Kopf gut geht. Die Literatur muss aber – je nachdem, wie man es sieht – mehr oder weniger ein Krankheitssekret sein.[49]

Indem das Schreiben mit dem medizinischen Begriff der Sekretion gleichgesetzt wird, erhält es den Nimbus des Physiologischen, Angeborenen, Unwillkürlichen. Eine ähnliche Schreibsituation wird im Roman *Riryō* (*Riryō*, 1942 [posthum]) geschildert. Dort geht es um eine historische Figur, Sima Qian (um 145 v. Chr.–um 86 v. Chr.), einen chinesischen Historiker. Nachdem er vom Kaiser bestraft und kastriert worden ist, schreibt er trotzdem an seiner Geschichte Chinas weiter. In-

---

[49] Nakajima: Hikari to Kaze to Yume [Licht, Wind und Traum]. In: Nakajima: Zenshū. Band 1 (Anm. 8), S. 103–216, hier S. 180.

mitten seiner Arbeit stellt er fest, dass „die Freude zu schreiben" noch geblieben ist, nachdem „die Freude zu leben" vollkommen verloren gegangen ist.[50] Der Zustand, in dem sich Sima Qian befindet, oder die Erkenntnis, zu der Stevenson gelangt, sind mögliche Alternativ-Antworten auf die Frage nach der Rolle des Schriftstellers. Im Auge zu behalten ist, dass Nakajima im Essay die Literatur als „Antisepsis" beschreibt, sich aber nicht festlegt. Der Grund dafür liegt darin, dass für Nakajima andere Antworten denkbar sind.

5. Schlussfolgerung

Konfrontiert mit Krieg und Krankheit, findet Nakajima endlich die Antwort auf die Frage, welche gesellschaftliche Rolle der Schriftsteller spiele. Er argumentiert, dass die Literatur als „Antisepsis" auf „die hinter einer fanatisch wirkenden Fassade verborgene Eigenschaft (…), das Denken zu vermeiden", wirke. Hinter Nakajimas Äußerung stecken, wie beobachtet, nicht nur zeitgenössische Kontexte, wie Kontrolle und Unterdrückung, sondern auch seine persönlichen Gesundheitsprobleme. Der Essay führt jedoch nicht die biographisch entscheidende Krankheit, sondern das „Südsee-Syndrom" ins Treffen.

„[D]ie hinter einer fanatisch wirkenden Fassade verborgene Eigenschaft (…), das Denken zu vermeiden", hat aber auch Geltung für die Protagonisten in Nakajimas Erzähltexten. Die angesprochene, entstellende Mentalität attestiert Nakajima sowohl der Gesellschaft als auch sich selbst. Aus diesem Grund bleibt er bis zu seinem Tod davon eingenommen und wirft kontinuierlich einen scharfen, kritischen Blick darauf.

Zwar gibt er am Eingang seines Essays zu, dass er vor der Heimkehr nach Tokyo dachte, Krieg wäre Krieg und Literatur wäre Literatur. Am Schluss, im fünften Teil des Essays, wird dieser Gedanke wiederholt. Die Übersetzung des fünften Teils lautet wie folgt:

> 章魚木の島で暮らしてゐた時戦争と文学とを可笑しい程截然と区別してゐたのは、「自分が何か実際の役に立ちたい願ひ」と、「文学をポスター的実用に供したくない気持」とが頑固に素朴に対立してゐたからであつた。章魚木の島から華の都へと出て来ても、此の傾向は容易に改まりさうもない。まだ南洋呆けがさめないのかも知れぬ。

---

[50] Nakajima: Riryō [Riryō]. In: Nakajima: Zenshū. Band 1 (Anm. 8), S. 483–525, hier S. 507.

Als ich auf den Inseln des Pandanus gelebt habe, habe ich eine so scharfe Grenze zwischen dem Krieg und der Literatur gezogen, dass es schon lächerlich und seltsam war, denn es gab einen hartnäckigen, einfachen Widerstreit zwischen zwei Gefühlen – [als Schriftsteller] einen Beitrag leisten zu wollen einerseits und die Literatur nicht für propagandistischen Pragmatismus missbrauchen zu wollen andrerseits. Obwohl ich von den Inseln des Pandanus in die blühende Metropole zurückgekehrt bin, ist diese Neigung in mir schwer zu ändern. Ich bin noch nicht aus meinem Südsee-Syndrom erwacht. (24)

Demgegenüber lautet der letzte Abschnitt im Entwurf:

[どうやら] タコノ木の下島から花の都へ出て来ても、結局多少の修正を受けただけで、単純極まる私の考へは一向に変りさうにない。まだ南洋ボケがさめないのかもしれない。

Obwohl ich von den Inseln des Pandanus in die blühende Metropole zurückgekehrt bin, erfährt mein sehr einfacher Gedanke nur eine geringfügige Abänderung und verändert sich [im Wesentlichen] gar nicht. Ich bin noch nicht aus meinem Südsee-Syndrom erwacht.[51]

In der Druckfassung findet sich die Textstelle „(…) erfährt mein sehr einfacher Gedanke nur eine geringfügige Abänderung (…)" nicht. Dadurch erscheint Nakajimas Haltung radikaler. Zusätzlich ist die Passage in der Druckfassung eindeutig formell-schriftsprachlicher gehalten. Dieser Stil bekräftigt Nakajimas Stellungnahme zusätzlich.

Ebenso wie Nakajimas Behauptung, auf den Südseeinseln keinen Zugang zur zeitgenössischen Literatur gehabt zu haben, nicht der Wahrheit entspricht, muss man auch bei diesen im Essay formulierten Gedanken Vorsicht walten lassen. Das bedeutet, dass diese Bewegung, die Wiederkehr des Nachdenkens über die angesprochene Thematik, nicht als eine schlichte Wiederholung derselben Idee zu lesen ist, sondern dialektisch. Die zeitgenössische Tendenz des Literaturbetriebs lehnt der Autor zwar ab, jedoch fängt er an, sich mit ihr kritisch auseinanderzusetzen und seine eigene Alternative zum Verhältnis zwischen Gesellschaft, Krieg und Literatur zu entwerfen.

Interessant an seiner Antwort auf die Frage, welche gesellschaftliche Rolle der Schriftsteller spiele, ist die Metapher der „Antisepsis". Nakajima sieht die Literatur

---

[51] Nakajima: Takonoki no shitade [Entwurf zum Essay Unter dem Pandanus]. In: Nakajima: Zenshū. Band 2 (Anm. 8), S. 597–599, hier S. 599.

als Gegenmittel oder Medizin für das Verderben der Gesellschaft an. Diese krieg-
führende Gesellschaft erscheint ihm, ebenso wie sein eigener Körper, krank. Hinzu
kommt Nakajimas „Südsee-Syndrom". In diesem Wort ist seine literarische Strategie konzentriert eingefangen: Dass sich Nakajima im Essay verhält, als litte er an
einem psychischen Problem – während er gleichzeitig sein Asthma unterschlägt –,
dass er behauptet, nicht involviert zu sein und die gegenwärtige Situation nicht voll
zu begreifen, ermöglicht es, dem Essay einen vermeintlich apologetischen Charakter zu verleihen und im Voraus seine scheinbar unzeitgemäßen Worte vor seinen
Gegnern in Schutz zu nehmen.

Nakajima konnte seinen Essay nur unter starker Medikation fertigstellen,[52] so
schwerwiegend war sein Krankheitszustand. Seine Freunde bezeugen, dass Nakajima den Redaktionsschluss einhalten wollte und aus diesem Grund seine Dosis
eigenständig erhöhte.[53] Weiter berichten sie, dass Nakajima auf die hohe Lebenserwartung in seiner Familie hinwies und dass er nicht so einfach sterben würde. Er
selbst habe demzufolge zu diesem Zeitpunkt im Jahre 1942 nicht geglaubt, dass er
bald sterben würde.[54] Seine Familie glaubte ebenso wenig, dass sein Asthma tödlich
sei.[55] Jedoch muss man Nakajimas Worte – auch wenn er sie vor eng vertrauten
Freunden äußerte – nicht für authentisch nehmen. Umgekehrt ist es weder angemessen Nakajimas Krankheit zu dramatisieren noch den Blick auf sein literarisches
Schaffen auf sein körperliches Gebrechen einzuengen.

Korrespondenzadresse:

Dr. Yuuki Kazaoka

Kitasato University

College of Liberal Arts and Sciences

Kitazato 1-15-1, Minamiku, Sagamihara, Kanagawa 252-0373, Japan

yuukikaz@kitasato-u.ac.jp

---

[52] Hisaharu Kugimoto, Hidehiro Hikami: Henshūkōki [Nachwort]. In: Atsushi Nakajima:
    Nakajima Atsushi Zenshū [Gesammelte Werke]. Herausgegeben von Hisaharu Kugi-
    moto, Hidehiro Hikami, Taka Nakajima, Mitsuo Nakamura. Band 3. Tokyo 1948, S. 342.

[53] Hisaharu Kugimoto, Hidehiro Hikami: Henshūkōki (Anm. 52), S. 342.

[54] Hisaharu Kugimoto, Hidehiro Hikami: Henshūkōki (Anm. 52), S. 342.

[55] Sumiko Orihara: Ani to Watashi [Mein Bruder und ich]. In: Nakajima Atsushi Zenshū
    Geppō [Beiheft zu den Gesammelten Werken von Atsushi Nakajima] 1 (1976), S. 7–8,
    hier S. 8.

Jarmila Mildorf

Erzähllogik und Krankheitserfahrung: Siri Hustvedts The Shaking Woman

Abstract: This paper discusses connections between writing and illness experience as they are explored in Siri Hustvedt's autopathography *The Shaking Woman or A History of My Nerves*. Using the notion of the uncanny and the narratological concept of „story logic" as theoretical backdrops, I attend not only to Hustvedt's philosophical reflections on the importance of storytelling but also to how her own narrative creates a logic that gives meaning and structure to her experience of an undiagnosed and recurring nervous condition. Furthermore, I discuss how Hustvedt at the same time creates an intellectual posture for herself while also turning her illness experience into a quasi-literary narrative.

In ihrem Buch *The Shaking Woman or A History of my Nerves* berichtet die New Yorker Schriftstellerin Siri Hustvedt von ihrer mysteriösen Erkrankung, die sich durch unerwartete Zitteranfälle äußert und die erstmalig auftrat, als sie zum Anlass einer Gedenkfeier für ihren Jahre zuvor verstorbenen Vater an der Universität, an der er als Professor für Norwegisch gelehrt hatte, eine Rede hielt.[1] Dadurch, dass dieser autobiographische Text die Krankheit der Autorin in den Vordergrund rückt, stellt er eine Krankheitsgeschichte oder „illness narrative" dar. Gängig sind inzwischen auch der Begriff der „Pathographie" beziehungsweise spezieller der „Autopathographie" / „autopathography", also wörtlich das Über-die-eigene-Krankheit-Schreiben. Auf diesen Begriff wird unten noch weiter einzugehen sein.

In ihrem Buch nun unternimmt Siri Hustvedt den Versuch, Hypothesen über die Ursache und Art ihrer Krankheit aufzustellen. Dabei spielt das Erzählen auf zwei Ebenen eine Rolle: auf der Ebene ihrer Krankheitsgeschichte rekurriert Hustvedt auf unterschiedliche Erzählformate, wie ich noch ausführen werde. Auf einer übergeordneten, abstrakten Ebene reflektiert sie außerdem das Erzählen an sich

---

[1] Siri Hustvedt: The Shaking Woman or A History of my Nerves. London 2010.

und im Zusammenhang mit ihrer Krankheitserfahrung. Sowohl Hustvedts Erzählung als auch der metanarrative Kommentar dienen explizit wie implizit der Sinn-
findung in Bezug auf ihre unerklärlichen Krankheitssymptome, aber auch der Ex-
ploration ihrer zwiespältigen Rolle als erlebendes und erzählendes Subjekt. Fragen
nach der eigenen Autonomie, Handlungsgewalt und Kontrolle stehen dabei im
Zentrum. Gleichsam sehe ich in Hustvedts Text ein Bemühen der Autorin, ob bewusst oder unbewusst, die Einzigartigkeit ihrer Krankheitserfahrung herauszustellen, ja geradezu die eigene Geschichte zu mystifizieren, sie durch literarische
Mittel als etwas Besonderes zu kennzeichnen. Der Titel *The Shaking Woman* evoziert
bereits eine Frau, mit der es etwas Seltsames auf sich hat.

In diesem Beitrag widme ich mich also den Spannungen zwischen Erzählung
und Krankheitserfahrung, wie sie Hustvedt selbst thematisiert, aber auch durch das
Design ihres Textes veranschaulicht. Im Fokus meiner Betrachtung stehen Aspekte
der Erzähllogik mit Parametern wie Kausalität, Sequenzierung und Temporalität,
sowie die Verwendung des Wunderbaren als Mittel der Selbstmystifizierung.

1. Krankheit und Erzählung: erste Überlegungen

In seinem Buch *Story Logic* schreibt David Herman: „In using the phrase *story logic*
(…) I mean to suggest that stories both have a logic and are a logic in their own
right"[2] – Geschichten haben oder folgen einer inneren Logik, konstituieren aber
gleichzeitig eine eigenständige Logik, die eine ordnende und sinnstiftende Funktion hat: „That logic is an unreplaceable resource for structuring and comprehend-
ing experience, a distinctive way of coming to terms with time, process, change".[3]
Wir sind alle mit diesem Phänomen vertraut: Menschen erzählen ihre Lebensgeschichte nicht nur, um ihr Leben zu dokumentieren, sondern um rückblickend
den Ereignissen und Erlebnissen einen Sinn abzugewinnen; im alltäglichen Leben
erzählen wir Freunden, Familienmitgliedern oder Kolleginnen und Kollegen Geschichten, um unmittelbar Erlebtes oder auch längst Vergangenes in einen größeren Kontext zu bringen und im Erzählen weiter zu verarbeiten. Wie Linguisten in
der Tradition William Labovs immer wieder betonen, widmen sich gerade Alltags-

---

2   David Herman: Story Logic. Problems and Possibilities of Narrative. Lincoln, NE 2002,
     S. 22 [Hervorhebung im Original].
3   Herman: Story Logic (Anm. 2), S. 23.

erzählungen in der Regel besonderen Ereignissen und Erlebnissen – Dingen, die gemeinhin als erzählenswert gelten.[4] Es ist daher kaum verwunderlich, dass Krankheitserfahrungen Anlass zum Erzählen persönlicher Geschichten bieten, stellen sie doch einschneidende Erlebnisse mit oft langwierigen Folgen dar.

Gleichzeitig bedeutet Krankheit auch eine Herausforderung für die Erzähllogik, denn nicht selten gewinnen Parameter wie Zeit und Raum, kausale Zusammenhänge, interpersonale Beziehungen und die Perspektive auf den eigenen Körper neue Bedeutungen beziehungsweise konterkarieren sogar das Erwartete und Erwartbare. Lars-Christer Hydén und Jens Brockmeier sprechen in diesem Zusammenhang von „broken narratives", Geschichten, die gekennzeichnet sind durch die Schwierigkeit, Sinn zu machen: „They are undecided, fragmented, broken, narrated by voices struggling to find words toward meaning and communication".[5] Kathy Charmaz argumentiert ähnlich in ihren Überlegungen zur Rolle des Narrativen in Studien zu Krankheitsgeschichten: „From a participant's perspective, the raw experience of suffering may fit neither narrative logic nor the comprehensible content of a story. Some participants can only articulate a story about suffering long after experiencing it".[6] Krankheitsnarrative stellen zudem eine weitere Herausforderung dar insofern, als sie kulturell determinierten Konventionen und Erwartungen unterliegen, zumal wenn sie in geschriebener Form vorliegen, wie Rebecca Garden betont: „There are (…) tensions between the lived experience of illness and disability and the conventions that shape the representations of those experiences in published narratives. Narrative places particular constraints on embodied experience".[7] So mag beispielsweise die Erwartung eines Happy Ends oder, allgemeiner, der Geschlossenheit einer Geschichte dem tatsächlichen Verlauf einer Krankheit diametral entgegenstehen.

---

[4] William Labov, Joshua Waletzky: Narrative Analysis. Oral Versions of Personal Experience. In: June Helm (Hg.): Essays on the Verbal and Visual Arts. Seattle 1967, S. 12–44; William Labov: The Language of Life and Death. The Transformation of Experience in Oral Narrative. Cambridge 2013; Anna De Fina, Alexandra Georgakopoulou: Analyzing Narrative. Discourse and Sociolinguistic Perspectives. Cambridge 2012.

[5] Lars-Christer Hydén, Jens Brockmeier (Hg.): Health, Illness and Culture. Broken Narratives. London 2008, S. 2.

[6] Kathy Charmaz: Stories and Silences: Disclosures and Self in Chronic Illness. In: Qualitative Inquiry 8 (2002), S. 302–328, hier S. 303.

[7] Rebecca Garden: Telling Stories about Illness and Disability: The Limits and Lessons of Narrative. In: Perspectives in Biology and Medicine 53 (2010), S. 121–135, hier S. 122 f.

Laut Shlomith Rimmon-Kenan sind es gerade das Arbiträre, die Unvorhersag-
barkeit und die Unkontrollierbarkeit von realen Krankheiten, die den Unterschied
zwischen natürlichen Krankheitsverläufen und konventionellen Regularitäten in
Erzählungen herausstellen: „It is the gap between 'conventional' and 'natural' that
embodied disruptions like illness make palpable. Both the onset of illness and the
various phases of its trajectory are experienced (…) as random, unforeseeable,
uncontrollable, the very opposite of lawlike regularity. Accidents, rather than order,
prevail".[8] Hier muss freilich betont werden, dass aus medizinischer Sicht Krankheiten durchaus Gesetzmäßigkeiten folgen und dass es gerade Ziel einer medizinischen Behandlung sein kann, regulär erwartbare Verläufe zu unterbinden oder durch
medikamentöse Intervention in andere Bahnen zu lenken. Allerdings hat Rimmon-
Kenan insofern Recht, als medizinische Erklärungsmodelle von Patienten nicht
zwangsläufig als sinnstiftend empfunden werden müssen. Insbesondere die Frage
nach den eigentlichen Ursachen einer Krankheit deckt sich häufig nicht mit den für
Ärzte relevanten Überlegungen zur physischen Ätiologie etwa durch Viren, Bakterien, neuronale Fehlsteuerungen, organische Schäden oder dergleichen. Krankheitsgeschichten stellen in diesem Zusammenhang Versuche dar, Erklärungen zu
generieren, die an der Schnittstelle zwischen Körperlichkeit, Individuum und
Gesellschaft zu finden sind, wie Gareth Williams in seiner Studie zu Krankheits-
narrativen von Arthrosepatienten konstatiert:

> Narrative reconstruction is an attempt to reconstitute and repair ruptures between
> body, self, and world by linking-up and interpreting different aspects of biography
> in order to realign present and past and self with society. In this context, the identi-
> fication of 'causes' creates important reference points in the interface between self
> and society.[9]

Dass es hierbei zwangsläufig auch zu Spannungen kommen kann, ist unausweich-
lich.

Anne Hunsaker Hawkins sieht das Element der persönlichen Erfahrung als ein
kennzeichnendes Merkmal von Pathographien und trennt somit Krankheitserzählungen von Arztbriefen und Fallberichten, die sich in der Regel auf reine „Fakten"

---

[8]   Shlomith Rimmon-Kenan: What Can Narrative Theory Learn from Illness Narratives?
      In: Literature and Medicine 25 (2006), S. 241–254, hier S. 243.
[9]   Gareth Williams: The Genesis of Chronic Illness. Narrative Re-Construction. In:
      Sociology of Health and Illness 6 (1984), S. 175–200, hier S. 197 f.

beschränkten und sich durch Neutralität beziehungsweise Emotionslosigkeit aus-
zeichneten.[10] Sie konstatiert außerdem, dass Pathographien monothematisch seien,
da sie den Wunsch der Autorinnen und Autoren nach Genesung in den Vordergrund stellten: „This single theme generally serves as a selective principle, the orga-
nizing "plot," either editing out events that do not bear directly on illness (…) or
else subsuming them under it".[11]

Die historische Herleitung der Begriffe „Pathographie" und „Autopathographie"
bereitet einige Schwierigkeiten. Dietrich von Engelhardt führt „Pathographie" auf
den Psychiater und Neurologen Paul Julius Möbius (1853–1907) zurück.[12] In einem
Artikel im *British Medical Journal* nennt Jeffrey Aronson eine Definition in Dunglisons
Medical Lexicon von 1853 als den Ursprung des Begriffs.[13] Besagter Eintrag erklärt
den Begriff jedoch lediglich als „A description of disease".[14] Des Weiteren behauptet Aronson, der Begriff der „autopathography" sei noch nicht geprägt worden und
niemand hätte bislang zwischen Pathographie und Autopathographie unterschieden. Er, Aronson, selbst verwende den Ausdruck beziehungsweise alternativ dazu
bevorzugt den der „patient's tale", um ihn von dem in der medizinischen Praxis
üblichen Begriff der „case history", also der Patienten- oder Fallgeschichte abzu-
grenzen.[15] Dabei hat er offensichtlich übersehen, dass bereits neun Jahre zuvor
Griffith Thomas Couser über die Autopathographien weiblicher Autoren schrieb.[16]
Auch wenn sich über den Begriff streiten lässt, so ist zumindest klar, dass die Gattung der Krankheitserzählung an sich bereits weit in die Antike reicht, wie von
Engelhardt und, auf ihn bezugnehmend, Katharina Fürholzer anschaulich darstellen.[17]

---

[10] Anne Hunsaker Hawkins: Reconstructing Illness. Studies in Pathography. West Lafa-
      yette 1999, S. 1 und 12 f.
[11] Hunsaker Hawkins: Reconstructing Illness (Anm. 10), S. 32.
[12] Dietrich von Engelhardt: Pathographie – historische Entwicklung, zentrale Dimen-
      sionen. In: Thomas Fuchs, Inge Jádi, Bettina Brand-Claussen, Christoph Mundt (Hg.):
      Wahn Welt Bild. Die Sammlung Prinzhorn. Beiträge zur Museumseröffnung. Berlin
      2002, S. 199–212, hier S. 200.
[13] Jeffrey K. Aronson: Autopathography. The Patient's Tale. In: British Medical Journal
      321 (2000), S. 1599–1602, hier S. 1599.
[14] https://archive.org/details/medicallexicondi00dung/page/686/mode/2up (abgerufen
      am 9.7.2020).
[15] Aronson: Autopathography (Anm. 13), S. 1599.
[16] Griffith Thomas Couser: Autopathography. Women, Illness, and Lifewriting. In: a/b:
      Auto/Biography Studies 6 (1991), S. 65–75.
[17] von Engelhardt: Pathographie (Anm. 12), S. 200; Katharina Fürholzer: Das Ethos des

Besonders interessant erscheint mir bei Krankheitserzählungen oder Autopathographien, dass sie im Spannungsfeld zwischen der persönlichen, potenziell idio-
synkratischen Geschichte einer bestimmten kranken Person und einer generali-
sierbaren Erzählung mit hohem Identifikationspotenzial für ein möglichst breites
Publikum angesiedelt ist. Krankheitserfahrungen machen alle Menschen irgend-
wann im Laufe ihres Lebens, und bestimmte Erkrankungen betreffen viele Menschen gleichermaßen. So lassen sich Pathographien nach den in ihnen beschriebenen Krankheiten typologisieren. Aronson beispielsweise fand bei seiner Durchsicht
von 206 Autopathographien, dass sich der größte Anteil mit Krebserkrankungen
auseinandersetzte, gefolgt von Schlaganfall und anderen neurologischen Problemen,
Infektionskrankheiten, psychiatrischen Erkrankungen, Herzerkrankungen, Auto-
immun- und entzündlichen Erkrankungen, Abusus von Drogen und Alkohol, und
schließlich mit endokrinologischen Problemen wie Diabetes.[18] Aber auch die Auto-
renhaltung beziehungsweise -intention kann zum Unterscheidungskriterium
werden. Hunsaker Hawkins beispielsweise teilt Pathographien in „testimonial
pathographies, angry pathographies and pathographies advocating alternative modes
of treatment"[19] ein. Arthur W. Frank versucht die Einteilung nach Plot-Struktur:
„restitution narratives", „chaos narratives" und „quest narratives",[20] während
Couser sich dem Nexus von Krankheit und Geschlecht in den von ihm untersuchten Autopathographien widmet. Allen Autopathographien ist gemein, dass die
Autorinnen und Autoren bemüht sind, dem eigenen Empfinden über die Krankheitserfahrung Ausdruck zu verleihen, wobei die als einzigartig empfundene Lebens-
erfahrung im Kontrast steht zu vergleichbaren Lebenserfahrungen anderer Menschen. Dieses Spannungsverhältnis steht meines Erachtens auch im Zentrum von
Hustvedts Text, dem ich mich im Folgenden thematisch wie inhaltlich anzunähern
versuche.

Pathographen. Literatur- und medizinethische Dimensionen von Krankenbiographien.
Heidelberg 2019, S. 25.

[18] Aronson: Autopathography (Anm. 13), S. 1600.
[19] Hunsaker Hawkins: Reconstructing Illness (Anm. 10), S. 4.
[20] Arthur W. Frank: The Wounded Storyteller. Body, Illness, and Ethics. Second Edition.
      Chicago 2013, S. 75, 97 und 115.

2. *The Shaking Woman*: Erzählstruktur

Hustvedts Buch lässt sich nach Frank weitestgehend als „quest narrative" verstehen, weil es der Autorin darum geht, Antworten auf ihre Fragen bezüglich ihrer Erkrankung zu finden. Hustvedt bedient sich jedoch einer für Autopathographien eher ungewöhnlichen Erzählweise insofern, als sie über lange Strecken gar nicht ihre persönliche Geschichte erzählt, sondern diese durch expositorische Exkurse in die psychologische und neurologische Fachliteratur in den Hintergrund drängt. So stellt ihr Buch eine Art Collage verschiedener kleinerer Erzählformen dar, deren einzelne Handlungsstränge episodisch aneinandergereiht und miteinander verwoben werden. Gleichzeitig ist das Gesamtwerk vergleichsweise handlungsarm, wenn man es im aristotelischen Sinne betrachtet, da die Krankheitsgeschichte zwar einen Anfangspunkt, aber keinen Endpunkt hat und im Aufbau eher zusammenhanglos erscheint beziehungsweise von einem assoziativ-mäandernden Duktus geprägt ist. Neben persönlichen Erlebnisberichten stehen die Erlebnisse anderer Mitmenschen – sogenannte „narratives of vicarious experience" –, etwa der Geschwister oder von Patienten einer psychiatrischen Anstalt, denen Hustvedt Kurse im kreativen Schreiben anbietet. Hustvedt erzählt Fallgeschichten nach und gibt einen historischen Abriss der Psychiatrie, Psychologie und Neurologie. Sie rekurriert auf literarische Texte, in denen mentale Krankheiten eine Rolle spielen, etwa in den Romanen Dostojewskis,[21] und fügt eigene, fantasievoll gestaltete Geschichten ein, beispielsweise wenn sie eine psychoanalytische Behandlung imaginiert, die zur Heilung führt, wie ich anderweitig diskutiert habe.[22] Sie erinnert sich an Träume und bettet diese Erinnerungen ein in eine Diskussion darüber, wie Träume zu verstehen seien.[23] Das Persönlich-Anekdotische wechselt sich ständig mit einem populärwissenschaftlichen Diskurs ab, das Imaginierte („fantasy story"[24]) wird Faktenwissen gegenübergestellt.

---

[21] Hustvedt: The Shaking Woman (Anm. 1), S. 164 f.
[22] Jarmila Mildorf: Narrative Refashioning and Illness: Doctor-Patient Encounters in Siri Hustvedt's *The Shaking Woman*. In: Brian Schiff, Elizabeth McKim, Sylvie Patron (Hg.): Life and Narrative. The Risks and Responsibilities of Storying Experience. Oxford 2017, S. 161–178.
[23] Hustvedt: The Shaking Woman (Anm. 1), S. 128–137.
[24] Hustvedt: The Shaking Woman (Anm. 1), S. 153.

Hier stimme ich nicht überein mit Petra Gelhaus, die behauptet, Hustvedt würde sich bewusst keiner fiktiven Schreibweise bedienen, und dann darüber spekuliert, warum dies so sei:

> Thus one reason for not using fiction in order to get nearer to the shaking woman may be that Siri Hustvedt simply cannot, because this is precisely a major aspect of her affliction. (…) If, however, Siri Hustvedt lacks mastery over the shaking woman, a fictive presentation by her might turn out to be either shallow or very far from the point.[25]

Gelhaus übersieht meines Erachtens die Komplexität von Hustvedts Erzählung, die durchaus fiktionalisierte Elemente beinhaltet, etwa die oben erwähnte imaginierte Behandlung, die Gelhaus durchaus auch zur Kenntnis nimmt, aber offenbar nicht als Fiktion wertet. Unten werde ich ein weiteres Beispiel diskutieren, an dem sich das Verschwimmen von fiktionalem und faktualem Erzählen ablesen lässt. Im Übrigen ließe sich argumentieren, dass die Schaffung von Kausalzusammenhängen, auf die ich noch eingehen werde, bereits einer Art Fiktionalisierung auf der basalsten Ebene gleichkommt.

Fragt man sich nach den Funktionen dieser Ansammlung an Geschichten, so lassen sich verschiedene Möglichkeiten benennen. Gemeinhin wird auf das Schreiben als Methode der Selbstheilung verwiesen; so auch bei Alfred Hornung, der schreibt:

> Hustvedt's autobiographical narrative bolstered by findings of the life sciences entails a partially healing effect for the author. It also opens up a dialogue between life writing and the life sciences in which the power of the arts as a special medium of insight is acknowledged.[26]

Ob das Schreiben des Buches tatsächlich eine heilende Wirkung hatte, kann freilich nur die Autorin selbst entscheiden. Was Hustvedt jedoch durch diese besondere Form des Erzählens bewirkt, ist, Distanz zu schaffen zu den Ereignissen, die sie selbst betreffen, und sie so scheinbar emotionslos in den Blick zu nehmen. An

---

[25] Petra Gelhaus: In Search of a Diagnosis: Siri Hustvedt's *The Shaking Woman*. In: Johanna Hartmann, Christine Marks, Hubert Zapf (Hg.): Zones of Focused Ambiguity in Siri Hustvedt's Works. Berlin 2016, S. 237–248, hier S. 244 f.

[26] Alfred Hornung: Life Sciences and Life Writing. In: Anglia 133 (2015), S. 37–52, hier S. 51.

anderer Stelle habe ich argumentiert, dass sich Hustvedt durch die Verwendung quasi-literarischer Mittel wie Metaphern, Ironie und Parodie ihrer Krankheit in der ihr eigenen Domäne des Schreibens bemächtigt.[27] Die vielen Geschichten anderer Personen – seien es nun Anekdoten oder Fallgeschichten – erweitern zudem das Repertoire an Erlebnishorizonten, das der Erzählerin zur Verfügung steht, und dienen dem ständigen Abgleichen der Erfahrungen anderer mit der eigenen Erfahrung. Man könnte hier von einem Netz gemeinsamer Erfahrungen („web of shared experience") sprechen, welches durch die Anreicherung der eigenen Geschichte mit derer anderer Menschen geschaffen wird.[28] Dieses Geschichtennetz erlaubt es der Autorin auch, ihre eigene Krankheitsgeschichte über lange Strecken des Buches in den Hintergrund zu relegieren und sie somit zu relativieren, was unter Umständen zu einer größeren Distanz zum Lesepublikum führt, wie Franziska Gygax argumentiert: „Hustvedt engages much less with the reader than with her own self/selves".[29] Im Grunde praktiziert Hustvedt mit ihrem Schreiben eine Art Intellektualisierung, wie sie sie gegen Ende des Buches beschreibt, wenngleich vielleicht nicht in einem pathologischen Sinne:

> Anna Freud was the first to use the word *intellectualize* to describe people who use verbal ideas as a form of defense. A patient talks about his mother's suicide as a clinical story of her depression and tells it without feeling or affect, in a calm, neutral recitation that should be connected to emotion but has become removed from it. He, too, has *la belle indifférence*. The shattering loss is kept at a distance; its meaning goes unrecognized because to see it is terrifying.[30]

Auch Hustvedt erzählt vom Tod ihres Vaters, auf den noch näher einzugehen sein wird, und von ihrem Zittern in einem nahezu aseptischen Ton. Betrachtet man das Buch unter rhetorischen Gesichtspunkten, lässt sich allerdings Gygax' obige Einschätzung, dass sich Hustvedt weniger um ihre Leser kümmere, nicht halten. Im Gegenteil zeugt ihr Schreibstil von einer Inklusionsstrategie, die dem Text fast schon die Qualität einer mündlichen Erzählung verleiht, so beispielsweise durch

---

[27] Mildorf: Narrative Refashioning and Illness (Anm. 22).

[28] Jarmila Mildorf: Narratives of Vicarious Experience in Oral History Interviews with Craft Artists. In: Journal of Pragmatics 152 (2019), S. 103–112.

[29] Franziska Gygax: On Being Ill (in Britain and the US). Illness Narratives of the Self. In: The European Journal of Life Writing 2 (2013), S. 1–17, hier S. 12.

[30] Hustvedt: The Shaking Woman (Anm. 1), S. 197 [Hervorhebung im Original].

die Verwendung des inklusiven Personalpronomens „we", häufiger Fragen[31] und metakommunikativer Einwürfe wie „I want to stress that (...)"[32] oder „to be frank"[33]. Die Leser werden also durchaus angesprochen, sie werden jedoch kaum emotional in die persönliche Leidensgeschichte involviert.

3. Literatur als Wissen, Leben als Literatur: Mystifizierung und Selbststilisierung

Dass Hustvedt künstlerische Artefakte, insbesondere die Literatur, als potenzielle Wissensquellen aufwertet, wie Hornung behauptet – siehe oben –, zeigt sich nicht nur darin, dass sie selbst immer wieder literarische Texte als Referenzpunkte in ihre Diskussion einbettet, sondern auch explizite Kommentare über die Unzulänglichkeit rein medizinischen Wissens macht. Hier gestaltet sich Hustvedts Buch als „angry pathology" in Hunsaker Hawkins' Sinne, da die Autorin durchaus ihren Unmut über konventionelle medizinische Methoden und Sichtweisen durchscheinen lässt. So schreibt Hustvedt etwa auf Seite 164: „Neither livers nor neurons, despite their importance, will suffice as explanations for spiritual or intellectual beliefs and experiences".[34] Ein längeres Zitat aus Josef Breuers und Sigmund Freuds *Studien über Hysterie* relativ früh am Anfang des Buches, das ich hier nur partiell wiedergebe, unterstreicht den besonderen Stellenwert der Literatur:

> The fact is that local diagnosis and electrical reactions lead nowhere in the study of hysteria, whereas a detailed description of mental processes such as we are accustomed to find in the works of imaginative writers enables me, with the use of a few psychological formulas, to obtain at least some kind of insight into the course of that affection.[35]

In Freuds Originaltext aus seiner Fallgeschichte zu Fräulein Elisabeth v. R. in diesem Buch heißt es: „Localdiagnostik und elektrische Reaktionen kommen bei dem Studium der Hysterie eben nicht zur Geltung, während eine eingehende Darstellung

---

[31]   Hustvedt: The Shaking Woman (Anm. 1), S. 148.
[32]   Hustvedt: The Shaking Woman (Anm. 1), S. 115.
[33]   Hustvedt: The Shaking Woman (Anm. 1), S. 118.
[34]   Hustvedt: The Shaking Woman (Anm. 1), S. 164.
[35]   Hustvedt: The Shaking Woman (Anm. 1), S. 21; Josef Breuer, Sigmund Freud: Studies on Hysteria. Übersetzt von James Strachey. New York 1957, S. 160 f.

der seelischen Vorgänge, wie man sie vom Dichter zu erhalten gewöhnt ist, mir gestattet, bei Anwendung einiger weniger psychologischer Formeln doch eine Art von Einsicht in den Hergang einer Hysterie zu gewinnen."[36] Literatur kann also als Fundus für besondere Einblicke in die Psyche von Menschen fungieren. Hustvedt selbst suggeriert, dass die Übergänge zwischen fiktionalen und nicht-fiktionalen Erzählungen fließend sind, indem sie einen Satz aus diesem längeren Zitat später im Buch wieder aufgreift: „It still strikes me as strange that the case histories I write should read like short stories".[37] Interessanterweise wird dieser Gedanke der Vergleichbarkeit von literarischen Erzählungen und medizinischen Fallgeschichten wieder aufgegriffen an einer Stelle im Buch, die fast in der Mitte, also recht zentral liegt und an der die Autorin das Erlebnis ihres ersten Zitteranfalls erneut kontextualisiert. So berichtet sie hier, dass sie zu diesem Zeitpunkt an einem Roman arbeitete, in dem sie auch Erinnerungen ihres Vaters verarbeitet hat, unter anderem die an eine Situation, in der ihn ein plötzliches Zittern überfiel, als er in der Kapelle seiner Universität eine Hymne hörte und sich an den Mord an einem Japaner während des Zweiten Weltkriegs erinnerte. Ob der Vater selbst den Mord begangen hat oder lediglich beobachtete, wird freilich geschickt offengelassen, indem Hustvedt schreibt: „he tells about the murder of a Japanese officer"[38]. Die Nominalphrase „the murder (...)" ermöglicht es ihr, den Agenten der Handlung ungenannt zu lassen.

Hustvedt stellt implizit eine Verbindung her zwischen dem erinnerten Zittern ihres Vaters und ihrem eigenen Zittern, auch wenn sich hierfür auf der rein sachlichen Ebene keine Indizien finden lassen. Durch diese Verknüpfung verleiht Hustvedt ihrer Erzählung fast schon eine mysteriös-wunderbare Qualität.[39] Es ist, als ob eine übernatürliche Verbindung zwischen Hustvedt und ihrem Vater bestand, die nur durch die besondere Sensibilität der Autorin erspürt werden konnte und die letztendlich zu ihrem Leiden führte. Das Krankheitserleben wird dadurch überhöht, unabhängig davon, ob es nun eine physische oder psychologische Entsprechung dieser gefühlsmäßigen Erfahrungen gibt. Das wichtigste Kriterium scheint

---

[36] Breuer, Freud: Studies on Hysteria (Anm. 35), S. 140.
[37] Hustvedt: The Shaking Woman (Anm. 1), S. 126.
[38] Hustvedt: The Shaking Woman (Anm. 1), S. 126.
[39] Tzvetan Todorov: The Fantastic. A Structural Approach to a Literary Genre. Übersetzt von Richard Howard. Ithaca 1975 (Französisch: Introduction à la littérature fantastique. Paris 1970); Uwe Durst: Theorie der phantastischen Literatur. Berlin 2010.

für Hustvedt nicht zu sein, ob eine Geschichte wahr oder unwahr ist, sondern ob sie eine Wahrheit auf der Gefühlsebene zum Ausdruck bringt. So fasst Hustvedt die Anekdote vom Zitteranfall ihres Vaters folgendermaßen zusammen: „Here is a story. Is it a true story? It feels as if I am circling some emotional truth".[40]

Eine ähnlich mysteriöse Situation im Zusammenhang mit ihrem Vater schildert Hustvedt unmittelbar vor der Anekdote des Zitterns ihres Vaters. Hustvedt erinnert sich an die letzten Lebenstage ihres Vaters, die er im Krankenhaus verbrachte, und während derer sie nochmals das Elternhaus besuchte und sogar in ihrem ehemaligen Kinderzimmer übernachtete. Folgendes Geschehen ereignete sich laut Hustvedt:

> On one of those last nights, I crawled into the narrow, too short bed I had slept in as a child and pulled the covers over me. As I lay there, thinking of my father, I felt the oxygen line in my nostrils and its discomfort, the heaviness of my lame leg, from which a tumor had been removed years before, the pressure in my tightened lungs, and a sudden panicked helplessness that I could not move from the bed on my own but would have to call for help. For however long it lasted, only minutes, *I was my father.* The sensation was both overwhelming and awful. I felt the proximity of death, its inexorable pull, and I had to struggle to leap back into my own body, to find myself again.[41]

In einem Roman würde uns eine solche Passage vor die Entscheidung stellen, ob wir der Erzählfigur glauben schenken oder an ihrem Verstand zweifeln sollen. Selbst wenn wir ihr glaubten, müssten wir aus dem Gesamtzusammenhang der Erzählung erschließen, ob es sich bei diesem Erlebnis um ein genuin übernatürliches handelte, die erzählte Welt also das Wunderbare in Todorovs Sinne zulässt, oder ob das Erlebnis letztendlich durch eine natürliche Erklärung begreifbar wird, etwa die psychisch angespannte Verfassung der Erzählerin in dieser Situation, ihre große Imaginationskraft als Schriftstellerin, die sich auch in extremen Selbstsuggestionen ausdrücken kann, etc. Da es sich bei Hustvedts Text um einen autobiographischen handelt und wir dadurch wohl eher geneigt sind, ihr als Erzählerin zu vertrauen und somit im Sinne Philippe Lejeunes unseren Part des autobiographischen Paktes zu erfüllen[42], liegt die zweite Lesart näher. Hustvedt selbst legt eine psychologische Erklärung nahe, wenn sie von ihrer starken „identification

---

[40] Hustvedt: The Shaking Woman (Anm. 1), S. 126.
[41] Hustvedt: The Shaking Woman (Anm. 1), S. 124 f. [Hervorhebung im Original].
[42] Philippe Lejeune: Le Pacte autobiographique. Nouvelle édition augmentée. Paris 1975.

with my father"[43] schreibt. Dennoch wird die äußerst bizarre Situation im Kinderzimmer nirgends abschließend aufgelöst, und die Möglichkeit einer genuin mystisch-spirituellen Verbindung zwischen Hustvedt und ihrem Vater wird zumindest im Raum stehen gelassen.

Solche Episoden tragen zur weiteren Mystifizierung von Hustvedts Erkrankung bei, zumindest wird suggeriert, dass es sich hier um nichts Gewöhnliches handelt. Hustvedt verwendet sogar explizit den Begriff „mystery".[44] Gleichzeitig stilisiert sich Hustvedt selbst als „besondere" Kranke. Dadurch, dass ihre Zitterkrankheit im gesamten Buch ohne Diagnose, also unbestimmt bleibt, ist sie auch mit keiner Erkrankung vergleichbar, die andere Menschen erleben. An anderer Stelle äußert Hustvedt in der Tat durchaus Wohlwollen darüber, dass ihr Fall kein „cut-and-dried example of anything"[45] sei. Vor diesem Hintergrund lassen sich die fiktionalisierenden und mystifizierenden Momente der Autopathographie als Versuch deuten, die eigene Krankengeschichte als einzigartig, ja als fast schon mit literarischen Qualitäten ausgestattet darzustellen. Anders gewendet könnte man überspitzt sagen, dass sich Hustvedt selbst zur literarischen Figur stilisiert.

4. Kausalität und Temporalität

Mit Hustvedts Verknüpfung ihres Zitterns mit dem Tod ihres Vaters und mit ihrer intensiven Beschäftigung mit seinen Erinnerungen sind wir auch schon bei einem wichtigen erzähllogischen Parameter: der Kausalität, die auch mit Temporalität zu tun hat.

Herman weist darauf hin, dass Zeit und Kausalität in Erzählungen eng verbunden sind und dass gerade auch bei einer nicht chronologischen Darstellung von Ereignissen Leser dazu angeregt werden können, diese zunächst unverbundenen Ereignisse unter der Maßgabe von Ursache und Wirkung wahrzunehmen.[46] Außerdem fungiert eine polychrone Erzählweise als Mittel „that cues interpreters to rethink the scope and limits of narrative itself",[47] das heißt, sie weist die Problema-

---

43   Hustvedt: The Shaking Woman (Anm. 1), S. 125.
44   Hustvedt: The Shaking Woman (Anm. 1), S. 40.
45   Hustvedt: The Shaking Woman (Anm. 1), S. 155.
46   Herman: Story Logic (Anm. 2), S. 217.
47   Herman: Story Logic (Anm. 2), S. 220.

tik der Erzählbarkeit bestimmter, etwa traumatischer Erlebnisse auf. Diese Aspekte
lassen sich auch in Hustvedts Erzählung finden. So weist das Buch eine gewisse
Linearität auf insofern, als bei dem ersten Zitteranfall begonnen wird und weitere
Vorfälle in ihrer relativen chronologischen Reihenfolge berichtet werden. Allerdings wird diese Struktur durchbrochen durch Zeitsprünge in die Vergangenheit,
beispielsweise wenn Kindheitserinnerungen oder andere persönliche Anekdoten
eingeworfen werden. Die gelegentliche Verwendung präsentischen Erzählens,
etwa bei der Darstellung der neurologischen Untersuchungen, die Hustvedt durch-
machen musste,[48] evoziert zudem eine gewisse Nähe zu den geschilderten Situationen und erleichtert ein leserseitiges ‚Miterleben‘:

> When they tape my head and slide me into the long tube, I feel anxious. The tech-
> nician explains that it will take about a half an hour. He gives me a ball to squeeze
> if I discover I "don't like it in there"—in other words, if I panic. I don't like it in
> there, but I don't panic. I tell myself to do biofeedback and open myself up to the
> experience as any good phenomenologist would.[49]

Die selbstironische Phrase „as any good phenomenologist would" schafft Distanz
und zeigt den Unterschied zwischen dem ‚erlebenden Ich‘ in der geschilderten Situation und dem retrospektiv ‚erzählenden Ich‘, das sich im Wieder-Erzählen mit der
erlebten Vergangenheit auseinandersetzt. Auch das Präsens bedeutet für die Autorin ein verarbeitendes Wiedererleben, wie sie an anderer Stelle im Zusammenhang
einer Diskussion ihrer Erinnerungen an einen Autounfall deutlich macht: „They
just came, and when they came, they were not in the past but in the present. The
thing that had happened, happened again".[50]

Darüber hinaus suspendiert der populärwissenschaftliche Diskurs den Zeitrah-
men der eigentlichen Krankheitserzählung. Der ständige Wechsel zwischen Fallstudien, eigenen Erlebnissen und weiteren narrativen Einschüben markiert eine
episodische und fragmentarische Struktur, die vor allem auch durch Unabgeschlos-
senheit gekennzeichnet ist. Dies korreliert mit Hustvedts Krankheitserfahrung, wie
sie sie in einem Metakommentar gegen Ende des Buches darstellt: „The story of the
shaking woman is the narrative of a repeated event that, over time, gained multiple
meanings when seen from various perspectives. What first appeared as an anomaly

---

[48]   Hustvedt: The Shaking Woman (Anm. 1), S. 154–156, 175 f.
[49]   Hustvedt: The Shaking Woman (Anm. 1), S. 175.
[50]   Hustvedt: The Shaking Woman (Anm. 1), S. 43.

became frightening and emotionally charged after its recurrence".[51] Das Zittern entspricht also einem repetitiven Plot-Element im Genetteschen Sinne[52] und wird gerade durch sein wiederholtes Auftreten angsteinflößend, zumal sich keine medizinische Erklärung dafür finden lässt – zumindest wird der Sachverhalt innerhalb der erzählten Welt des Buches so dargestellt, wie ich oben bereits erwähnt habe. Hustvedts intensive Beschäftigung mit möglichen Diagnosen trägt ein Übriges dazu bei, Unsicherheit zu stiften, wie sie schreibt: „I empathize with lots of illnesses. Like countless first-year medical students, immersed in symptoms of one disease after another, I am alert to tingles and pangs, the throbs and quivers of my mortal body, each one of which is potentially a sign of *the end*".[53] Die Endlichkeit des eigenen Lebens ist eine unausweichliche Tatsache – im Text noch betont durch die Kursivierung des Wortes „the end" –, die einem in Zeiten von Krankheit besonders bewusst gemacht wird. Interessant ist, wie Hustvedt hier, wie an vielen anderen Stellen im Buch, diese Tatsache durch Selbstironie zwar nicht minimiert, aber zumindest erträglicher macht.

Obwohl Hustvedts Ärzte für ihr Zittern keine angemessene Erklärung finden können, verknüpft Hustvedt den ersten derartigen Anfall mit dem Tod ihres Vaters, da das heftige Zittern auftritt, während sie im Rahmen einer Gedenkfeier für ihren Vater eine Rede hält. Bezeichnenderweise beginnt das Buch mit dem Umstand des Ablebens des Vaters: „When my father died, I was at home in Brooklyn, but only days before I had been sitting beside his bed in a nursing home in Northfield".[54] Bevor Hustvedt überhaupt ihre Krankheitsgeschichte über das unerklärliche Zittern beginnt, berichtet sie von diesem Umstand und suggeriert damit einen kausalen Zusammenhang zwischen den beiden Ereignissen oder zumindest, dass der Tod ihres Vaters ein besonders einschneidendes Erlebnis für sie darstellte. Immer wieder kommt sie auf den Tod ihres Vaters zurück, und die fast schon unheimliche Zusammenführung ihres Zitterns mit der Erinnerung ihres Vaters an sein Zittern, auf die ich oben eingegangen bin, zeugen von der sinnstiftenden Funktion dieses Aspekts der Krankheitserzählung. Wo objektiv kein evidenter Zusammenhang bestehen muss, wird ein Zusammenhang durch die entsprechende Aneinanderreihung und Verknüpfung von Erlebnissen hergestellt. Erst recht spät im Buch, als Hustvedt

---

[51] Hustvedt: The Shaking Woman (Anm. 1), S. 182.
[52] Gérard Genette: Discours du récit. Paris 1972, S. 112.
[53] Hustvedt: The Shaking Woman (Anm. 1), S. 162 [Hervorhebung im Original].
[54] Hustvedt: The Shaking Woman (Anm. 1), S. 1.

von einer Bergwanderung berichtet, bei der sie ebenfalls einen Anfall erlitt, muss sie zugeben, dass ihr Leiden vielleicht doch nicht mit ihrem Vater zu tun hat und sie ihre eigene „Theorie" über ihre Krankheit womöglich revidieren muss, wie sie in einem Tagebucheintrag festhält: „I know it wasn't psychogenic. It was the exertion. It makes me wonder about my whole theory".[55] Interessanterweise bezeichnet sie das Erzählen dieser Episode als „report",[56] was insofern ungewöhnlich ist, als sie sonst immer von „stories" spricht. Unterscheidet man nun zwischen einem Bericht, dessen „Erzählung" lediglich eine Abfolge von Ereignissen beinhaltet, während eigentliche Erzählungen auch eine subjektive Sicht auf das Erlebte – „experientiality" im Sinne Monika Fluderniks[57] – zum Ausdruck bringen, scheint Hustvedts Wortwahl zu implizieren, dass die Autorin eine sachliche Darstellung eines doch einschneidenden Moments, der sie zu einer unbequemen Einsicht zwang, anstrebt. Emotionalität, die sicher zu dem Zeitpunkt gegeben war, wird hier in der Retrospektive wieder bewusst unterdrückt.

Diese scheinbare Revision ihrer Hypothesen hindert Hustvedt aber nicht daran, im weiteren Verlauf der Krankheitsgeschichte wieder auf nicht-physische Erklärungsrahmen zurückzugreifen. So diskutiert sie beispielsweise das Phänomen von Halluzinationen im Zusammenhang mit Religiosität und Mystizismus.[58] Wenn man bedenkt, dass das Buch rückblickend, also auch nach der Episode der Bergwanderung, verfasst wurde, ist es umso bedeutsamer, dass Hustvedt psychogene Erklärungen bevorzugt oder diesen zumindest in ihren Reflexionen mehr Platz einräumt. Hierbei spielt der psychoanalytische Ansatz, den Hustvedt für ihre Erklärungsversuche wiederholt zum Einsatz bringt, eine große Rolle. So interpretiert sie beispielsweise einen Traum, in dem ihr ein Arzt die Diagnose Krebs eröffnet,[59] ebenfalls in Verbindung mit dem Tod ihres Vaters: „(…) it was a dream not about my own death but about my relation to another death—one I seem to be carrying around with me every day like a disease. I may be wrong, but I feel I've never been as close to the shaking woman as in that dream".[60] Die Wahrheit des Gefühls, nicht der reinen Fakten, wird hier wieder in den Vordergrund gerückt, und der Prozess

---

55 Hustvedt: The Shaking Woman (Anm. 1), S. 152.
56 Hustvedt: The Shaking Woman (Anm. 1), S. 151.
57 Monika Fludernik: Towards a Natural Narratology. London 1996, S. 234.
58 Hustvedt: The Shaking Woman (Anm. 1), S. 158 f. und 162–164.
59 Hustvedt: The Shaking Woman (Anm. 1), S. 128.
60 Hustvedt: The Shaking Woman (Anm. 1), S. 137.

des Schreibens bietet Hustvedt Raum für ihre explorierende Selbstdiagnose, die eine Art kathartischen Effekt erzeugt, weil sie auch die Möglichkeit des Widerstands gegen evidenzbasierte, medizinische Erklärungen beziehungsweise gegen deren mitunter mangelnde Erklärungskraft eröffnet. Dieser Widerstand äußert sich, wie zu sehen war, unter anderem in Hustvedts kreativem Umgang mit Kausalität und Temporalität auf der Ebene ihrer rückblickenden Krankheitserzählung.

Zum Schluss, im allerletzten Satz der Krankheitsgeschichte, schreibt Hustvedt schließlich in affirmativem Ton: „I am the shaking woman" und signalisiert damit die Vervollständigung der Personalunion zwischen Krankheit und Selbst. Auch wenn Hustvedts Krankheit per Definitionem kein narratives Ende haben kann in dem Sinne, dass etwa eine Heilung zu erwarten sei, so bewerkstelligt Hustvedt zumindest auf der Ebene ihrer Krankheitsgeschichte eine Art Konklusion. Sie widersetzt sich damit der grundsätzlichen Nicht-Erzählbarkeit ihrer Krankheit, wie sie an anderer Stelle auch für traumatische Erinnerungen konstatiert wird[61] und wie die episodische und fragmentarische Struktur des Buches vorführt. Interessant ist hierbei, dass das Geschichtenerzählen auch als übergeordnete Metapher verwendet wird, um das Verhältnis von Krankheit und selbst auszuloten, wie im nächsten Abschnitt weiter ausgeführt werden soll.

5. Erzählerfigur und Identität

Hustvedt beschreibt das Erleben des Zitterns folgendermaßen: „When the shaking happens, my narrating first-person subject seems to go in one direction and my recalcitrant body in another, which illustrates the fact that I locate myself through that inner voice".[62] Das Selbst wird gleichgesetzt mit dem erzählenden Subjekt, das mittels Sprache Kontrolle über das eigene Leben zu erlangen sucht. Dies ist insofern interessant, als die zitternde Frau als „uncontrollable other"[63] sich gerade auch durch Sprachlosigkeit auszeichnet: „She is a speechless alien who appears during my speeches".[64] Das Bild der sprachlosen Fremden, ja womöglich gar Außerirdischen – das englische Wort „alien" kann beides bedeuten –, die paradoxerweise während

---

61 Hustvedt: The Shaking Woman (Anm. 1), S. 43.
62 Hustvedt: The Shaking Woman (Anm. 1), S. 165.
63 Hustvedt: The Shaking Woman (Anm. 1), S. 47.
64 Hustvedt: The Shaking Woman (Anm. 1), S. 47.

Hustvedts Reden zum Vorschein kommt, betont nicht nur das Empfinden einer Dualität in der eigenen Persönlichkeit, sondern literarisiert sie geradezu. In diesem Zusammenhang ist ein weiteres Bild interessant, dessen sich Hustvedt zur Beschreibung der „shaking woman" bedient: „I have come to think of the shaking woman as an untamed other self, a Mr. Hyde to my Dr. Jekyll, a kind of double"[65]. Der direkte Verweis auf das Doppelgängermotiv in Robert Louis Stevensons *Strange Case of Dr Jekyll and Mr Hyde* stellt explizit einen literarischen Bezug zu Hustvedts Situation her und dramatisiert diese zusätzlich, da die Autorin mit dem Verweis auf Mr Hyde die bereits von ihr als mysteriös geschilderte „shaking woman" weiter als dunkle, unkontrollierbare Seite ihrer selbst präsentiert.

Gleichzeitig macht die Personifizierung der Krankheit das Unfassbare wieder fassbar, zumindest in der Domäne der Imagination und des narrativen Diskurses. Wenn Hustvedt an diesem Punkt der Geschichte die zitternde Frau immer noch als Fremde wahrnimmt, der sie erst nahekommen muss, so scheint am Ende eine Integration dieser Fremden in das eigene Ich möglich zu werden:

> Perhaps because she was a late arrival, I have had a much harder time integrating the shaking woman into my story, but as she becomes familiar, she is moving out of the third person and into the first, no longer a detested double but an admittedly handicapped part of myself.[66]

Eine Externalisierung der Krankheit, wie sie oft in Krankheitsgeschichten anzutreffen ist, ist am Ende von Hustvedts Autopathographie schon deshalb nicht mehr möglich, weil die Übergänge zwischen Krankheit und Selbst fließend werden. So schreibt Hustvedt über ihre Migräne, die sie bereits seit der Kindheit begleitet: „I cannot really see where the illness ends and I begin; or, rather, the headaches are me, and rejecting them would mean expelling myself from myself".[67] Dennoch ist es bemerkenswert, dass Hustvedt in ihrer Autopathographie die Krankheit zur selbstständigen Figur werden lässt, einer Figur, die mit dem erlebenden Ich der Erzählung in Konflikt gerät und die erst im narrativen Akt des rückblickenden erzählenden Subjekts, also Hustvedt als Autorin ihrer eigenen Geschichte, zur Personalunion sowohl mit dem erlebenden als auch dem erzählenden Ich geführt werden kann, und somit eine Art „innerer Frieden" wiederhergestellt wird. Ob dies

---

[65] Hustvedt: The Shaking Woman (Anm. 1), S. 47.
[66] Hustvedt: The Shaking Woman (Anm. 1), S. 190.
[67] Hustvedt: The Shaking Woman (Anm. 1), S. 189.

nun eine Entsprechung in Hustvedts realem Leben hat, sei dahingestellt. Zumindest lässt sich mutmaßen, dass der symbolische Wert dieser imaginierten Integration mithilfe des Schreibens für Hustvedt als Schriftstellerin enorm sein dürfte.

Später im Text präzisiert Hustvedt die Idee des erzählenden Subjekts, indem sie argumentiert, dass das Selbst mehr beinhalte als das bewusste, erzählende Ich. Dennoch ist das Erzählen an sich wichtig, um Kohärenz zu schaffen:

> Clearly, a self is much larger than the internal narrator. Around and beneath the island of that self-conscious storyteller is a vast sea of unconsciousness, of what we don't know, will never know, or have forgotten. There is much in us we won't control or will, but that doesn't mean that making a narrative for ourselves is unimportant. In language we represent the passage of time as we sense it—the *was*, the *is*, the *will be*. We abstract and we think and we tell. We order our memories and link them together, and these disparate fragments gain an owner: the "I" of autobiography, who is no one without a "you." For whom do we narrate after all? Even when alone in our heads, there is a presumed other, the second person of our speech. Can a story ever be true? There will always be holes in it, the unarticulated breaches in our understanding, which we leap over with an "and" or a "then" or a "later." But that is the route to coherence.[68]

Hustvedt fasst hier viele Punkte zusammen, die sie in ihrem Buch bereits an anderer Stelle ausführlicher diskutiert hat. So betont sie erneut die Bedeutung des Unbewussten, das auch verhindert, dass das erzählende beziehungsweise sich seiner Selbst bewusste Subjekt volle Kontrolle erlangen kann. Geschichtenerzählen erscheint ihr deshalb wichtig, weil wir damit unsere Wahrnehmung von Zeit und vor allem von Vergänglichkeit verarbeiten. Die Ordnung, die Erzählungen innewohnt, erlaubt eine rückblickende Sinnstiftung, die uns zumindest partiell Herr unserer Erinnerungen werden lässt. Der Begriff „owner" ist vielsagend, suggeriert er doch die Möglichkeit des Besitzergreifens und somit der Kontrolle. Logische Konnektoren wie „und", „dann" oder „später" tragen zu dieser Sinnstiftung bei, so wie sie es in der Tat auch in Hustvedts eigener Geschichte tun.

Man gewinnt den Eindruck, als schriebe Hustvedt hier ein Manifest für ihre eigene Schreibtätigkeit, eine Art Erklärung der Gründe und Motivationen ihres eigenen Geschichtenerzählens. *The Shaking Woman* bietet somit in der Gesamtschau nicht nur Reflexionen auf Krankheit und, spezieller, auf psychoneurologische Er-

---

[68]   Hustvedt: The Shaking Woman (Anm. 1), S. 198 [Hervorhebung im Original].

krankungen, sondern auch auf das Schreiben über Krankheit und, in extenso, auf das Schreiben an sich.

6. Erzählen und Schreiben als Grundkonstanten

Es ist in diesem Zusammenhang bezeichnend, dass Hustvedt selbst immer wieder den Begriff der Erzähllogik, „story logic", in ihren Ausführungen verwendet[69] oder auf die inhärente Logik beziehungsweise mangelnde Logik verschiedener Arten von Erzählungen eingeht, etwa wenn sie, fast schon aphoristisch, schreibt: „True stories can't be told forward, only backward",[70] „Trauma memory has no narration"[71] oder „My daily writing and reading are often transmuted into a dream language and logic when I sleep"[72]. Über die Schreibproben manischer oder anderer psychotischer Patienten sagt sie: „(…) their writing often lacks both logic and narrative sequence",[73] und ihre imaginierte psychoanalytische Behandlung lässt sie folgendermaßen ausgehen: „In the end—there is supposed to be an end—we would have a story about my pseudoseizure, and I would be cured. That is, at least, the ideal narrative of an analysis, which is a peculiar form of storytelling".[74] Diese metanarrativen Kommentare beziehungsweise zum Teil spielerischen Reflexionen unterstützen Hustvedts Strategie, durch ihre Erzählung die Vorzüge, aber auch die Grenzen des Erzählens an und für sich aufzuzeigen. So lässt sich eben nicht in allen Arten von Erzählung Logik finden oder herstellen, und manchmal ist die erwünschte oder „ideale" Logik, beispielsweise im Sinne einer vollständigen Heilung, unerreichbar.

Interessant ist auch die Frage nach dem Adressaten einer Erzählung. Hustvedt geht von der grundsätzlichen Adressatenorientierung jeglicher Erzählungen aus, das heißt Geschichten sind immer für jemand anderes gedacht, auch wenn es sich hierbei nur um das eigene Ich handelt, das in quasi-externalisierter Form als Empfänger der eigenen Geschichte fungiert („the second person of our speech")[75].

---

69   Hustvedt: The Shaking Woman (Anm. 1), S. 132, 169.
70   Hustvedt: The Shaking Woman (Anm. 1), S. 38.
71   Hustvedt: The Shaking Woman (Anm. 1), S. 43.
72   Hustvedt: The Shaking Woman (Anm. 1), S. 133.
73   Hustvedt: The Shaking Woman (Anm. 1), S. 169.
74   Hustvedt: The Shaking Woman (Anm. 1), S. 21.
75   Hustvedt: The Shaking Woman (Anm. 1), S. 198.

Aber auch das erzählende Ich verselbständigt sich hin und wieder: „The internal narrator takes a holiday".[76] Was auch immer nun konkret mit dieser spielerischen Formulierung gemeint sein mag, hat man doch nie das Gefühl, Hustvedt verliere vollständig die Kontrolle über ihr Schreiben, wenn sie auch Brüche zulässt – siehe unten. An anderer Stelle rekurriert Hustvedt wieder auf Freud, um dann die Gespaltenheit des Ichs zu veranschaulichen:

> I am the one who hears. It is I who feels and thinks and sees and speaks. This is where I begin and where I end. I identify myself in the mirror. I see you. You are looking at me. This is my narrating self, my conscious, telling self. But it is *not* the shaking self, nor the flashback self.[77]

Solche Kommentare tragen ganz offensichtlich Hustvedts Belesenheit in psychoanalytischen Theorien zur Schau, und sie demonstrieren, wie sehr sich Hustvedt in ihrem Denken und Schreiben – übrigens auch in ihren fiktionalen Texten – mit ihrem angelesenen Wissensbestand immer und immer wieder auseinandersetzt, so als müsse sie sich selbst und dem Lesepublikum ihre Intellektualität beweisen. Man gewinnt fast den Eindruck, als diene die eigene Krankheitsgeschichte nicht nur dem Zweck der Selbstexploration, sondern auch als ein weiterer Anlass, das Innerste im Schreiben nach außen zu kehren. Ironischerweise hat man als Leser dennoch nicht den Eindruck, der Person Siri Hustvedt wirklich näher zu kommen, wie ich oben bereits angedeutet habe, da die ständigen populärwissenschaftlichen Exkurse auch als eine Art separierender Wandschirm fungieren. Es ist dieses spielerische Hin und Her zwischen einem Anbieten der persönlichen Leidensgeschichte – „A History of My Nerves" – und einem ständigen Rückzug hinter eine narrativdiskursive Fassade, das Hustvedts Autopathographie eine besondere Qualität verleiht.

Wie Hustvedt selbst schreibt, führt der Unterschied zwischen unbewusstem und bewusstem Ich zwangsläufig zu Brüchen in Erzählungen, zu Widersprüchlichkeiten, wie sie auch Hustvedts Krankheitsgeschichte kennzeichnen und die sie direkt thematisiert, wenn sie von den unvermeidlichen Löchern („holes")[78] in jeder Erzählung spricht und von der Ambiguität, die keiner Logik folgt:

---

[76] Hustvedt: The Shaking Woman (Anm. 1), S. 196.
[77] Hustvedt: The Shaking Woman (Anm. 1), S. 53 [Hervorhebung im Original].
[78] Hustvedt: The Shaking Woman (Anm. 1), S. 198.

Ambiguity does not obey logic. The logician says, "To tolerate contradiction is to be indifferent to truth." Those particular philosophers like to play games of true and false. It is one or the other, never both. But ambiguity is inherently contradictory and insoluble, a bewildering truth of fogs and mists and the unrecognizable figure or phantom or memory or dream that cannot be contained in my hands because it is always flying away, and I can't tell what it is or if it is anything at all. I chase it with words even though it won't be captured and, every once in a while, I imagine I have come close to it.[79]

Die nebelhafte Wahrheit wird zum Sinnbild für Hustvedts Krankheitserfahrung, aber auch für ihre Erzählung, denn auch in Bezug auf die zitternde Frau ist keine Gewissheit zu erlangen. Selbst die Suche oder gar Jagd nach Antworten mittels Worten, so etwa durch den Prozess des Schreibens und Erzählens über die Krankheit, bringt keine eindeutigen Ergebnisse oder abschließende Klarheit. Dies ist insofern nicht verwunderlich, als Hustvedt – im Gegensatz zu ihren Möglichkeiten als Romanautorin – im wahren Leben nicht absolute Verfügungsgewalt über die von ihr erzählte Welt hat und vor allem keine allwissende Deutungshoheit. Im Zusammenhang mit Träumen reflektiert Hustvedt über die Frage der Interpretation, indem sie sagt: „(…) there is no objective reading of a dream. Is this the character of interpretation in general?".[80] Auch wenn eine abschließende und allumfassende Interpretation der eigenen Krankheit nicht möglich ist, so muss dennoch der Versuch unternommen werden.

7. Schlussbetrachtung

Wenn wir nun zurückkehren zu der Frage, welche Funktionen Hustvedts Autopathographie möglicherweise erfüllt – eine Frage, die, wie ich gezeigt habe, auch andere Literatur- und Kulturwissenschaftler bereits zu beantworten versucht haben – dann lässt sich diese nur unter Verweis auf die Vielschichtigkeit von Hustvedts Text beantworten. Eine wichtige Funktion von Hustvedts Erzählen über ihre Krankheit scheint es zu sein, der mangelnden intrinsischen Logik des Krankheitsverlaufs ihre eigene Logik entgegenzusetzen, und bestehe sie nur darin, diesen Mangel

---

[79]   Hustvedt: The Shaking Woman (Anm. 1), S. 199.
[80]   Hustvedt: The Shaking Woman (Anm. 1), S. 138.

herauszustellen und ihn damit in den Griff zu bekommen. Schreiben bedeutet also in diesem Fall ein Ausloten gefühlter Wahrheiten und vor allem einen kreativen Umgang mit Erinnerungen und Erlebnissen. Denn, so macht Hustvedt immer wieder deutlich: „The faculty of memory cannot be separated from the imagination. They go hand in hand. To one degree or another, we all invent our personal pasts".[81] Wie Harold Schweizer fast schon poetisch formuliert:

> Perhaps the very language of the aesthetic, a language without any meaning other than its own occurrence, might echo the mysterious occurrence of suffering. Perhaps the mystery of art has its origins in the secrecy of suffering, the keeping of which is the purpose of the work of art.[82]

Gleichzeitig wird die Autopathographie zur Plattform für eine Reflexion über das Schreiben an sich und letztendlich für eine Selbstinszenierung der Autorin. Die Bezüge zu literarischen Vorbildern, aber auch die Überhöhung der eigenen Erlebnisse durch literarische Mittel der Mystifikation lassen Hustvedt und ihre Krankheit zu Figuren der eigenen Geschichte werden, einer Geschichte, deren Einzigartigkeit deutlich herausgestellt wird. Auch der populärwissenschaftliche Diskurs, der die Autopathographie durchzieht, weicht von herkömmlichen reflexiven oder gar philosophischen Passagen, wie sie in Krankheitserzählungen durchaus vorkommen, insofern ab, als Hustvedt mit einem klar akademischen Anspruch an diese Reflexionen herangeht. Für manche Leser, die sich möglicherweise eine Annäherung an Hustvedts Gefühlsleben erhoffen, mag dies enttäuschend sein. Gleichzeitig ist es gerade der intellektualisierende Gestus, der sich wie ein roter Faden durch Hustvedts gesamtes Oeuvre zieht und alle fiktionalen wie nicht-fiktionalen Texte miteinander verklammert. Hier scheinen wir uns Hustvedt anzunähern, der Frau, die die „shaking woman" in sich mittels Schreiben unter Kontrolle zu bekommen versucht.

---

81 Hustvedt: The Shaking Woman (Anm. 1), S. 112.
82 Harold Schweizer: To Give Suffering a Language. In: Literature and Medicine 14 (1995), S. 210–221, hier S. 212.

Korrespondenzadresse:
PD Dr. Jarmila Mildorf
Universität Paderborn
Institut für Anglistik/Amerikanistik
Warburger Str. 100
D-33098 Paderborn
jarmila.mildorf@uni-paderborn.de

II. Essays

Alexander Košenina

Epidemie: Darstellungen von Seuchen in der Frühen Neuzeit

Abstract: Covid-19 is a new virus in the world, but epidemic diseases have always been an aspect of human history. This essay presents a few examples and ideas from the early modern period. The point of departure is an engraving from the early 17th century, depicting a place of death with its limited medical facilities. Poems by B. H. Brockes discuss the risk of infection through breath, saliva and cadavers, and they emphasize the moral responsibility to care about human disasters even if they occur far away. Whereas Brockes still argues within the framework of theodicy, God's mercy is radically questioned in F. Schiller's poem *The Plague*. Schiller, who earned his doctoral degree in medicine partly with research on contagious fevers, would later use infection as a metaphor in his theory of the sublime. According to Schiller, the spectator in the theatre should be inoculated with a good dose of fortune to become stronger for real life. Schiller's as well as Goethe's aim in general would be an immunization of the superior, elite culture in Weimar through 'pure' art – an aesthetic education of man in contrast to the popular culture of the time.

Katastrophen, Notlagen und menschliches Leid gehören zu den bevorzugten Sujets des niederländischen Kupferstechers Willem de Haen. Von ihm stammt auch ein um 1600 entstandenes großformatiges Blatt als Teil einer Serie *Athenae Batara* (Leiden in Holland). In der Herzog August Bibliothek Wolfenbüttel wird der Stich unter dem Titel „Epidemie" verwahrt (Abb. 1), der im Bühnenrahmen unter einem Totenkopf die Inscriptio „Mortalitas" trägt. Die Sterblichkeit kündigen bereits die flankierenden Säulenfiguren links und rechts in ihrer siechen Magerkeit mit Insignien wie einer geflügelten Sanduhr für die zu Ende gehende Zeit und einem züngelnden Pfeil für die Übertragung tödlicher Keime an. In der Tradition frühneuzeitlicher Theatrum-Literatur – also der öffentlichen Ausstellung von allen möglichen Wissensgebieten auf graphisch und literarisch gestalteten ‚Schauplätzen'[1] – wird das Thema als tragisches Ereignis auf der Bühne der Welt präsentiert.

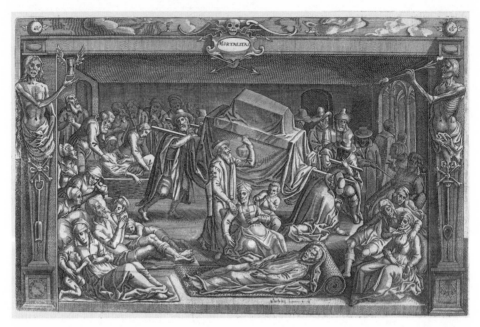

Abb. 1: Epidemie, Kupferstich von Willem de Haen, um 1600 (Herzog August Bibliothek Wolfenbüttel, Graph. A1: 917)

Der Abtransport eines verhüllten Sarges steht im Zentrum, links daneben wird gerade unter großer Anteilnahme der Umherstehenden der nächste Leichnam für die Bestattung vorbereitet. In der Bildmitte ist ein praktizierender Arzt neben einer leidenden Patientin zu sehen: Durch Harnschau in der hoch erhobenen Phiole bemüht er sich um eine Diagnose, mit seiner Rechten spendet er der erkrankten Frau etwas Trost. Bis zur Entwicklung der ersten skalierten Quecksilberthermometer durch Daniel Gabriel Fahrenheit (1686–1736) hundert Jahre später bleibt die Harnschau fast das einzige Instrument, um innere Krankheiten diagnostizieren zu können.[2] Im Vordergrund versucht de Haen den nur schwer fassbaren Prozess des

---

[1]   Welt und Wissen auf der Bühne. Theatrum-Literatur der frühen Neuzeit, www.theatra. de (abgerufen am 9.7.2020).

[2]   Michael Stolberg: Die Harnschau. Eine Kultur- und Alltagsgeschichte. Köln 2009; Volker Hess: Der wohltemperierte Mensch. Wissenschaft und Alltag des Fiebermessens (1850–1900). Frankfurt am Main, New York 2000, S. 39–47.

Sterbens ins Bild zu rücken. Der Mann auf der ausgerollten Matte scheint nicht mehr zu leben, seine Arme sind zu regelmäßig, fast mumienhaft zurechtgelegt; der offene Mund und die geschlossenen Augen verkünden den Tod. Links sucht eine Frau durch Vorhalten einer Feder vor den Mund festzustellen, ob der Mann neben ihr noch atmet. Auch der leidenden Gestalt im Vordergrund rechts ist der Todeskampf bereits ins Gesicht geschrieben. Viele Menschen auf dem Kupfer haben die Hände zum Gebet gefaltet, doch ihre Mienen verraten wenig Hoffnung. Die in die Säulenfüße eingearbeiteten Chronometer – links eine mechanische und rechts eine Sonnenuhr – legen vielmehr nahe, dass die Zeit in diesem Kranken- und Siechhaus abläuft.

In dieser Darstellung einer „Epidemie" geht es tatsächlich um das rapide Übergreifen einer tödlichen Krankheit auf ein ganzes Volk (gr. ἐπί und δῆμος). Der zeitliche Kontext legt den bakteriellen Erreger *Yersinia pestis* nahe, für eine virale Masseninfektion würde sich aber kein anderes Bild bieten. In der Entstehungsepoche des Kupfers stellt etwa Benvenuto Cellini in seiner *Lebensgeschichte* (1558–1566) den Ausbruch einer bakteriellen Typhusseuche dar, Hans Jacob Christoffel von Grimmelshausen folgt im *Abenteuerlichen Simplicissimus Teutsch* (1669) mit einer viralen Pockenepidemie.[3] Von spezifischen Erregern und Infektionsketten hatte man dabei aber noch kaum einen Begriff. Auch von Schutzmaßnahmen zur Eindämmung der Ansteckungsgefahr, um die man aus Erfahrung immerhin wusste, ist auf de Haens Kupferstich nichts zu erkennen. Andere Blätter wie Paul Fürsts *Der Doctor Schnabel von Rom* (1656) zeigen aber, dass Schutzanzüge und lederne Masken mit einem „Schnabel voll wohlriechende Specerey" wie Kampfer oder Myrrhe, zu der Zeit bereits in Gebrauch waren (Abb. 2). Hier kehrt auch die geflügelte Sanduhr als Symbol ablaufender Lebenszeit wieder.

---

[3]   Olaf Briese: Epidemie. In: Bettina von Jagow, Florian Steger (Hg.): Literatur und Medizin. Ein Lexikon. Göttingen 2005, Sp. 196–200.

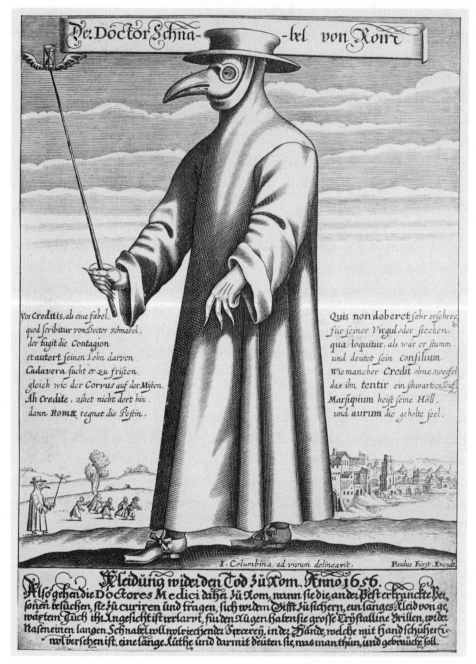

Abb. 2: Der Doctor Schnabel von Rom. Kupferstich von Paul Fürst, 1656. (akg-images).

Weitaus konkreter wird ein Jahrhundert später der physikotheologische Lyriker Barthold Heinrich Brockes (1680–1747), der wie Willem de Haen ein starkes Interesse an Krankheit und Katastrophe zeigt.[4] In einem Gedicht klagt er die *Unverantwortliche Unempfindlichkeit der Menschen, über entferntes Unglück* (1732) an: „Krieg, Hunger, Krankheit, Sclaverey" (V. 24) lassen die Menschen relativ gleichgültig, solange sie selbst nicht unmittelbar betroffen sind.[5] Man sei aber in jedem Fall zur Dankbarkeit gegenüber Gott für die Verschonung vor Unglück verpflichtet, selbst wenn dieses an weit entfernten Orten stattfindet oder gar nur hypothetisch angenommen wird:

> Es ist ja wohl ein grosses Glücke,
>> Von solcher herben Quaal und Pein,
> Und so entsetzlichem Geschicke,
>> Gesichert und entfernt zu seyn.
> Ach lobt denn GOtt, wenn er hienieden,
>> Statt *Sclaverey, Krieg, Hunger, Pest*;
> *Gesundheit, Nahrung, Freyheit, Frieden,*
>> Uns schenckt, und uns erleben lässt! (V. 149–156)[6]

Das wirkt fast wie ein kategorischer Imperativ zur Dankbarkeit im Zeichen der Theodizee. Denn angesichts von Ereignissen wie dem Erdbeben von Lissabon 1755 fällt es zunehmend schwer, unverändert an die Allmacht, Allwissenheit und Allgüte Gottes zu glauben. Auch Brockes greift diese philosophische und theologische Diskussion auf, die für eine Inflation von Katastrophendarstellungen in Kunst und Literatur sorgt. Seine detaillierte Ausmalung der Bedrohungen dient mit möglichst erschreckender Drastik als emotionales Triebrad für das geforderte Gotteslob.[7] In

---

[4] Alexander Košenina: „Blitz, Donnern, Krachen, Prasseln, Knallen". Lyrisches Starkwetter in Gedichten von Barthold Heinrich Brockes. In: Zeitschrift für Germanistik 29 (2019), S. 525–537; Ders.: Brockes' *Das Fieber* (1721) als ‚historia morbi'. In: Mark-Georg Dehrmann, Friederike Günther (Hg.): Brockes-Lektüren. Ästhetik – Religion – Politik. Berlin 2020, S. 211–226.

[5] Barthold Heinrich Brockes: Auszug der vornehmsten Gedichte aus dem Irdischen Vergnügen in Gott. Faksimiledruck nach der Ausgabe von 1738. Mit einem Nachwort von Dietrich Bode. Stuttgart 1965, S. 707–713, hier S. 707.

[6] Brockes: Auszug der vornehmsten Gedichte (Anm. 5), S. 707 [Hervorhebung im Original].

[7] Vgl. Heinrich Detering: Menschen im Weltgarten. Die Entdeckung der Ökologie in der Literatur von Haller bis Humboldt. Göttingen 2020, S. 151–159.

die Ästhetik gewendet entspricht das der Wirkungslogik des ‚dynamisch Erhabenen' bei Kant und Schiller, wonach bereits die bloße Anschauung einer lebensbe-
drohlichen Gefahr eine Abwehr in der Imagination mobilisieren kann, die dann als
psychische Überwindung erlebt wird und zum erhabenen Gefühl geistiger Widerstandskraft führt. Für den Bereich der „Krankheit" (V. 24) illustriert Brockes diesen Wirkungsmechanismus am Beispiel der Pest, die er 1712 in Hamburg noch
selbst erlebt hat. Seit einem letzten großen Ausbruch in Marseille um 1720 galt sie
in Mitteleuropa indes als weitgehend überwunden. Die betreffende Passage im
Gedicht liest sich wie folgt:

> Nicht minder elend und entsetzlich
>   Ist, wann die nimmer satte Pest
> Uns in gesundem Blute plötzlich
>   Ein wildes Feuer wüthen lässt:
> Wann uns ein unerträglichs Brennen,
>   Als wie ein Blitz, den Leib durchfährt;
> Wodurch, eh' wir es hindern können,
>   Der gantze Cörper fault und gährt.
> Wann uns ein Höllen-Durst die Zunge,
>   Die bittern Geifer schäumet, plagt;
> Und unser' eiterichte Lunge
>   Den Gift durch alle Adern jagt:
> Wann wir der besten Freund' auf Erden,
>   In der durch uns verderbten Luft,
> Vergifter, Hencker, Mörder werden,
>   Durch unsrer Cörper faulen Duft.
> Man sieht nicht nur an Krancken kleben
>   Den Todes-Gift; es scheint der Tod
> Noch in den Todten selbst zu leben.
>   O welch ein Stand! o welche Noth! (V. 99–118)[8]

Starkes Fieber und eine eitrig entzündete Lunge, wohl in Verbindung mit dunklem,
fauligem Auswurf („bittern Geifer", V. 108) als Symptome der Infektion deuten auf
eine Form von Lungenpest, die zu 95 % tödlich ist. Sie kann aus der – durch Ratten-
flohbisse übertragenen und weit geringer letalen – Bubonenpest mit den typisch
ausbeulenden Lymphgefäßen auf dem Weg der Blutvergiftung (Pestsepsis) hervor-

---

[8] Brockes: Auszug der vornehmsten Gedichte (Anm. 5), S. 710.

gehen – sekundäre Lungenpest – oder durch Tröpfcheninfektion – primäre Lungenpest – übertragen werden. Die mit geringem Fieber und hoher Selbstimmunisierung
verbundene harmlose abortive Pest scheidet nach Darstellung des Gedichtes aus.
– Weniger die nosologische Einordnung ist aber an Brockes' Text bemerkenswert,
sondern das Bewusstsein für die extreme Ansteckungsgefahr und die weitere Vermehrung von Erregern („Todes-Gift", V. 116) im Körper von Verstobenen. Der
Gedanke, dass Menschen durch den Austausch der ausgeatmeten „verderbten Luft"
selbst „Vergifter, Hencker, Mörder werden" (V. 112 f.) können – „Duft" (V. 114)
bedeutet in dieser Zeit noch Dunst, Nebel, Hauch – ist ungeheuer fortschrittlich.

Auch wenn Bakterien schon 1677 von Antoni van Leeuwenhoek mikroskopiert
wurden, dauerte es noch rund 200 Jahre, bis beispielsweise Robert Koch einzelne
wie den Milzbranderreger (*Bacillus anthracis*) beschrieb, oder bis Louis Pasteur entdeckte, dass bestimmte Bakterienarten andere am Wachstum hindern können. Bis
zu Entdeckung der antibakteriellen Wirkung des Schimmelpilzes Penicilium ver-
ging nochmals mehr als ein Jahrzehnt. Jüngst ist aber auf eine Helmstädter Dis-
putation aus dem Jahre 1681 zwischen dem Physikprofessor Justus Cellarius (1649–
1689) und dem späteren Seuchenarzt Conrad Barthold Behrens (1660–1736) mit
dem Titel *Disputatio physica de penetrabili efficacia effluviorum in afficiendis corporibus anima-
lium* hingewiesen worden. Sie befasst sich mit den zuvor schon von Robert Boyle
angenommenen ‚Effluvien', feinsten, schädlichen Ausströmungen, die sogar auf
Tapeten, Hausutensilien, Münzen oder sogar Spinnweben haften und ansteckend
bleiben sollen.[9]

Von den bakteriologischen Entdeckungen Kochs konnte der Medizinabsolvent
Friedrich Schiller noch nichts ahnen, als er hundert Jahre früher mit einer Arbeit
zur Psychosomatik *Versuch über den Zusammenhang der thierischen Natur des Menschen mit
seiner geistigen* (1780)[10] sowie einer lateinisch verfassten Abhandlung über entzünd-
liche und faulige Fieber an der Hohen Karlsschule in Stuttgart promoviert wurde.[11]
Wie sein Wissen über den Zusammenhang von Leib und Seele in den Jugenddramen
Die Räuber oder *Kabale und Liebe* (1784) zur Anwendung kam,[12] spielt seine Abhand-

---

9   Benjamin Wallura: Ansteckung. Erklärungsansätze frühneuzeitlicher Gelehrter der
     Universität Helmstedt, publiziert auf der Webseite der Herzog August Bibliothek,
     www.hab.de (abgerufen am 9.7.2020).
10   Wolfgang Riedel: Die Anthropologie des jungen Schiller. Zur Ideengeschichte der
     medizinischen Schriften und der „Philosophischen Briefe". Würzburg 1985.
11   Friedrich Schiller: Werke. Nationalausgabe (= NA). Band 22. Weimar 1958, S. 31–62.
12   Hans-Jürgen Schings: Philosophie der Liebe und Tragödie des Universalhasses. *Die*

lung *De discrimine febrium inflammatoriarum et putridarum* (1780) – eine lateinische
Pflichtübung im Promotionsverfahren – für das Gedicht *Die Pest* aus der *Anthologie
auf das Jahr 1782* eine nicht geringe Rolle.

Schillers *Unterscheidung entzündungsartiger und fauliger Fieber* beschreibt mit durchaus dichterisch aufgeladenen Metaphern zwei Kategorien von Erkrankungen: Die
schnell und heftig angreifenden entzündlichen ‚febres inflammatoriae' führen wie
große Helden in der Tragödie einen offenen Kampf, dem begegnet werden kann;
die heimtückisch schleichenden ‚febres putridae' hingegen agieren aus dem Dunklen und Verborgenen, wie die verstellten Intriganten und dunklen Bösewichte auf
der Bühne sind sie kaum abzuwehren.[13] An einem solchen schleichenden Fieber
starb im Juni 1780 Schillers Freund und Mitschüler August von Hoven, was ein
zusätzlicher Anlass für die Abhandlung gewesen sein mag. Die entzündlichen
Fieber werden humoralpathologisch auf zu viel Blut und damit verbundene Rei-
bungshitze zurückgeführt und entsprechend durch Aderlass therapiert; die ‚febres
putridae' hingegen gehen auf eine Gallendysfunktion aufgrund verderblicher, ansteckender Materie zurück und werden mit Brechweinstein behandelt.[14]

„Mikroorganismen als Erreger fieberhafter Erkrankungen waren Schiller und
seinen Kollegen unbekannt."[15] Die Vorstellung krank machender Stoffe (lat. fomes:
Zunder), die aus kleinen Ursachen große Wirkungen entfalten, setzt indes das Wissen von Bakterien oder Viren keineswegs voraus. Sie impliziert aber die Idee der
Ausbreitung, Vermehrung, Infektion. Fieber als Symptom fast jeder epidemischen
Pathologie war Schiller jedenfalls völlig klar. Im Anthologie-Gedicht von 1782 geht
es um eine Diskussion solcher Seuchen in ihrer pathologischen Symptomatik und
metaphysischen Wirkung.

Räuber im Kontext von Schillers Jugendphilosophie. In: Jahrbuch des Wiener Goethe-
Vereins 84/85 (1980/1981), S. 71–95; Wolfgang Riedel: Die Aufklärung und das Unbe-
wußte: Die Inversionen des Franz Moor. In: Jahrbuch der deutschen Schillergesell-
schaft 37 (1993), S. 198–220; Alexander Košenina: Anthropologie und Schauspielkunst.
Studien zur ‚eloquentia corporis' im 18. Jahrhundert. Tübingen 1995, S. 247–266.

[13]   Marianne Schuller: Körper, Fieber, Räuber. Medizinischer Diskurs und literarische
       Figur beim jungen Schiller. In: Wolfram Groddeck, Ulrich Stadler (Hg.): Physiognomie
       und Pathognomie. Berlin, New York 1994, S. 153–168.

[14]   Bernd Werner: Friedrich Schiller (1759–1805): Der Mensch als innigste Mischung von
       Körper und Seele. In: Deutsches Ärzteblatt 109 (2012), S. 913–918.

[15]   Werner: Friedrich Schiller (Anm. 14), S. 916.

Die Pest
eine Fantasie

Gräßlich preisen Gottes Kraft
    Pestilenzen würgende Seuchen,
Die mit der grausen Brüderschaft
    Durchs öde Thal der Grabnacht schleichen.

    Bang ergreifts das klopfende Herz,
Gichtrisch zuckt die starre Sehne,
Gräßlich lacht der Wahnsinn in das Angstgestöhne,
    In heulende Triller ergeußt sich der Schmerz.

Raserei wälzt tobend sich im Bette –
Gift'ger Nebel wallt um ausgestorbne Städte
    Menschen – hager – hohl und bleich –
    Wimmeln in das finstre Reich.
Brütend liegt der Tod auf dumpfen Lüften,
Häuft sich Schätze in gestopften Grüften
    Pestilenz sein Jubelfest.
Leichenschweigen – Kirchhofstille
Wechseln mit dem Lustgebrülle,
    Schröklich preiset Gott die Pest.[16]

Der junge Medizinabsolvent der Hohen Karlsschule verwendet den lateinischen Begriff ‚pestis‘ hier in der Grundbedeutung von Seuche und knüpft damit auch an manche Symptomatik der *febrium inflammatoriarum et putridarum* an. Um „würgende Seuchen" als bedrohliches Schreckgespenst darzustellen, greift – der auch sonst oft gern übertreibende – Schiller nach den stärksten Bildern und Worten. Die „Pestilenzen" schleichen – ähnlich wie die fauligen Fieber – auf grausame Weise durch die „Grabnacht". Erst zeigt die Psychologie der Angst physische Folgen wie klopfendes Herz, gichtrische Zuckungen, grässliches Lachen des Wahnsinns. Nach einer Infektion folgen dann Schwäche und Auszehrung, die Erkrankten drängen „hager – hohl und bleich" ins „finstre Reich" des Todes. Schon in der antiken Humoralpathologie machte man giftige Ausdünstungen, sogenannte Miasmen in der Luft, für die Übertragung des Übels verantwortlich. „Giftger Nebel" sorgt im Gedicht

---

[16]   NA 1, S. 116.

entsprechend für „ausgestorbne Städte". Das mag Anlass zu Panik gegeben haben, welche der hyperbolische Rhetoriker Schiller in „heulende Triller" fasst. Schon der Gottesleugner Franz Moor meint die „hellen Triller" der Hölle zu vernehmen,[17] als er im letzten Akt der *Räuber* von apokalyptischen Träumen in den Wahnsinn getrieben zur Hutschnur greift und sich erdrosselt.

Wie das Drama, so stellt auch das Gedicht die Glaubensfrage im Zeichen der Krise. Seit dem Erdbeben in der Hauptstadt Portugals 1755 geht es in vielen Texten – wie in Voltaires Lehrgedicht *Über die Katastrophe von Lissabon* oder seinem *Candide ou l'optimisme* – konkret um die Theodizee, also eine Rechtfertigung Gottes angesichts maximaler Katastrophen. Die Antwort von Leibniz war, dass Übel notwendig sein müssen, da ein allmächtiger, allwissender und allgütiger Gott sie sonst vermieden hätte. Ergo sei dies die beste aller möglichen Welten. Bei Schiller werden dieser Optimismus und die Allmacht Gottes auf die Probe gestellt: Die Seuche (Subjekt) „preist" in den ersten und letzten Versen grässlich jubelnd und lustbrüllend jene „Kraft" Gottes (Objekt), was einer geradezu hämischen Herausforderung gleichkommt. Als Ferdinand am Ende von *Kabale und Liebe* den Glauben an seine Luise verloren hat und sie vergiftet, ist er ähnlich blasphemisch: „aber wenn die Pest unter Engel wüthet, so rufe man Trauer aus durch die ganze Natur."[18] Der alten Forderung nach Gottvertrauen und Dankespflicht ist längst nicht mehr so umstandslos zu folgen wie eine Generation zuvor. „Trau ihm" lautet der entsprechende Imperativ in der 12. Strophe von Ewald von Kleists *Hymne* auf die Größe des Herrn: „In Ueberschwemmungen, in Krieg und Pest / Trau ihm, und sing' ihm Lob! / Er sorgt für dich; denn er erschuf zum Glück / Das menschliche Geschlecht." Solche Parolen sind 1782 längst obsolet geworden. Schiller, der Arzt, weiß zudem, dass mit bloßem Gottvertrauen keine Epidemie zu bezwingen ist.

Das Problem der Ansteckung, das mit den Wendungen „Todes-Gift" bei Brockes und „Gift'ger Nebel" bei Schiller klar benannt wird, ist mit der Unzuständigkeit Gottes und der Theodizee aber längst noch nicht gelöst. Tatsächlich weiß man darüber zu der Zeit noch viel zu wenig. Johann Georg Krünitz' *Oekonomische Encyklopädie* definiert 1773 im zweiten Band ansteckende Krankheiten als

---

[17]   NA 3, S. 126.
[18]   NA 5N, S. 184.

alle diejenigen, welche von einem Individuo oder Patienten, einem andern der mit ihm umgehet, isset und trinket, seine Kleider anziehet, oder in einem verschloße-nen Zimmer die Ausdünstungen eines solchen kranken Menschen in sich schlucket, mitgetheilet werden, auch sogar, wie in pestilenzialischen Seuchen geschiehet, von einem Hause, Dorfe oder Stadt in die andere sich einschleichen.[19]

Man weiß zwar um die Übertragung durch Luft und körperliche Berührung, die mikrobiologischen Erreger aber bleiben unbekannt.

Im Artikel ,Kranken-Haus' weist Krünitz in Band 47 (1789) entschieden die noch existierende Meinung zurück, dass „Epidemien" wie Ruhr, Faulfieber oder Pest nicht durch Ansteckung übertragen werden. Das Hauptargument für eine Be-handlung in öffentlichen Hospitälern statt zuhause sei die bessere Hygiene und Durchlüftung, um zu vermeiden, dass der Kranke mit jedem Atemzug „das Gift" wieder aufnimmt, „was seine Natur ausdunstete."[20] Die Gefahr der Ansteckung von Ärzten und Pflegern sowie die Weitergabe durch sie selbst wird ebenfalls aus-führlich diskutiert. Das Plädoyer für Anstalten zur Quarantäne und Isolation von ansteckenden Patienten bleibt dabei eindeutig:

Volkreiche Städte sollten billig ein solches Noth=Lazareth haben, auch um darin, in Zeiten, wo keine Epidemie dasselbe anfüllen würde, solche Kranke, deren Uebel entweder von einer entschieden ansteckenden Art wäre, und sich leicht verbreiten könnte, oder wenn auch seine ansteckende Eigenschaft noch zweifelhaft wäre, von einer Beschaffenheit befunden würde, daß man keine gründliche Cur hoffen könnte, oder daß eine Verbreitung desselben aus wahrscheinlichen Gründen zu befürchten wäre, wenn sich der damit Behaftete unter andern Kranken aufhielte, solche Kranke, sage ich, von der Gemeinschaft mit Gesunden und andern Kranken zu entfernen.[21]

Die um 1800 fortbestehende Rätselhaftigkeit der Kontagiosität – wie sie sich etwa in Friedrich Christian Bachs *Grundzügen zu einer Pathologie der ansteckenden Krankheiten* (Berlin 1810) spiegelt – trägt zu deren metaphorischer Übertragung in die Moral und Ästhetik bei. Das zeigt eine grundlegende Arbeit von Cornelia Zumbusch, die daraus die These entwickelt, dass die Weimarer Klassiker Goethe und Schiller ihre

---

[19]   Johann Georg Krünitz: Oekonomische Encyklopädie oder allgemeines System der Staats-, Stadt-, Haus- u. Landwirthschaft. Band 2. Berlin 1773, S. 251.

[20]   Johann Georg Krünitz: Oekonomische Encyklopädie oder allgemeines System der Staats-, Stadt-, Haus- u. Landwirthschaft. Band 47. Berlin 1789, S. 132.

[21]   Krünitz: Oekonomische Encyklopädie (Anm. 20), S. 141 f.

Kunstdoktrin der Autonomie als Freiheit, Reinhaltung, poetische Distanz gegen die naturalistisch-rührende, populäre, wirkungsbezogene, prosaische Kultur ihrer Zeit entwickeln und sich damit als elitäre Kunstschule immunisieren.[22] Tatsächlich ist in der Anthropologie der Aufklärung das Interesse für Affekte, Leidenschaften, sinnliche Wahrnehmungen (gr. αἴσθησις) – als Ursprung einer Logik der Sensitivität, die dann Ästhetik heißen wird –, unwillkürliche Phänomene wie Traum, Trance, Somnambulismus dominant. Überall taucht dabei auch die Metaphorik einer Übertragung von Affekten auf: etwa der rührende Effekt von Tränen auf dem Theater – Lessings Mitleidspoetik –, die ansteckende Wirkung fremden Gebärdenspiels – Johann Jakob Engels *Mimik* –, die Heilung der Seele durch entgegengesetzte Leidenschaften – Ernst Platners *Anthropologie* –, der bannende soziale Sog von Wahnsinn oder religiöser Schwärmerei – Herder und Wieland.

Gegen den Kult spontaner, hoch ansteckender Empfindungen macht die Weimarer Klassik – so Zumbusch – entschieden Front. Goethe hat diesen Kult mit dem *Werther* einst selbst prominent befeuert, in einem Brief bekennt er später mit Verweis auf seinen Debütroman, „daß alle Symptome dieser wunderlichen, so natürlichen als unnatürlichen Krankheit auch einmal mein Innerstes durchrast haben".[23] In *Dichtung und Wahrheit* knüpft er an seine briefliche Rede vom „taedium vitae" an, hier spricht er von der eigenen „Grille des Selbstmords", die mit dem *Werther* eine gewaltige „Explosion" im Publikum bewirkt habe, das „mit seinen „unbefriedigten Leidenschaften und eingebildeten Leiden" dafür disponiert war.[24] Apathie, Seelenstärke, stoische Tugend sind nur einige der empfohlenen, die Empfindungsseuche neutralisierenden Gegenmittel. An erster Stelle steht aber das Motiv reinigender Entsagung.

Vor allem in den *Wahlverwandtschaften* (1809) treten damit die vier Hauptfiguren den epidemisch um sich greifenden Liebeserregern entgegen: Eduard liebt zwar Ottilie, die Nichte seiner Ehefrau Charlotte – wie diese ihrerseits den Hauptmann; alle vier sind aber Meister der Affektkontrolle, der Mäßigung und Selbstdisziplinierung. So zeugen Eduard und Char*lotte* in geistigem Ehebruch einen Sohn, wobei Eduard beim Beischlaf an *Ott*ilie und Charlotte an den Hauptmann *Otto* denkt. Das daraus entspringende Kind *Otto* ist nicht nur namentlich mit den leiblichen wie den

---

22   Cornelia Zumbusch: Die Immunität der Klassik. Berlin 2011.
23   Johann Wolfgang Goethe: Werke. Weimarer Ausgabe (= WA). Weimar 1887–1919, hier
       Band 23, S. 185 f. (Brief an Zelter vom 3.12.1812).
24   Goethe: Werke (Anm. 23), Band 28, S. 220 und 227 f.

in der Einbildungskraft hinzugezogenen ‚geistigen Eltern' verbunden, sondern es sieht Ottilie und Otto auch physiognomisch ähnlicher als Charlotte und Eduard. Auf dieses Modell einer reinen, immunen, gleichsam ungeschlechtlich-geistigen Zeugung wird schon zu Beginn des Romans mit dem Veredeln von Bäumen durch ‚Pfropfen' oder ‚Inokulieren' junger, fremder Zweige auf alte, ursprüngliche Stämme hingearbeitet.[25]

Auch Schiller nutzt zur Abwehr des rührenden, das Mitleid à la Lessing geradezu infektiös ins Publikum übertragenden Aufklärungstheaters das Motiv der reinigenden Veredelung und sogar der Immunisierung durch Impfung. Seine Kampfansage, „dem Naturalism in der Kunst offen und ehrlich den Krieg zu erklären", basiert auf buchstäblicher Kontaktbeschränkung. Wie in der Antike soll eine maximale Distanzierung des Publikums vom Bühnengeschehen durch den Einsatz von Chor, Versifikation, Maske und Kothurn (lat. cothurnus: Stelzenschuh für Schauspieler) erreicht werden.[26] Der Abhandlung *Über das Erhabene* (1801) zufolge, soll das Theaterpublikum zudem durch „Inokulation des unvermeidlichen Schicksals",[27] also durch eine Art Katastrophentraining, eine ästhetische Impfung mit dem Schrecklichen, abgehärtet und zu geistiger, idealistischer Widerstandskraft gegen die – letztlich unerhebliche – physische Gefahr erzogen werden.

Damit hat sich die literarische Sicht auf das Epidemische und Kontagiöse in gut einem Jahrhundert grundsätzlich gewandelt: Während Brockes in der Frühaufklärung das „Todes-Gift" einer Epidemie perhorresziert, um vor der Ansteckungsgefahr zu warnen und an die Dankespflicht gegenüber Gott angesichts der Verschonung oder Überwindung von Krankheit zu erinnern, stellt der Arzt Schiller in der überbordenden Rhetorik des Sturm und Drang anhand einer Seuche die allgütige Macht und Barmherzigkeit Gottes in Frage. In der Klassik dienen schließlich tödliche Krankheitserreger in metaphorisierter Form zur Abwehr des empfindsamen Werther-Fiebers im Roman, dem ein neues Programm der Reinigung und Entsagung entgegengesetzt wird (Goethe); oder zum Kampf gegen das natürliche, psychologische, rührende Aufklärungstheater im Zeichen idealistischer Erhebung

---

25 Zumbusch (Anm. 22), S. 319–360.
26 Friedrich Schiller: Über den Gebrauch des Chors in der Tragödie, NA 10, S. 7–15; Dieter Borchmeyer: „… Dem Naturalism in der Kunst offen und ehrlich den Krieg zu erklären …". Zu Goethes und Schillers Bühnenreform. In: Wilfried Barner, Eberhard Lämmert, Norbert Oellers (Hg.): Unser Commercium. Goethes und Schillers Literaturpolitik. Stuttgart 1984, S. 351–370.
27 NA 21, S. 51.

und Veredelung (Schiller). Damit zeigen Epidemien im 17. und 18. Jahrhundert zwei bis heute gültige Seiten: Einerseits geht es um Darstellungen tödlicher Gefahr und deren Bekämpfung durch Strategien der Medizin und Hygiene; andererseits um die metaphorische Übertragung von Impfung und Immunisierung in die Sphäre der Kunst, um das Programm einer zweckfreien, idealistischen Autonomieästhetik in der Weimarer Klassik rhetorisch zu unterstützen.

Korrespondenzadresse:
Prof. Dr. Alexander Košenina
Leibniz Universität Hannover
Deutsches Seminar
Königsworther Platz 1
D-30167 Hannover
alexander.kosenina@germanistik.uni-hannover.de

Christian Niemeyer

Nietzsches Syphilis – eine „terra incognita",
als blühende Landschaft künftiger Nietzscheforschung aufbereitet

Abstract: The main purpose of this article is to rehabilitate the syphilis diagnosis provided by the German neurologist Paul Möbius in 1902 and attacked by Friedrich Nietzsche's sister Elisabeth Förster-Nietzsche until 1931. Some scholars agree with Elisabeth Förster-Nietzsche or, like Richard Schain, aim at showing that Nietzsche's syphilis was nothing but a legend. Nevertheless, there is enough support for the "brothel anecdote" (1865), reported by Paul Deussen, which eventually unravels the philosopher's excessive concerns about his nose possibly being affected by syphilis. This allows to set some guidelines for further research on a yet uncharted aspect of Nietzsche's biography.

Einleitung

Ich beabsichtige im Folgenden mittels einiger „guidelines" die vorbereitende Urbarmachung eine „terra incognita", die mit „Nietzsches Syphilis" nicht schlecht bezeichnet ist, aber auch den Zusatz „… und die der Anderen" vertrüge.[1] Das Ganze darf auch gelesen werden als Teil eines größeren, mich seit einigen Jahren beschäftigenden und ursprünglich auf die sexualpädagogische Revision des sozialpädagogischen Paradigmas abstellenden Forschungsvorhabens.[2] Es will der Bedeutung der Syphilis in der europäischen Literatur- wie Geistesgeschichte nachgehen, mit Seitenblick auch auf Fälle wie Charles Baudelaire, Jules de Goncourt und Guy de Maupassant und, dies natürlich vor allem: kulminierend im Fall Nietzsche. Sander

---

[1]   Christian Niemeyer: Nietzsches Syphilis – und die der Anderen. Eine Spurensuche. Freiburg im Breisgau [im Druck].

[2]   Christian Niemeyer: Sozialpädagogik als Sexualpädagogik. Beiträge zu einer notwendigen Neuorientierung des Faches als Lehrbuch. Weinheim, Basel 2019.

Gilman hatte eben diese Syphilitiker auf dem Schirm, als er das 19. Jahrhundert das „Zeitalter der Syphilophobie" hieß, für das der Zusammenhang „zwischen einem Leben sexueller Ausschweifung und der schließlichen Bestrafung für solch ein Leben durch Wahnsinn und Tod als Folge von Syphilis"[3] zu einem zumal von Hypochondern begierig aufgegriffenen Risiko gerann, mit Nietzsche gleichsam als Spezialfall vom Typ ‚Künstlerpech'. Gesetzt jedenfalls, was hier gesetzt wird: nämlich, dass Nietzsche sich gleich bei seinem allerersten Bordellbesuch 1865 oder 1866 syphilitisch infiziert hat, wie von Thomas Mann im *Doktor Faustus* (1947) unterstellt, im Nachgang zu einer von Nietzsches Studienfreund Paul Deussen im Jahr nach Nietzsches Tod publizierten Anekdote[4] des Inhalts, Nietzsche habe sich im Februar 1865 in Köln wider Willen in einem Bordell wiedergefunden, von dem andeutungsweise in dem *Zarathustra*-Lied *Unter Töchtern der Wüste* Kenntnis gegeben wird. Soweit die Ausgangsthese in verkürzter Form, auf deren Details noch zurückzukommen sein wird. Im Folgenden seien einige Vorannahmen und Vorbehalte angesprochen, die bei einem Thema wie diesem ins Kalkül zu ziehen sind.

1. Syphilis – einige Erläuterungen zu einer vielfältig,
   auch von Literaten, tabuisierten Geschlechtskrankheit

Vorab: Eine Syphilisdiagnose galt zur Zeit Nietzsches, also in einer Epoche der so gut wie nicht gesicherten Diagnostik wie auch Therapie, als Schreckensbotschaft schlechthin, wie Stefan Zweig, geboren 1881, für die Zeit um 1900 äußerst anschaulich auf den Punkt brachte, nämlich wie folgt:

> [D]amals [ergab] die Statistik beim Militär und in den Großstädten, daß unter zehn jungen Leuten mindestens einer oder zwei schon Infektionen zum Opfer gefallen waren. Unablässig wurde die Jugend damals an die Gefahr gemahnt; wenn man in Wien durch die Straßen ging, konnte man an jedem sechsten oder siebenten Haus die Tafel ‚Spezialarzt für Haut- und Geschlechtskrankheiten' lesen, und zu der Angst vor der Infektion kam noch das Grauen vor der widrigen und entwürdigen Form der damaligen Kuren (…). Durch Wochen und Wochen wurde der ganze Körper eines mit Syphilis Infizierten mit Quecksilber eingerieben, was wiederum zur Folge hatte, daß die Zähne ausfielen und sonstige Gesundheitsschädigungen

---

[3]   Sander L. Gilman: Freud, Identität und Geschlecht. Frankfurt am Main 1994, S. 234 f.
[4]   Paul Deussen: Erinnerungen an Friedrich Nietzsche. Leipzig 1901, S. 24.

eintraten. (…) und selbst nach einer solchen grauenhaften Kur konnte der Betroffene lebenslang nicht gewiß sein, ob nicht jeden Augenblick der tückische Virus aus seiner Verkapselung wieder erwachen könnte, vom Rückenmark aus die Glieder lähmend, hinter der Stirn das Gehirn erweichend.[5]

Kurz: Die Syphilis war das Schreckgespenst des Fin de Siècle, und dies bei einem von Bürger- wie Christentum ausgehenden beharrlich verfochtenen Tabu, es überhaupt beim Namen zu nennen. Ebenso verbot es die Konvention, „vor der Eheschließung nach der Gesundheit eines jungen Mannes zu fragen." Gut achtzig Jahre zuvor hatte Papst Leo XII. (1760–1829), unter der Setzung, Syphilis sei Gottesstrafe, den Gebrauch des Kondoms untersagt, mit dem Argument, es verhindere „die Bestrafung der Sünder an dem Körperteil, mit dem sie gesündigt hatten."[6] Analoge Ansichten griffen – um das auf Nietzsche bezügliche Stichwort ‚Pastorensohn' nicht zu vernachlässigen – im Luthertum Raum und fanden beispielsweise Ausdruck in der Philippika, die der Begründer der Inneren Mission und der Rettungshausbewegung, Johann Hinrich Wichern (1808–1881) unter dem Titel *Ein Votum über das heutige Sodom und Gomorrha* (1851) über beides hielt: Prostitution und Syphilis.[7] Von da ab stand konfessionsübergreifend beides – wenn man so will: Ursache wie Folge – am Pranger. Reklame für Verhütungsmittel, um ein Beispiel zu nennen, war bis 1927 unter Strafe: Diese wurden als „Gegenstände, die zu unzüchtigem Gebrauch bestimmt sind" verboten.[8] Der Justiz oblag auch die Letztkontrolle in puncto der im deutschen Kaiserreich wie in der Donaumonarchie jederzeit zu fürchtenden Zensur – insbesondere Theaterzensur – wegen Majestätsbeleidigung, Gotteslästerung oder des ‚Schmutz- und Schund'-Vorwurfs.[9]

Das Folgeproblem des umschriebenen Erkenntnis- und Handlungsverzichts in betreffs der „Lustseuche" ist damit grundgelegt: Literaten um 1900, den damals zumeist herrschenden Bedingungen einer geschlossenen Gesellschaft unterworfen, mieden bei Strafe des Publikations- und Aufführungsverbots die Vokabel Syphilis in ihren Werken auffällig und im Nachgang zum diesbezüglichen wortreichen

---

[5]   Stefan Zweig: Die Welt von Gestern. Frankfurt am Main 1970, S. 110.
[6]   Ernst Bäumler: Amors vergifteter Pfeil. Kulturgeschichte einer verschwiegenen Krankheit. Hamburg 1976, S. 137.
[7]   Niemeyer: Sozialpädagogik (Anm. 2), S. 151.
[8]   Christian Hartmann, Thomas Vordermayer, Othmar Plöckinger, Roman Töppel (Hg.): Hitler, *Mein Kampf*. Eine kritische Edition. 2 Bände. München, Berlin 2016, S. 1028.
[9]   Anja Schonlau: Syphilis in der Literatur. Über Ästhetik, Moral, Genie und Medizin (1880–2000). Würzburg 2005, S. 101.

Schweigen selbst beim unerbittlichen Aufklärer Émile Zola (1840–1902). Ähnlich
wie dieser französische Meistererzähler und, vor allem – als Autor von *J'accuse!* –
Aufklärer par excellence in seinem Kokottenroman *Nana* (1879–1880), wo viel von
Blattern geredet wird, aber gar nicht, jedenfalls nicht expressis verbis – wie übrigens
auch in den anderen 19 Bänden seiner Familiensaga *Les Rougon-Macquart* (1871–
1893) –, von Syphilis,[10] bevorzugten auch viele andere Autoren wortreiche Um-
schreibungen, selbst jene von Fach, deutlicher: Ärzte mit syphilisspezifischem
Forschungshintergrund wie Arthur Schnitzler (1862–1931), der das Thema Syphilis
in fast allen seinen Dramen, Novellen und Romanen erörterte, am aufschlussreichs-
ten, auch unter sozialpädagogischem Gesichtspunkt, wohl in seinem Roman
Therese. Chronik eines Frauenlebens (1928) – allerdings derart verschlüsselt, dass die
Schnitzler-Forschung Schwierigkeiten offenbarte, den diesbezüglichen Code zu
knacken.[11] Zu vermuten ist, dass sich dies im Fall Nietzsche ähnlich darstellt, dass
also die Nietzscheforschung gut daran tut, mit dem Verdacht an Nietzsches Texte
heranzugehen, sie enthielten auf Nietzsches Wissen um seine Syphilis hinweisende
Subtexte und subjektive Krankheitstheorien.

2. Nietzsches Syphilis als tabuisierte

Das Gegenteil des insoweit zu Fordernden ist also zu beobachten: Komplementär
sowohl zu Émile Zolas als auch Arthur Schnitzlers Zurückhaltung in Sachen der
literarischen Syphilisthematisierung, inklusive jener der über beide Forschenden, ist
auch im Fall Nietzsche Zurückhaltung zu beobachten, so dass der Medizinhistoriker
Ernst Bäumler noch Mitte der 1970er Jahre allen Grund hatte für sein erstauntes
Resümee:

---

[10]   Christian Niemeyer: Und was ist mit Syphilis? Über die mutmaßlichen Hintergründe
      für eine offenkundig „verschwiegene Wahrheit" (*Zarathustra*) bei Nietzsche, aber auch
      in der literarischen Sozialpädagogik- und Vererbungskonstruktion des Émile Zola
      (1840–1902). In: Diana Franke-Meyer, Carola Kuhlmann (Hg.): Soziale Bewegungen
      und Soziale Arbeit. Von der Kindergartenbewegung zur Homosexuellenbewegung.
      Wiesbaden 2018, S. 91–102.
[11]   Christian Niemeyer: Die Bedeutung der Syphilis im schriftstellerischen Werk des Arztes
      Arthur Schnitzler – eine Spurensuche. In: Jahrbuch Literatur und Medizin 12 (2020),
      S. XX–XX.

Offenbar können manche, ob Laien oder Ärzte, den Gedanken nicht ertragen, daß einer der größten Geister der Geschichte (…) an einer [schlecht beleumundeten: Anmerkung des Verfassers] Krankheit zugrunde gegangen sein sollte (…): der progressiven Paralyse. (…). Aber nicht nur das ,liebe Lama', wie Bruder Friedrich seine Schwester Elisabeth in seinen Briefen zu titulieren pflegte, sondern auch eine große Anzahl seiner Biographen und Verehrer wollen die Paralyse Nietzsches nicht wahrhaben. Lieber attestieren sie ihm Schizophrenie, endogene Psychosen der verschiedensten Art, Medikamentenmißbrauch, ja sogar eine nicht von der Syphilis, sondern von Haschisch erzeugte Paralyse.[12]

Dass sich an dieser Mehrheitsmeinung bis auf den heutigen Tag wenig geändert hat, mit der Folge der Begünstigung zwischenzeitlicher Ersatzdiagnosen zur offenbar verpönten Syphilis, offenbart der Fall der Wiener Augenärztin Christiane Koszka, die sich 2009 trotz ihrer spärlichen Nietzschekenntnisse sicher wähnte sagen zu dürfen: „Die Diagnose Neurosyphilis, die im Jahre 1889 in Basel und Jena gestellt wurde, war wahrscheinlich ein typischer Irrtum der Zeit."[13] Nein, war es nicht, lautete die wenig später, gleichfalls in den *Nietzsche-Studien* vorgetragene Antwort von Koszkas Kollegen Thomas Klopstock[14] sowie Roland Schiffter,[15] die überzeugend darzutun vermochten, dass das Attribut ,typischer Irrtum der Zeit' wohl eher das Problem der von ihnen vernichtend kritisierten Ersatzdiagnose Koszkas (MELAS) trifft. Insoweit könnte man folgern, hat sich ja alles gut regulieren lassen, dem Selbstheilungsvermögen der Wissenschaft entsprechend – abgesehen vielleicht von dem Umstand, dass Koszka es mit ihrem zuvor auf Englisch im *Journal of Medical Biography* erschienenen Artikel überhaupt in die *Nietzsche-Studien* schaffte. In diese Richtung weist auch die Nachlässigkeit, mit welcher bis auf den heutigen Tag auf der Internetseite des zuständigen Verlags de Gruyter ein blurb des renommierten Nietzscheforschers Volker Gerhardt zu Karl Jaspers erstmals 1936 vorgelegtem Longseller *Nietzsche. Einführung in das Verständnis seines Philosophierens* präsentiert wird. Nachlässigkeit meint hier nicht etwa, dass der hohe Rang dieser auch heute noch

---

12　Bäumler: Amors (Anm. 6), S. 250.
13　Christina Koszka: MELAS (Mitochondriale Enzephalomyopathie, Laktazidose und Schlaganfall-ähnliche Episoden) – eine neue Diagnose von Nietzsches Krankheit. In: Nietzsche-Studien 39 (2009), S. 573–578, hier S. 578.
14　Thomas Klopstock: Friedrich Nietzsche und seine Krankheiten: kein ausreichender Anhalt für MELAS. In: Nietzsche-Studien 42 (2013), S. 292–297.
15　Roland Schiffter: Friedrich Nietzsches Krankheiten – eine unendliche Geschichte. In: Nietzsche-Studien 42 (2013), S. 283–291.

lesenswerten Gesamtdarstellung dieses bedeutenden Philosophen und Mediziners
in Zweifel stünde. Nachlässigkeit meint vielmehr, dass offenbar niemand im Verlag
– dem Nietzsche-Verlag per se, wie man wohl sagen darf – bis heute auf die Idee
gekommen ist, dass Gerhardts hier nachlesbares Urteil, Jaspers „souveräne, auf
allen verfügbaren medizinischen Daten beruhende Deutung (…) über Nietzsches
Krankheit" sei „von unverminderter Aktualität"[16] nicht wirklich in die Zeit passt,
ja: kaum jemals wirklich ernst gemeint sein konnte. Denn man muss hier bedenken
– und primär Gerhardt hätte dies tun müssen –, dass Jaspers selbst in Sachen dieses
Buches von nach 1945 offen bekundeten argen Zweifeln umgetrieben worden war,
ob seine Darstellung von 1936 eigentlich wissenschaftlich verantwortet werden
konnte angesichts der zahlreichen Scheren im Kopf, die ihm als von NS-Verfolgung
Bedrohten abverlangt waren im Blick auf eine NS-Ikone wie Nietzsche, den krank
zu heißen damals, 1936, lebensgefährlich hätte sein können. Zu dieser insoweit
wohl hinreichend begründeten, hier als symptomatisch für den Rang der Syphilisfrage in der Nietzscheforschung genommenen Nachlässigkeit Gerhardts gesellt
sich jene des vergleichbar renommierten Historikers Ulrich Sieg, der unlängst in
seiner Biographie über Nietzsches Schwester sich ausgerechnet auf Gerhardt berief
bei seinen Ausführungen zu „Nietzsches Krankheiten",[17] was zugleich meint: Wenn
Gerhardt, wie Sieg 2019 in Erinnerung brachte, vor nun bald vierzig Jahren von der
„bis heute nicht ganz sichere[n] Diagnose (…) progressive Paralyse"[18] redet, hätte
dies für Siegs Feststellung von 2019, „dass die Diagnose seiner Krankheiten bis
heute nicht zweifelsfrei feststeht",[19] nur dann Bedeutung, wenn zwischen 1992 und
heute nichts passiert wäre. Weitergehender und nun zusätzlich Gerhardts vor-
erwähntes Lob auf Jaspers einbeziehend: wenn seit 1936 nichts passiert wäre.

In diesen Zusammenhang gehört auch die These, dass auch die Zeit zwischen
1891 und 2019 unter Stillstand verbucht werden könnte – wenn man dem Forschungsbericht einer einleitend bereits erwähnten einschlägigen Studie[20] vertrauen
darf, die über insgesamt 79 Arbeiten zum Thema aus diesem Zeitraum berichtet.
Zu diesem Zweck empfiehlt sich die vergleichende Lektüre der ersten dieser Arbei-

---

[16]   https://www.degruyter.com/view/title/10213?language=de&tab_body=overview (ab-
       gerufen am 10.7.2020).
[17]   Ulrich Sieg: Die Macht des Willens. Elisabeth Förster-Nietzsche und ihre Welt. Mün-
       chen 2019, S. 379.
[18]   Volker Gerhardt: Friedrich Nietzsche. München 1992, S. 60.
[19]   Sieg: Die Macht (Anm. 17), S. 164.
[20]   Niemeyer: Nietzsches Syphilis (Anm. 1).

ten von Hermann Türck[21] und der letzten von Bernhard F. Taureck[22] – mit dem kaum vermeidbaren Eindruck, es handele sich um den nämlichen Autor oder jedenfalls doch um eine vergleichbare Empörung über einen Nietzsche, der als pathologisch rubrizierbare Vorschläge in Sachen des Umgangs mit Schwachen und Kranken unterbreitet habe und um dessen eigene Krankheit man weder wissen wolle noch wissen müsse, weil dies nur zur Exkulpation führen könne, an welcher man nicht interessiert sei, zumal nicht – und damit greift nun die Besonderheit von Taurecks Part von 2019 – nach dem NS-Euthanasie-Desaster und Nietzsches kaum in Abrede zu stellender geistiger Vorläuferschaft für selbige.

Man sieht: Auch hier, zumindest bei diesem ältesten als auch bei jenem jüngsten Beitrag aus diesem Konglomerat von 79 Beiträgen, dominieren bereits ad Volker Gerhardt als auch ad Ulrich Sieg als auffällig notierte Tendenzen, die im Titel dieses Essay aufgerufene „terra incognita" in puncto von Nietzsches Syphilis auf Dauer zu stellen. Dagegen hilft fraglos nicht das Referat der Inhalte der anderen 77 Beiträge aus diesem Forschungsbericht, auch nicht die Konzentration auf die im Gegensatz zu den bisher herausgestellten Tendenzen stehenden. Was aber vielleicht hilft, ist der Versuch, einige Aspekte dieses Forschungsberichts so auf den Punkt zu bringen, dass zumindest doch in Zukunft eine Urbarmachung dieser „terra incognita" gelingt.

3. Nietzsches Syphilis und ihr düsterer Niederschlag im Werk, anhand zweier Beispiele betrachtet

Hilfreich ist dabei vielleicht die folgende Story, spielend am 24. Januar 1889, als die letzte von Nietzsche noch zu Ende redigierte und für den Druck freigegebene Schrift namens *Götzen-Dämmerung oder Wie man mit dem Hammer philosophirt* in die Buchläden kam. Hier konnten Ärzte einer ihrer Profession zugedachten Moral unter anderem den folgenden Ratschlag entnehmen:

---

21 Hermann Türck: Fr. Nietzsche und seine philosophischen Irrwege. Dresden 1891.
22 Bernhard F. Taureck: Nietzsche, ein philosophischer Extremist? In: Dominik Becher (Hg.): Brisantes Denken – Friedrich Nietzsche in Philosophie und Popkultur. Leipzig 2019, S. 73–100.

> Der Kranke ist ein Parasit der Gesellschaft. In einem gewissen Zustand ist es unanständig, noch länger zu leben. Das Fortvegetiren in feiger Anhängigkeit von Ärzten und Praktiken, nachdem der Sinn vom Leben, das Recht zum Leben verloren gegangen ist, sollte bei der Gesellschaft eine tiefe Verachtung nach sich ziehn. Die Ärzte wiederum hätten die Vermittler dieser Verachtung zu sein, – nicht Recepte, sondern jeden Tag eine neue Dosis Ekel vor ihrem Patienten (…).[23]

Derjenige, der diese Sätze – und vergleichbare, kaum bessere – gut vier Monate zuvor zu Papier gebracht hatte, saß zu dem Zeitpunkt, zu dem man dies hätte nachlesen können, mit Syphilisverdacht in der Jenaer Irrenanstalt – und war fraglos dankbar für Ärzte, die um diese seine „Moral für Ärzte" nicht wussten, ihr nicht folgten, ihn also nicht so behandelten, als hätte er das Recht auf ein Leben unter den Bedingungen fortdauernder Wertschätzung verwirkt. Warum aber, so muss dann natürlich gefragt werden, hat Nietzsche Derartiges zu Papier gebracht? Vorerst könnte man antworten: Weil ihn Fragen wie diese aus höchst persönlicher Betroffenheit umtrieben, dies aber immer unter der Setzung, dass es so schlimm mit ihm schon nicht werde.

Und vielleicht auch – so könnte man diese Story noch ein wenig ausspinnen – wäre Nietzsche des Weiteren dankbar gewesen für Ärzte, die sich einen Reim hätten machen können auf das zwischen dem 1. und dem 3. Januar 1889 fertig gestellte Druckmanuskript der *Dionysos-Dithyramben*, insonderheit auf die Zeilen: „Vergiss nicht, Mensch, den Wollust ausgeloht: du – bist der Stein, die Wüste, bist der Tod (…)".[24] Einen Reim etwa derart, dass hier jemand, hart an der Schwelle zum mit dem spektakulären Turiner Zusammenbruch wenige Tage darauf Wirklichkeit gewordenen Übergang ins geistig umnachtete Leben, sich darüber klar wird, dass er eben diesen Zusammenhang zwischen Wollust und Tod in eigener Angelegenheit sträflich vernachlässigt hatte, etwa mehr als zwei Jahrzehnte zuvor in einem Bordell in Köln oder Leipzig 1865 oder 1866. Um die zumal nach den hier nicht im Detail zu erläuternden Einlassungen des Neurologen Ernst Benda[25] wahrscheinlichsten Orte für Nietzsches Infektion mit dem Syphiliserreger noch einmal ins Spiel zu bringen. Und zwar verstärkend zu den von Nietzsche selbst gegebenen Hinweisen

---

[23] Friedrich Nietzsche: Sämtliche Werke. Kritische Studienausgabe in 15 Bänden, herausgegeben von Giorgio Colli und Mazzino Montinari. Band 6. München 1988, S. 134.
[24] Nietzsche: Sämtliche Werke (Anm. 23), S. 387.
[25] Ernst Benda: Nietzsche's Krankheit. In: Monatsschrift für Psychiatrie und Neurologie 60 (1925), S. 65–80.

in dieser Richtung. Denn, gerne ignoriert in der Nietzscheforschung: Das in Rede stehende Gedicht wird beinahe wortwörtlich und unter dem nämlichen Titel – *Unter Töchtern der Wüste* – drei Jahre später von Nietzsche wiederholt, als lasse ihm dies Thema keine Ruhe. Warum? Nun, man beachte die entscheidende Änderung: Im *Zarathustra* endete das Gedicht mit „Die Wüste wächst: weh Dem der Wüsten birgt!"[26] – nun jedoch, 1888–1889, hielt Nietzsche offenbar die zusätzliche Erläuterung für erforderlich, dass er 1885 eigentlich schon hatte warnen wollen vor der ‚Wüste' infolge der Wollust, die, unkontrolliert, zum Tode führt, wenn man sich nicht vorsieht beim Verkehr mit ‚Töchtern der Wüste'.

Zu spät, wie sich nun, nach dem Turiner Zusammenbruch, trocken ergänzen lässt. Im Übrigen: Ob mit Ärzten, die sich auf Literaturexegese dieses Niveaus verstanden und sie auch angewandt hätten auf andere, vergleichbar auskunftsträchtige Texte Nietzsches oder ohne solche – Nietzsches Schicksal war mit eben diesem Turiner Zusammenbruch besiegelt. Elf Jahre später, am Ende einer unaufhaltsam voranschreitenden Demenz als Effekt des tertiären, durch eine progressive Paralyse charakterisierten Stadiums der Syphilis, hatte es sich mit Nietzsche und mit seinem Rest-Leben in häuslicher Pflege seit 1891. Womit es sich hingegen nicht hatte – und damit kommen Vorbehalte à la Türck und Taureck ins Spiel –, waren Theorien wie die im Abschnitt *Moral für Ärzte* aus *Götzen-Dämmerung* genannten, eine „Verirrung", wie Thomas Mann 1947 tadelte, hinzufügend, derlei sei „in die Theorie und Praxis des Nationalsozialismus übergegangen."[27] Einverstanden. Trägt aber – und dies ist eine Frage, die zumal die Nietzschesympathisanten jenseits von Türck und Taureck umtreibt und umtreiben muss – Nietzsche Schuld an diesen Sätzen im Sinne strafrechtlicher Verantwortung? Oder hat es, im Sinne einer auf ihn zurückgehenden Wendung – „[D]u wirst gethan! in jedem Augenblicke!"[28] –, aus ihm gesprochen, ja: bitter und verzweifelt aus ihm geklagt, im Wissen um eine Krankheit, deren schreckliche fernere Folgen ihm hin und wieder glasklar vor Augen standen, wie anhand der beiden eben angeführten Stellen aus *Götzen-Dämmerung* und den *Dionysos-Dithyramben* wahrscheinlich ist, ebenso wie am Exempel eines spektakulären, weitgehend unbekannten Zitats? Auf das wir nun, zum Ende hin, etwas genauer eingehen wollen.

---

[26] Nietzsche: Sämtliche Werke. Band 4 (Anm. 23), S. 385.
[27] Thomas Mann: Nietzsche's Philosophie im Lichte unserer Erfahrung (1947). Gesammelte Schriften. Band 9. Frankfurt am Main 1990, S. 675–712, hier S. 702 f.
[28] Nietzsche: Sämtliche Werke. Band 3 (Anm. 23), S. 115.

4. Nietzsches Syphilis als von ihm selbst eingestandene und ansatzweise behandelte

Entdeckt habe ich das Zitat im Herbst 2019 recht unspektakulär, nämlich am Schreibtisch, bei Durchsicht der Jenaer Krankengeschichte, aus der zuerst Erich F. Podach 1929 zitierte und dessen letzte, noch einmal durchgesehene Fassung Pia Daniela Volz 1990 erstmals publizierte. Hier findet sich das auf den 17. Juni 1889 datierte Notat und von Volz von „Turnbewegungen" zu „Turnübungen" verbesserte Zitat: „Macht Turnübungen, hält oft stundenlang seine Nase fest".[29] Es ist nicht ersichtlich oder gar überliefert, dass das Jenaer Personal seinerzeit diesem Notat größere Bedeutung beimaß. Auch in der Nietzscheforschung fand es meiner Beobachtung zufolge kaum jemand weltweit bis auf den heutigen Tag Beachtung. Dies gilt auch für jene, die vom Fach sind. Zu denken ist etwa an Christopher M. Owen et al., die den Jenaern eine Art Vorentschiedenheit pro Syphilisdiagnose meinten vorwerfen zu können: [T]he Jena records were made by persons who had paralysis (i.e., syphilis) in mind all the time". Komplementär dazu gestanden sie ihren Vorrednern Leonard Sax[30] und Richard Schain[31] „powerful arguments" zu, „that Nietzsche did not have syphilis at all", um selbstsicher und ganz im Sinn der Vorgenannten hinzuzufügen, „the actual event of Nietzsche's presumed infection is known only through third-hand accounts at best".[32] Ist, zurückgefragt, ein Notat wie das eben zitierte aus dem Jenaer Krankenjournal eine ‚third-hand-information'? Oder stammt sie nicht vom Betroffenen selbst, muss also ernstgenommen und sorgsam interpretiert werden?

Die Frage ist rhetorisch und richtet sich damit kritisch auch an die Adresse des Berliner Neurologen Roland Schiffter. Er ist der Einzige, der sich bisher für das ‚Nasen-Notat' vom Juni 1889 interessierte – ein ernst zu nehmendes Interesse, ist doch Schiffter einer der engagiertesten Proponenten der Syphilisdiagnose. Umso auffälliger, dass er an jenem Notat nur das „stundenlang" für auffällig hielt, unter

---

[29]   Pia Daniela Volz: Nietzsche im Labyrinth seiner Krankheit. Eine medizinisch-biographische Untersuchung. Würzburg 1990, S. 401.

[30]   Leonard Sax: What was the cause of Nietzsche's dementia? In: Journal of Medical Biography 11 (2003), S. 47–54.

[31]   Richard Schain: The Legend of Nietzsche's Syphilis. Westport, London 2001.

[32]   Christopher M. Owen, Carlo Schaller, Devin K. Binder: The Madness of Dionysus: A Neurosurgical Perspective of Friedrich Nietzsche. In: neurosrurgery-online 61 (2007), S. 626–632, hier S. 628.

dem Gesichtspunkt der sich darin aussprechenden „Stereotypie"[33] – nicht aber auf die Idee kam danach zu fragen, was Nietzsche da eigentlich stundenlang festgehalten hat: eben die Nase, also exakt das Organ, um dessen Bestand ein auch nur ungefähr über die Syphilis informierter Patient damals als allererstes fürchten musste. Und dass Nietzsche dieser von Ärzten gefürchteten Patientengruppe der sich selbst Expertisierenden zugehörte, stellt beispielsweise Aphorismus 268 aus *Der Wanderer und sein Schatten* (1880) klar, der mit den Worten beginnt: „Es jammert uns, wenn wir hören, dass einem Jünglinge schon die Zähne ausbrechen, einem Andern die Augen erblinden".[34] Was Nietzsche hier beschreibt, sind klassische, in der damaligen Literatur sowie Fachliteratur vielfach beschworene Syphilis-Folgen, die – deswegen sind wir im Vorhergehenden auf sie eingegangen – offenbar auch in Thomas Manns Novelle *Der Weg zum Friedhof* angesprochen werden. Aber es wirkt auch ein wenig wie abgeschrieben von Nietzsches Idol jener Jahre, Voltaire, dem Nietzsche das Werk, aus dessen 2. Fortsetzung wir eben zitierten, dedizierte und dessen Romansatire *Candide* (1759) in Nietzsches persönlicher Bibliothek prominent vertreten ist.[35] Insoweit dürfte Nietzsche kaum entgangen sein, dass Voltaire das Mitleid seines Romanhelden mittels der folgenden Szene auf die Probe stellte:

> Am nächsten Tag begegnete er auf einem Spaziergang einem Bettler, dessen Haut über und über mit Pusteln bedeckt war. Seine Augen waren erloschen, seine Nasenspitze abgefressen, und dazu hatte er einen schiefen Mund und schwarze Zähne. Er sprach mit heiserer Stimme, von heftigen Hustenanfällen unterbrochen, wobei er jedesmal einen seiner Zähne ausspie.[36]

Kein Zweifel, wenn man Voltaires *Candide* im Kontext bedenkt: Nietzsches Idol – ab 1878 – redete hier von der Syphilis damals und deren schrecklichen Nebenfolgen – so wie auch Nietzsches in WM 268, nun für seine Zeit und, zugegebenermaßen, unter Ausklammerung der Nase. Aber dass Voltaires ‚abgefressene Nasenspitze' ihm nicht aus dem Sinn gegangen sein dürfte, und zwar bis in den Januar 1889

---

33 Roland Schiffter: Carus – Darwin – Nietzsche: Mittler zwischen Romantik und Moderne. Ihre Leben, ihre Leiden. Würzburg 2013, S. 72.

34 Nietzsche: Sämtliche Werke. Band 2 (Anm. 23), S. 668.

35 Giuliano Campioni, Paolo D'Iorio, Maria Cristina Fornari, Francesco Fronterotta, Andrea Orsucci (Hg.): Nietzsches persönliche Bibliothek. Berlin, New York 2013, S. 635.

36 Voltaire: Sämtliche Romane und Erzählungen. 2 Bände. Band 1. Frankfurt am Main 1981, S. 290.

hinein, ist keine gar so unwahrscheinliche Zusatzannahme, als dass man sie hier nicht vortragen und einfließen lassen könnte in einen Interpretationsvorschlag zum ‚Nasen-Notat' wie dem folgenden: Am 17. Juni 1889, dem Tag, von dem das ‚Nasen-Notat' stammt, trug „des Vergessens Kunst",[37] die Nietzsche noch im Sommer 1888 in Vorarbeiten zu den *Dionysos-Dithyramben* beschworen hatte, nicht mehr. Folge: Angesichts des dem Patienten Nietzsche noch Ende März 1889 attestierten Krankheitsbewusstseins[38] bricht das bisher kunstvoll Verdrängte unvermutet durch und begehrt Mitspracherecht im Reich des Manifesten, etwa in Gestalt der entsetzten stillen Frage Nietzsches, die wir hier als Subtext des in Rede stehenden Eintrags vom 17. Juni 1889 meinen vorschlagen zu dürfen:

> Oh Gott, es ist passiert, was ich lange schon befürchtet hatte, die Paralyse als schlimmste Folgeerscheinung meiner syphilitischen Infektion, ist ausgebrochen, und ich muss so gut es geht versuchen, der weiteren fatalen Entwicklung Einhalt zu gebieten!

Etwas ausführlicher geredet: Nietzsche wusste um seine Syphiliserkrankung und verstand womöglich gar, zumindest in ersten Umrissen, seinen Turiner Zusammenbruch vom Januar 1889 als Indiz dafür zu lesen, in das tertiäre und damit finale Stadium dieser seiner Geschlechtskrankheit, in die paralytische, eingetreten zu sein. Zu deren von etwa einem Drittel der Fälle erreichten Merkmalen gehört die unaufhaltsam voranschreitende und am Ende vollständige Demenz. Und um diese Entwicklung aufzuhalten, schien dem Patienten Nietzsche das ‚stundenlange Festhalten' eben dieses Organs ein durchaus probates Mittel. Rührend dabei, wenn man so sagen darf, dass er, um dem Personal keinen Rückschluss auf diese seine Befürchtung zu erlauben, das Ganze als Teil von ‚Turnübungen' tarnte – und mit dieser Tarnung, wie das Notat beziehungsweise seine angesprochene Geringschätzung durchs Jenaer Personal sowie Roland Schiffters 2013er Stereotypie-Diagnose erkennen lässt, erfolgreich war.

Wem diese lange Übersetzung des in Rede stehenden kurzen Einzeilers zu weit hergeholt scheint, dem sei ein Blick in *Meyers Hand-Lexikon* (1878) empfohlen, dessen Langversion – *Meyers Konversations-Lexikon* – von Thomas Mann für die medizinischen Partien seines Romans *Buddenbrooks* (1901) benutzt hat[39] und womöglich

---

[37] Nietzsche: Sämtliche Werke. Band 13 (Anm. 23), S. 557.
[38] Volz: Nietzsche (Anm. 29), S. 397.
[39] Schonlau: Syphilis (Anm. 4), S. 166.

auch schon für die oben angesprochene Ausgestaltung des Nasen-Partie in seiner Novelle *Der Weg zum Friedhof* nutzte. Hier konnte, wer wollte, zum Stichwort „Nase" unter „Krankheiten der N.", als letztes, nach „Schnupfen", „Nasenbluten" sowie „Polypen", lesen: „Syphilis. Letztere führt oft zu Zerstörung der äussern N."[40] Wichtig ist in diesem Zusammenhang nicht, ob Nietzsche oder Thomas Mann speziell diesen Eintrag gelesen haben. Wichtig ist, zumal was Nietzsche angeht, der Sachverhalt selbst: Nietzsche, seit seiner Schulzeit leidend und seit Herbst 1865 in neuer Qualität, schließlich ab Herbst 1879 krankheitsbedingt Frühpensionär, begann sich sukzessive als sein eigener Arzt einzurichten – und ließ, beispielsweise seine Nächsten in Naumburg im Juli 1881 von Sils-Maria aus wissen:

> Mein Gehirnleiden ist sehr schwer zu beurtheilen, in Betreffs des wissenschaftlichen Materials, welches hierzu nöthig ist, bin ich jedem Arzt überlegen (…). Vertraut mir doch ein wenig mehr auch hierin! Bis jetzt bin ich erst 2 Jahre in meiner Behandlung.[41]

Vier Jahre später betonte Nietzsche im Blick auf das Hilfeansinnen Malwida von Meysenbugs geradezu trotzig: „Ich selber bin bei weitem mein bester Arzt."[42] Die hier zutage tretende, erstmals von Thomas A. Long[43] herausgestellte Denkfigur wird neuerdings in Analogie zu Foucaults Konzept der Gouvernementalität gesehen und als fortschrittlich gewertet.[44] Mir scheint dies ein wenig beschönigend gesehen, ohne zureichendes Verständnis für die Not Nietzsches, resultierend aus einem so gut wie kompletten Ärzteversagen. Stefanie Fröschen hat dies in ihrer medizinischen Dissertation zu Guy de Maupassants Syphilis sehr genau aufgearbeitet,[45] mit, wie mir scheinen will, einiger Bedeutung für den Fall Nietzsche. Denn

---

[40]   Meyers Hand-Lexikon des Allgemeinen Wissens. 2 Bände. 2. Auflage. Leipzig 1878, S. 1330.
[41]   Friedrich Nietzsche: Sämtliche Briefe. Kritische Studienausgabe in 8 Bänden, herausgegeben von Giorgio Colli und Mazzino Montinari. Band 6. München 1986, S. 103.
[42]   Nietzsche: Sämtliche Briefe. Band 7 (Anm. 41), S. 29.
[43]   Thomas A. Long: Nietzsche's Philosophy of Medicine. In: Nietzsche-Studien 19 (1990), S. 112–128, hier S. 112.
[44]   Vanessa Lemm: Biopolitische Betrachtungen zur Figur des Arztes in Nietzsches Philosophie. In: Orsolya Friedrich, Diana Aurenque, Galia Assadi, Sebastian Schleidgen (Hg.): Nietzsche, Foucault und die Medizin. Philosophische Impulse für die Medizinethik. Bielefeld 2016, S. 183–201.
[45]   Stefanie Fröschen: Die Krankheit im Leben und Werk Guy de Maupassants. Die Bedeutung seiner Syphilis-Erkrankung für seine Dichtungen. Aachen 1999, S. 52 f.

seine medizinische Expertisierung ist nicht nur eine freiwillige Leistung eines seine Mündigkeit Reklamierenden. Sondern sie ist allererst als kritisches Statement zu lesen im Blick auf den damaligen Zustand einer Profession, die erst mühsam lernen musste, dass man über Syphilis offen und auch auf die Gefahr hin, den Patienten zu verärgern, sprechen muss – eine Kritik insbesondere an Nietzsches Arzt Otto Eiser übrigens, wie hier nicht mehr im Detail begründet werden kann.[46]

Davon bleibt der Befund selbst unbetroffen: Nietzsche hielt sich als sein eigener Arzt zu allem Möglichen auf dem Laufenden, etwa, wie Andreas Urs Sommer herausarbeitete, zu den Themen Schwangerschaft, Onanie und Syphilis,[47] dies jeweils mittels des seit Juni 1875 in seinem Besitz befindlichen Gesundheitsratgebers *Das Buch vom gesunden und kranken Menschen*. In ihm findet sich – um auf das ‚Nasen-Notat' vom Juni 1889 zurückzukommen – zum Lemma „Nase" auch der Umstand „Verlust" derselben verzeichnet.[48] Gleichfalls Nietzsches persönlicher Bibliothek zugehörend und von Sommer beachtet: Das *Compendium der praktischen Medicin*, welches im Index das Stichwort „Nasensyphilis"[49] ausweist. In Betracht kommt des Weiteren Nietzsches Wissen um Gustave Flauberts Reisebericht von 1850 aus Nordafrika über Syphilitiker mit „Löchern an der Stelle der Nase."[50]

5. Die Syphilisfrage als kritische Frage an die Nietzscheforschung der Zukunft,
   die jedenfalls einem nicht mehr anhängen darf: einem anti-biographischen Apriori

Und was folgt aus dieser Ableitung? Nun, zunächst einmal nur: die Setzung der Syphilisdiagnose als noch nicht falsifizierte – eine Setzung, die kaum spektakulärer als die umgekehrte, in der Nietzscheforschung gängige: die nämlich, dass man, da nicht sicher geredet werden könne über Nietzsches Syphilis, besser von ihr schweigen solle. Oder allenfalls darüber spaßen könne nach dem Muster von Elke

[46] Niemeyer: Nietzsches Syphilis (Anm. 1).
[47] Andreas Urs Sommer: Kommentar zu Nietzsches *Zur Genealogie der Moral*. Berlin, Boston 2019, S. 366, 489 und 513.
[48] Carl Ernst Bock: Das Buch vom gesunden und kranken Menschen. 8. Auflage. Leipzig 1870, S. 756.
[49] Carl Ferdinand Kunze: Compendium der Praktischen Medicin. 7. Auflage. Stuttgart 1881, S. 419.
[50] Cornelia Hastings (Hg.): Gustave Flaubert. Der Briefwechsel mit Guy de Maupassant. Zürich 1977, S. 156.

Wachendorff, die unlängst im Jahrbuch *Nietzscheforschung* eine anti-psychiatrische Pointe wie die Folgende vortrug:

> Und so erblickten ihn die Vermieter im Januar 1889, als sie von seinem Tanzgesang und Poltern aufgeschreckt, durchs Schlüsselloch lugten: Ein ungebundener Bär im Tanz, seinem eigenen Tanz, frei von allem Sollen und Müssen, schlechtem Gewissen und Schuldgefühl, frei von aller Bewegung, ganz bei sich selbst und glücklich. Der tanzende Bär ganz ohne Ketten: seine Umwelt aber fühlte sich von so viel ausgelassener Freiheit irritiert und bedroht. Und so sperrte sie ihn künftig ein und fort.[51]

Nicht, dass mir die Flucht in derlei Krankheitsmetaphysik gänzlich unverständlich wäre, im Gegenteil: Auch mir wäre es hin und wieder durchaus lieb, mir Nietzsche als einen krank Gemachten zu fingieren, als Opfer einer auf ein Ereignis wie ihn nicht wirklich vorbereiteten Umwelt. Hilft dies aber dauerhaft, weitergehender: Negiert die Wiederkehr von derlei Metaphysik nicht nachhaltig Nietzsches Vermächtnis, das sich doch wohl vor allem im Gedanken der neuen Aufklärung bündeln lässt?

Dies vorausgesetzt, bleibt nur noch das Zugeständnis, dass einem die Schlüssellochperspektive eigentlich gegen den Geschmack gehen sollte, ebenso wie die durch die Studentenbewegung populär gewordene Parole „Das Private ist politisch!". Reinhard Goering, lebensreformerischen Bewegungen zurechenbar, brachte die Sache schon vor bald neunzig Jahren auf den Punkt, als er zu Nietzsche notierte: „Ob er Lues hatte, ist so gleichgültig, daß wir ruhig zugeben können, er hat sie zehnmal gehabt und alles übrige dazu. Damit wird gar nichts gesagt".[52] Heute indes, nach den schrecklichen Jahren des Nationalsozialismus und den vielfältigen Versuchen, Nietzsche als NS-Staatsphilosophen in Dienst zu stellen,[53] ist kein Platz mehr für derlei Gleichgültigkeit, stellt sich eine ganz andere Frage: Wie soll man das seit gut einhundertfünfundzwanzig Jahren immer wieder aufs Neue in der Nietzscheforschung und auch außerhalb von ihr lautstark skandalisierte Unausgewogene bei Nietzsche, das Hasserfüllte, das Fanatische, ja das Biologistische und

---

51 Elke Wachendorff: Der tanzende Bär in Ketten. Über die Gebundenheit, die Entbindung und die Freiheit des Geistes. In: Nietzscheforschung 26 (2019), S. 155–169, hier S. 169.

52 Reinhard Goering: Der „kranke" Nietzsche. In: Die Literatur: Monatsschrift für Literaturfreunde 35 (1932–1933), S. 249.

53 Christian Niemeyer: „Auf die Schiffe, ihr Philosophen!" Friedrich Nietzsche und die Abgründe des Denkens. Freiburg i. Br. 2019, S. 326–352.

auf Erbkrankheiten aller Art desaströs und fast mit Vernichtungsfreude Reagie-
rende eigentlich anders verstehbar machen als mittels des biographischen Zugangs
und der durch ihn möglichen Einblicke in das zutiefst Tragische an einem Lebenslauf wie jenem Nietzsches? Jedenfalls muss die Umkehrprobe doch auffallen: Alle
veritablen Nietzschehasser im Verlauf der Rezeptionsgeschichte haben den biographischen Zugang und jedwede psychologische Erklärung strikt untersagt, wollten,
wie im Buch zu diesem Essay für Sergej F. Oduev, Wolfgang Harich, Timo Hoyer,
Domenico Losurdo, Malcolm Bull, Jochen Schmidt und Bernhard F. Taureck gezeigt wird,[54] Nietzsche zur Rechenschaft ziehen, ohne Pardon. Mein Ansatz ist, wie
hoffentlich deutlich geworden ist, ein anderer, gegenläufiger und geht dahin, Verständnis für den Umstand geschaffen werden, dass Nietzsches Philosophie, auch
seine Philosophie der Liebe, unter dem Vorzeichen des sukzessiv wachsenden
und / oder von ihm zugelassenen Wissens um die Hintergründe seiner Syphilis
einen grundlegend anderen Charakter gewann, einen am Ende tragischen.

Dies zu erkennen erfordert meines Erachtens die grundlegende Absetzung von
dem seit Werner Stegmaier modisch gewordenen und auch von Marcus Andreas
Born verfochtenen anti-biographischen Apriori, „weder in der Biographie des Autors,
noch in anderen Werken oder gar dem Nachlass den Ausgangspunkt zu suchen, um
ein einzelnes Werk zu interpretieren", sondern den Fokus auf „den Text selbst"[55]
zu legen, so wie dies neuerdings auch im *Nietzsche-Lexikon* von Enrico Müller[56]
geschieht, das demonstrativ mit dem *Ecce-homo*-Zitat ausklingt: „Das Eine bin ich,
das Andere sind meine Schriften".[57] Das Problem ist nur: Hätte sich Nietzsche
beim Schreiben seiner Autobiographie an diese Maxime gehalten, wäre *Ecce homo*
ein komplett belangloses Buch geworden, instruktiv allenfalls für jene, die interessiert hätte, ob Nietzsche Bier oder Wein bevorzugte – Wein natürlich, so viel sei
hier verraten. Und, schlimmer: Wer diesen Satz wie eine Monstranz vor sich meint
hertragen zu müssen, um zu folgern: „Insbesondere schlichte Rückschlüsse von
Nietzsches Leben auf sein Werk verbieten sich so",[58] hat zu erklären, mit welchem
Recht er hat zu erklären, mit welchem Recht er die von Marco Brusotti sehr um-

---

54   Niemeyer: Nietzsches Syphilis (Anm. 1).
55   Marcus Andreas Born: Perspektiven auf eine Philosophie der Zukunft in *Jenseits von Gut
     und Böse*. In: Ders. (Hg.): Friedrich Nietzsche: Jenseits von Gut und Böse. Berlin 2014,
     S. 1–16, hier S. 3.
56   Enrico Müller: Nietzsche-Lexikon. Leiden, Boston 2020, S. 257.
57   Nietzsche: Sämtliche Werke. Band 6 (Anm. 23), S. 298.
58   Werner Stegmaier: Friedrich Nietzsche zur Einführung. Hamburg 2011, S. 74.

sichtig zusammengetragenen Gründe für das Argument, alle Texte Nietzsches seien „'autobiographisch', auch wenn sie keine Autobiographien sind",[59] ignoriert, inklusive der ‚Mitte-November-Fassung' von *Ecce homo*, die an der bezeichneten Stelle den Satz vorsah: „Zuletzt rede ich nur von Erlebtem, nicht bloß von ‚Gedachtem': der Gegensatz von Denken und Leben fehlt bei mir".[60] Gesetzt, was man wohl angesichts der Grundanlage des *Ecce homo* setzen darf, dies sei die wahre Meinung Nietzsches, die er in gleichsam letzter Minute unter den Tisch fallen ließ, um Aufklärung über sich zu erschweren,[61] bleibt nur der Schluss, dass Stegmaier, Born als auch Müller dieser Täuschungshandlung Nietzsches aufsitzen. Die Folgen lassen sich gleichsam vor Ort besichtigen: Aus Müllers *Nietzsche-Lexikon* von 2020 erfährt man so gut wie nichts über „das Eine" – und ist insoweit auch beim „Anderen" mehr oder weniger auf sich gestellt. Anders beim *Nietzsche-Lexikon* von 2009/2011: Nietzsches Privates wird hier in sehr vielen Lemmata beachtet und deutlich gemacht, dass Nietzsche zumal dort, wo er seinem Projekt einer „Psychologie des Philosophen" das Wort redet,[62] nach dem eben herausgestellten Satz aus der ‚Mitte-November-Fassung' von *Ecce homo* verfuhr und nicht nach jenem aus der von Stegmaier wie Müller ins Zentrum gerückten Druckfassung. Für diesen insofern von Nietzsche selbst geforderten biographischen Zugang auf Nietzsche möchte ich mit diesem Essay sowie dem ihm zuzurechnenden Buch neue Rechte und Räume sichern, Platz also allemal, zumal für die Einsicht, dass Schweigen und Verschweigen gerade im Blick auf ein Thema wie dieses niemandem weiterhelfen und also als unzeitgemäß in Bann getan werden müssen.

Fazit

Die Diagnose Syphilis ist im Lichte des Vorgetragenen wahrscheinlicher denn je, im Gegensatz namentlich zu Richard Schain, einem Neurologen und Psychiater aus Kalifornien, der in seinem Buch *The Legend of Nietzsche's Syphilis* (2001) die These

[59] Marco Brusotti: Wiederholte Lebenskrisen. Nietzsches Selbst-Konstruktionen 1867–1887. In: Nietzscheforschung 25 (2018), S. 101–122, hier S. 121.
[60] Nietzsche: Sämtliche Werke. Band 14 (Anm. 23), S. 485.
[61] Christian Niemeyer: Nietzsche auf der Couch. Psychologische Lektüren und Relektüren. Weinheim, Basel 2017, S. 298–307.
[62] Christian Niemeyer: Psychologie der Philosophen. In: Ders. (Hg.): Nietzsche-Lexikon. 2. Auflage. Darmstadt 2011, S. 316–318.

stark zu machen suchte, Nietzsches Syphilis sei substantiell nichts weiter als eine kunstvoll arrangierte Legende von Nietzschebefürwortern wie Wilhelm Lange-Eichbaum, die nach 1945 Nietzsche von Angriffen derer entlasten wollten – ein Beispiel dafür, Bernhard F. Taureck, haben wir bereits genannt –, die die Nazifizierung Nietzsches nicht für einen Betriebsunfall hielten, sondern als folgerichtig erkannten. Wichtig insoweit für mich und auch durch die Sache gerechtfertigt: Die Schain-Kritik Sander L. Gilmans in seiner Rezension nach dem Motto: „You should still turn to Volz for account of the illness and death of Nietzsche if you are at all interested in this question".[63] Kurz: Dieser subtile und für Schain ‚tödliche' Hinweis ausgerechnet seitens einer von ihm durchweg ignorierten Nietzsche- wie Syphilisexperten wie Gilman auf die von Schain weit unterschrittene Benchmark, Volz' 1990er Dissertation,[64] adelt dasselbe als Standardwerk zu diesem Thema, auch, weil es auf Hunderten von Seiten Archivalien verfügbar machte, die in der Summe an der Syphilisdiagnose kaum zu zweifeln erlauben, zusammen mit dem im Vorhergehenden erläuterten ‚Nasen-Notat'. Und zusammen mit den zahllosen Hinweisen auf Nietzsches Syphilis in seinem Werk. Aber dies ist schon wieder ein anderes Thema,[65] auf dessen Bedeutung hinzuweisen Absicht des Vorstehenden war.

Korrespondenzadresse:

Prof. Dr. Christian Niemeyer,

Professor für Sozialpädagogik (i.R.)

Technische Universität Dresden

Hennigsdorfer Straße 137c

D-13503 Berlin

niem.ch2020@outlook.de

---

[63] Sander L. Gilman: Rezension von Richard Schain: The Legend of Nietzsche's Syphilis (2001). In: ISIS. A Journal of the History of Science Society 93 (2002), S. 733.

[64] Volz: Nietzsche (Anm. 28).

[65] Niemeyer: Nietzsches Syphilis (Anm. 1), S. 149–153.

Corina Caduff

Autobiografische Sterbeliteratur

Abstract: In recent years, a new genre has emerged, which could be called auto-biographical death reports: Terminally ill people publish reports of their deaths in unprecedented numbers and in a wide range of media. Particularly striking is the increasing number of publications by writers who, at the end of their lives, write a final book about their experience of dying: they focus on their decaying body, describe medical therapies and communication with health professionals, they strive to create coherent retrospectives of life, and express their despair and isolation. What function do such reports have for those who write them? And what can we and others who are not yet dying learn from these reports?

Seit etwa ein bis zwei Jahrzehnten lässt sich ein wachsendes öffentliches Interesse an der Thematik von Sterben und Tod beobachten:* Erfahrungen mit unheilbaren Krankheiten und damit verbundene Sterbeprozesse werden in verschiedenen Medien besprochen und rücken ins Blickfeld von diversen Forschungsrichtungen; Fachliteratur zur Sterbebegleitung boomt, und das Lebensende wird zunehmend als eigenständige Lebensphase anerkannt.

In diesem Kontext ist auch die Konjunktur öffentlicher Äußerungen von Sterbenden zu sehen, die heute in nie gesehener medialer Vielzahl kursieren: Tödlich erkrankte Personen schreiben Bücher über ihre Erkrankung, oder sie artikulieren ihre Krankheitsgeschichte qua Social Media in Text- und Videoblogs; sie äußern sich in Talksendungen oder Reality-TV-Shows,[1] oder sie willigen ein, dass ein Dokumentarfilm über sie gedreht wird: Sie zeigen ihre Geschichte, und sie wählen das Format.

---

*   Der Essay ist im Rahmen des SNF geförderten Forschungsprojektes *Sterbesettings* der Berner Fachhochschule entstanden (2020–2023): https://sterbesettings.ch (abgerufen am 9.7.2020).

[1]   *Over Mijn Lijk*, https://oml.bnnvara.nl (abgerufen am 9.7.2020).

Angesichts dieser Entwicklung lässt sich von einem neuen Genre sprechen, das man „Autobiografische Sterbeberichte" nennen könnte. Darunter sind öffentliche Verlautbarungen zu verstehen, die auf einer medizinisch diagnostizierten limitierten Lebenserwartung beruhen und sich über die letzte Lebensphase hinweg erstrecken. Manche der Berichte umfassen ab dem Zeitpunkt der Diagnose lediglich wenige Wochen, andere erstrecken sich über mehrere Jahre.

Innerhalb dieses Genres fallen seit wenigen Jahren zunehmende Veröffentlichungen von etablierten Autorinnen und Autoren auf, die am Ende ihres Lebens ein letztes Buch über ihre tödliche Erkrankung und den bevorstehenden Tod schreiben:

Christoph Schlingensief *deutscher Künstler*	1960–2010	So schön wie hier kanns im Himmel gar nicht sein. Tagebuch einer Krebserkrankung (2009)
Jenny Diski *britische Schriftstellerin*	1947–2016	In Gratitude (2016)
Christopher Hitchens *US-amerikanischer Publizist*	1949–2011	Endlich. Mein Sterben (2013)
Peter Esterházy *ungarischer Schriftsteller*	1950–2016	Bauchspeicheldrüsentagebuch (2017)
Cory Taylor *australische Schriftstellerin*	1955–2016	Sterben. Eine Erfahrung (2016)
Julie Yip-Williams *US-amerikanische Autorin*	1976–2018	The Unwinding of the Miracle (2019)

Erkrankte Personen, die sich öffentlich über ihre Erkrankung äußern wollen und im Schreiben weniger geübt sind, veröffentlichen beispielsweise Videoblogs: Sie nehmen sich selbst mit ihrem Handy auf und posten die Beiträge auf Social Media-Kanälen. Oder sie verfassen Textblogs, die in der Regel kurz und repetitiv sind und sich primär auf die Erzählung der fortschreitenden Erkrankung fokussieren; die Anzahl solcher Textblogs im Internet ist in den letzten Jahren exponentiell angestiegen.[2] Demgegenüber weisen die genannten Bücher von Berufsautorinnen und -autoren eine ausführliche Bearbeitung verschiedener Fragestellungen auf. Wesentliche Themenbereiche, die alle Autorinnen und Autoren in ihren Büchern aufgreifen, sind:

---

[2]   *Sterben mit Swag* (2016) http://sterbenmitswag.blogspot.com (abgerufen am 9.7.2020); *Claudias Cancer Challenge* (2015–2019) https://www.facebook.com/claudiascancer challenge (abgerufen am 9.7.2020); *Dear Melanoma* (2014–2017) http://www.dear melanoma.com (abgerufen am 9.7.2020).

- Ungewissheit; Angst vor Sterben und Tod; Einsamkeit; spirituelle Fragen
- Lebensrückschauen und autobiografische Schlüsselerlebnisse
- der kranke Körper; Schmerzen; medizinische Behandlungsmethoden
- die Beziehung zu Gesundheitsfachpersonen und Gesundheitsinstitutionen

Bei der Bearbeitung dieser Themenfelder reflektieren die Autorinnen und Autoren mögliche Formen des Abschiednehmens sowie Fragen nach dem Sinn des Lebens und des Sterbens. Sie halten fest, wie sich ihr Körper im Laufe der Erkrankung verändert, sie sprechen medizinische Maßnahmen an und werfen grundlegende Fragen zum Gesundheitswesen auf. Und sie bringen eine radikale Ungewissheit über Sterben und Tod und damit verbundene existenzielle Ängste besonders prägnant zum Ausdruck. Dadurch vermitteln sie tiefe Einblicke in den sozialen Prozess des Sterbens und führen die grundlegende Veränderung der Wirklichkeitswahrnehmung, die diesem Prozess einhergeht, besonders deutlich vor Augen. Tatsächlich kommen dabei nicht nur der individuelle Sterbeprozess, sondern auch gesellschaftliche Muster des heutigen Sterbens zur Darstellung: Wie stirbt man in unserer hochgradig individualisierten westlichen Gesellschaft, in der die Kirche ihre Deutungshoheit über Lebensweisen weitgehend verloren hat? Wie stirbt man, wenn eine gesellschaftliche Vorstellung von etwas Zukünftigem – ein Jenseits, eine Form der Weiterexistenz nach dem Leben – kaum oder lediglich schemenhaft existiert? Wie stirbt man, wenn man sich zeitlebens wenig mit dem Tod auseinandergesetzt hat, weil unsere Kultur ganz auf das Diesseits ausgerichtet ist?

Diagnose und Trauerprozess

Am Anfang von autobiografischen Sterbeberichten steht fast immer die Diagnose als einschneidende biografische Zäsur. Sie fungiert gleichsam als Ankündigung, dass das Sterben jetzt beginnt, unabhängig davon, wie lange das Leben ab dieser Diagnose noch dauert. „Sterben" ist hierbei nicht im engeren Sinne medizinisch gefasst; vielmehr bezeichnet es eine Phase, in der der Tod zunächst denkbar und schließlich absehbar wird: für die sterbende Person selbst, aber auch für ihre Angehörigen sowie für involviertes Gesundheitsfachpersonal.

Für nahezu alle Autorinnen und Autoren ist die Diagnose ein Schock, gleichsam eine Urszene des Endes. So ist übereinstimmend die Rede von Angst, Entsetzen und Verwerfungen, verbunden mit der sofortigen, unvermeidlichen Frage: Wie lange noch? Was dann folgt, lässt sich als Darstellung eines Trauerprozesses begreifen. Die Begriffe ‚Trauerarbeit' oder ‚Trauerprozess' fassen gemeinhin den in unterschiedlichen Phasenmodellen gefassten Verlauf der Trauer um eine verlorene geliebte Person. Die Sterbeliteratur macht deutlich, dass sich der Prozess auf ähnliche Weise auch bei eigenen schweren Krankheiten abspielt, wobei man hier gewissermaßen einen verloren gehenden Teil von sich selbst betrauert. In schweren Krankheiten mit ungewissem Verlauf sitzt der Tod immer schon mit drin, etwas stirbt ab, und es gilt sowohl dieses Absterbende als auch die Vorstellung des möglichen nahen Todes anzunehmen.

Dieser Trauerprozess umfasst bei den hier untersuchten Texten unterschiedliche Momente und Aspekte, die sich keineswegs linear abspielen, sondern einander wechselseitig durchdringen: Das Nicht-Wahrhabenwollen der Diagnose; das Aufbrechen von Angst, Verzweiflung und Wut; Abwendung vom sozialen Umfeld und Rückzug auf sich selbst; eine intensive Auseinandersetzung mit dem eigenen Leben im Versuch, diesem eine Kohärenz und einen erzählbaren Sinn abzugewinnen. Dabei kommt es zur Herausbildung eines neuen Selbst- und Weltbezugs, bei dem der nahe Tod stets präsent ist.

Keine der Auseinandersetzungen folgt dabei einem klaren linearen Prozess, vielmehr überlagern sich die diversen intellektuellen und emotionalen Momente und Reflexionen auf unberechenbare Weise. Ausdrücke wie „gutes Sterben", „gefasstes Sterben" oder „im Reinen mit sich selbst sein" werden zwar durchaus verwendet, aber die Sterbeberichte münden nicht in abgeschlossene beruhigte Szenarien. Im Sterben muss man sich nicht nur von der Welt, von allen Nächsten und von allem Tun und Lassen verabschieden, sondern auch von sich selbst: vom eigenen Bewusstsein, vom eigenen Körper, von den eigenen Wahrnehmungen und Erinnerungen. Das ist das eigentlich Unvorstellbare. Jenny Diski bezeichnet die abgrundtiefe Traurigkeit, die diesen abschiedlichen Prozessen innewohnt, als Strebung in zwei Richtungen: „It's both a lesson in empathy and an indulgence in narcissism".[3]

Die Autoren sprechen in ihren Berichten als Trauernde: Sie trauern um ihr verlorenes zukünftiges Leben, sie beweinen bei lebendigem Leib ihren eigenen antizipierten Tod. Unser Wissen darum, dass dieser tatsächlich auch eingetroffen ist, macht die Lektüre ihrer Bücher umso eindringlicher.

---

[3]   Jenny Diski: In Gratitude. London 2016, S. 142.

Sterben als Ausgliederung

Der Soziologe Werner Schneider beschreibt in seiner Arbeit *Sterbewelten* (2014) den sozialen Prozess des Sterbens als Ausgliederung: „Der *Ausgliederungsprozess* (...) zielt im Kern auf eine grundlegende Um- und Neudefinition der gemeinsam geteilten Wirklichkeit durch alle am Sterbensverlauf Beteiligten".[4] Für diese wird dabei deutlich, dass ein Mitglied der Gemeinschaft sie unwiederbringlich verlassen wird. Die Angehörigen müssen sich zudem insbesondere damit befassen, dass sie künftig ihren Alltag ohne diese Person bestehen müssen.[5] In den Worten von Christoph Schlingensief: „Man erträgt diese Momente nicht, wo man denkt, man gehört nicht mehr so richtig dazu".[6]

Wie sich ein solcher Ausgliederungsprozess konkret gestaltet, hängt von verschiedenen Faktoren ab. So stellt sich unter anderem die Frage, ob und wie das Sterben von den Angehörigen oder vom beteiligten Gesundheitsfachpersonal oder von Sterbenden selbst konkret angesprochen wird. Im Weiteren sind dafür die raum-zeitliche Situierung und die Betreuung der Sterbenden sowie die dadurch gegebenen sozialen Situationen relevant: Ist man hauptsächlich zu Hause, bettlägerig, oder noch am Arbeitsplatz? Liegt man in einer allgemeinen Krankenhausabteilung oder in einer Palliative Care-Abteilung oder im Hospiz?

Vor dem Hintergrund solcher soziologischen Überlegungen zur „Ausgliederung" lassen sich die Sterbeberichte von etablierten Autorinnen und Autoren als ein veröffentlichtes Sprechen von Patientinnen und Patienten beiziehen, die alles aussprechen. Wenn sie schwer erkranken und dann darüber ein – letztes – Buch verfassen, dann tun sie dasselbe wie immer: sie schreiben. Aber nun geht es darum, das eigene Sterben darzustellen, es literarisch als Szene zu gestalten. Dabei entsteht ein spezifischer sprachlicher Sterberaum: Mit sprachlicher Fertigkeit, mit stilistischen Mitteln thematisieren Schriftstellerinnen und Schriftsteller die verschiedenen Aspekte dieser Ausgliederung. Dabei formulieren sie Sätze und Gedanken, die nirgendwo sonst in solcher Deutlichkeit und Radikalität zum

---

[4]   Werner Schneider: Sterbewelten. Ethnographische (und dispositivanalytische) Forschung zum Lebensende. In: Martin W. Schnell, Werner Schneider, Harald Joachim Kolbe (Hg.): Sterbewelten. Eine Ethnografie. Wiesbaden 2014, S. 51–138, hier S. 60 [Hervorhebung im Original].

[5]   Schneider: Sterbewelten (Anm. 4), S. 60 f.

[6]   Christoph Schlingensief: So schön wie hier kanns im Himmel gar nicht sein! Tagebuch einer Krebserkrankung. Köln 2009, S. 134.

Ausdruck kommen. Dies ist nicht zuletzt deshalb möglich, weil es sich beim Buch-schreiben nicht um eine konkrete Gesprächssituation handelt. Im Gegensatz zum Arzt-Patienten-Gespräch geht es hier nicht um einen Dialog, und es geht auch nicht, wie bei den Text- und Videoblogs im Internet, um Kommunikation in Echt-zeit: Es hört niemand zu, weder eine angehörige Person noch eine Ärztin oder ein Internet-User, der direkt reagieren könnte. Das literarische Sprechen ist ein vorbe-haltloses Sprechen.

So setzen die Schriftstellerinnen und Schriftsteller die genannte Ausgliederung mit literarischen Mitteln buchstäblich in Szene. Sie schildern, wie sie sich auf sich selbst zurückziehen, indem sie letzte Dinge zu regeln suchen, und bringen dabei ihre Sorge um Angehörige und Freunde zum Ausdruck. Dabei wird auch offene Kritik an der Ausgliederung formuliert. So prangert etwa Christoph Schlingensief die am eigenen Leib und Leben erfahrene schweigende gesellschaftliche Ausgliede-rung an. Er fordert eine aktivere gesellschaftliche Auseinandersetzung mit den Ängsten und Wünschen Sterbender und setzt sich dagegen zur Wehr, dass diese mit ihrer Verzweiflung allein gelassen werden:

> Das muss mal laut und deutlich gesagt werden, was da für eine Hilflosigkeit, eine Unfähigkeit herrscht. Weil die Menschen nicht nur allein gelassen werden mit ihren Ängsten, sondern auch statisch gemacht werden in ihrer Verzweiflung. Sie bekom-men mitgeteilt, dass sie krank sind, und geraten dann in einen Prozess, der sie völlig entmündigt. (…) Dabei könnte man allein dadurch helfen, dass man mit den Men-schen spricht, zu Gedanken animiert oder nach Ängsten und Wünschen fragt. Denn dann wäre der Kranke wieder am Prozess beteiligt, dann wäre er aus dieser Statik befreit.[7]

Bei einer schweigenden gesellschaftlichen Ausgliederung kann keine produktive Auseinandersetzung mit dem Sterben entstehen. Wenn autobiographische Sterbe-berichte dieses Schweigen anprangern, wenden sie sich gegen einen Ausgliederungs-prozess, der Sterbende als eigens aktive Akteure nicht zulässt.

---

[7]   Schlingensief: So schön wie hier (Anm. 6), S. 87 f.

Ringen um Orientierung

Die Autoren ringen. Sie ringen genauso um neue medizinische Therapien wie um spirituelle Anker; sie ringen um die richtige Ernährung und um angemessene Formen des Abschieds sowie um mögliche Formen der Weiterexistenz nach dem Tod. Sie ringen um Erkenntnis, sie ringen um alles, was ihnen einerseits Hoffnung auf Leben und andererseits Erleichterung beim Sterben verspricht.

Die australische Autorin Cory Taylor bringt die Ausgangslage in ihrem Buch *Sterben* (2017) auf den Punkt, wenn sie darauf hinweist, dass es ein „säkulares Sterben" ohne jegliche spirituelle Auseinandersetzung kaum geben kann: Es ist

> nicht möglich, sich angesichts des Todes nicht mit Glaubensfragen beziehungsweise dem Nichtvorhandensein eines Glaubens und einer religiösen Moral beziehungsweise mangelnden religiösen Moral auseinanderzusetzen. Ich frage mich, ob die Ärzte hier deshalb nicht mit ihren Patienten über den Tod sprechen wollen, weil die moderne westliche Medizin so strikt wissenschaftlich und säkular gelehrt und ausgeübt wird.[8]

Und so wendet sich Taylor unter anderem einer buddhistischen Nonne und deren Zugang zu einer jenseitigen Welt zu, hält jedoch gleichzeitig fest, dass für sie als Nicht-Gläubige das Sterben nichts anderes aufzeige als die Grenzen des Säkularismus.

Der US-amerikanische Publizist Christopher Hitchens, der sich ein Leben lang dezidiert politisch geäußert hat, wendet sich in seinem Buch *Mein Sterben* (2013) radikal gegen alles Religiöse, indem er wiederholt seine atheistische Auffassung ins Feld führt. Er verwirft jegliche Form von spiritueller Suche am Lebensende und macht sich über Leute lustig, die für ihn beten wollen: „Was, wenn ich durchkäme, und die fromme Fraktion würde zufrieden behaupten, ihre Gebete seien erhört worden? Das wäre schon irritierend".[9]

Schlingensief setzt sich in der Zeit seiner schweren Erkrankung vertieft mit dem Christentum auseinander. Gott, der Glaube und die Kirche sind zentrale, ja geradezu übersteigerte Referenzpunkte seiner Sinnsuche. Sie funktionieren jedoch keineswegs als Trost; vielmehr wird die überlieferte Bilderwelt des Katholizismus,

---

[8]   Cory Taylor: Sterben. Eine Erfahrung. Berlin 2016, S. 24.
[9]   Christopher Hitchens: Endlich: Mein Sterben. München 2013, S. 43.

die „katholische Bildersoße",[10] als kulturgeschichtliche Vorgabe ins Feld geführt, welcher der Künstler eigene, kreativ-theatralisch entworfene Bilder des Sterbens entgegensetzt. Damit wirft er nicht zuletzt die Frage auf, wer heute die Hoheit über Bilder des Sterbens besitzt.

Die britische Autorin Jenny Diski hebt wiederholt die tiefgreifende Ungewissheit darüber hervor, was zukünftig sein wird. Das Nicht-Wissen auszuhalten, erscheint bei ihr als eine zentrale Herausforderung des Sterbeprozesses: „I have the feeling of being sent away form a place of safety. Left outside. *Peter Pan – Peter Panic:* not just the awfully big adventure, also the tap-tap-tapping on the window to be let back in. (…) Where are the place and people I can turn to now?" – „Where am I going? Nobody knows. (…) an absolute otherness, nothingness, knowinglessness".[11]

Zweifellos verlaufen die jeweiligen Ansätze nach einer Sinnsuche am Lebensende, nach Orientierungshilfen im Spirituellen bei den einzelnen Autorinnen und Autoren unterschiedlich. Übereinstimmend lässt sich anhand der besprochenen Beispiele sagen, dass sich in den Sterbeberichten kaum ein letztes, tragendes Vertrauen manifestiert. Momente der Zuversicht blinken zwar auf, und es kommt auch zu einzelnen durchaus tiefgreifenden Erwägungen eines Jenseitigen, doch alle Autoren erweisen sich stets von neuem primär als Experten im Verwerfen: Keine ihrer Erwägungen hat Bestand, keine Überlegung gibt ihnen dauerhaft Halt. Das Ringen um zuverlässige Positionen, um Festigkeit und Gefasstheit ist in den autobiographischen Sterbeberichten allgegenwärtig, doch mündet es nicht in dauerhafte Stabilität.

Schreiben als Steigerung des Selbstwertgefühls

Die Sterbeberichte schreiten unterschiedliche thematische Felder ab und stoßen dabei fast überall auf brüchige, prekäre und instabile Momente, denen kaum Trost abzugewinnen ist. Schmerz und Verzweiflung nehmen bei eingehender Betrachtung der eigenen tödlichen Krankheit nicht ab. Es gibt in diesen Texten keine deutlichen Anzeichen dafür, dass die verstärkte Auseinandersetzung mit dem bevorstehenden Tod eine zunehmende Klarheit mit sich bringt.

---

[10]   Christoph Schlingensief: Ich weiß ich war's. Köln 2012, S. 39.
[11]   Diski: In Gratitude (Anm. 3), S. 120, 211.

Jedoch kann das Schreiben selbst als Steigerung des Selbstwertgefühls geltend gemacht werden: Im gestaltenden Schreiben kann man über den eigenen Aktionsraum frei verfügen. Was ihnen durch die Erkrankung passiert – körperliches Ausgeliefertsein, Schmerzen, medizinische Therapien, operative Eingriffe, Todesdrohung – können die Autorinnen und Autoren lediglich in beschränktem Ausmaß beeinflussen. Bei der schreibenden Ausgestaltung hingegen sind sie ganz autonom: Hier gebieten sie selbst über den Schreibakt, hier entscheiden sie allein, was sie zum Ausdruck bringen und wie sie dies tun. In diesem Bereich üben sie eine alleinige Darstellungs- und Deutungshoheit aus und können somit, und sei es nur vorübergehend, ein Stück des verlorenen Selbstwertgefühls wiedergewinnen.

Das Schreiben berührt zudem die am Lebensende immer auch virulente Frage nach möglichen Hinterlassenschaften. So ist gerade das „Sterbebuch" selbst die letzte Hinterlassenschaft, auch das mag Trost beinhalten. Damit verbunden ist immer auch ein deutliches Streben nach Resonanz. Auch wenn es sich beim Bücherschreiben weder um eine konkrete Gesprächssituation noch um Kommunikation in Echtzeit handelt, so zielt die Darstellung letztlich doch auf Resonanz ab – und sei es posthum. Mit der Veröffentlichung von Sterbeberichten wendet man sich gegen Isolation und Vereinzelung: Man will gesehen und gehört werden. Verfasst man ein Buch, so trägt die Imagination des antizipierten Blicks von anderen – ein wesentlicher Motor von künstlerischem Antrieb überhaupt – zu einer besseren Befindlichkeit in der Gegenwart bei.

Das Schreiben selbst, als ein Akt sprachlich-kreativer Gestaltung, stellt somit einen eigens kreierten Raum dar, der das schreibende Subjekt in seinem Selbstwertgefühl zumindest momentweise kräftigt. Dabei handelt es sich weder um ein tragendes Vertrauen in andere oder in sich selbst, noch um ein Vertrauen in eine spezifische Jenseitsvorstellung. Vielmehr geht es um eine temporäre, genuin dem Schreiben entspringende Steigerung des Selbstwertgefühls, das auf die gelingenden Momente der sprachlichen Gestaltung beschränkt ist.

Kommunikation am Lebensende

Schriftstellerinnen und Schriftsteller loten das Sterben am eigenen Leib und Leben inmitten unserer Gesellschaft aus, sie suchen es darstellbar und kommunizierbar zu machen. Dabei sprechen sie so radikal und offen, wie es in realen dialogischen

Gesprächssituationen im Sterbezimmer kaum möglich zu sein scheint. Zweifellos sind soziale Einbettungen in familiäre oder freundschaftliche Kontexte unterschiedlich intensiv und in sich unterschiedlich stabil; zweifellos ist die institutionelle Betreuung seitens der Gesundheitseinrichtungen unterschiedlich hilfreich, und zweifellos bieten Sterbebegleitungen, in welcher Form auch immer, Trost und Stabilität in unterschiedlichem Ausmaß an. Nichtsdestotrotz bringen die Sterbeberichte doch eines übereinstimmend zum Ausdruck: Heute wird individuell, allein und isoliert und ohne sichernde Basis eines allgemeingültigen gesellschaftlichen Sterbekonzepts gestorben.

Wir werden heute an allen Ecken und Enden angehalten, die Verantwortung für unser Sterben selbst zu übernehmen, indem wir Vorsorgevollmachten, Patientenverfügungen und Testamente verfassen und sonstige letzte Dinge regeln. Immer stärker wird zudem darauf gepocht, auch die digitale Hinterlassenschaft frühzeitig zu regeln. Ein wesentliches Movens solcher Regelungen ist die Entlastung von anderen. Für sie soll dann alles klar sein: für behandelnde Ärztinnen und Treuhänder, für Angehörige, für Social Media-Freunde. So sehen wir uns aufgefordert, selbstbestimmt zu sterben. Wir sollen unsere Unsicherheiten, unser Nicht-Wissen mit reglementarischen Papieren verbannen. Diese Papiere sind Symptome von fehlendem Vertrauen.

Die Sterbeberichte bezeugen dieses fehlende Vertrauen wortwörtlich, indem sie nachvollziehbar machen, inwiefern die Rede vom ‚selbstbestimmten Sterben‘ auch trügt. Sie führen vor, dass das geschilderte Ringen um Orientierung wenig Erlösung bringt, dass das Vertrauen in Gesundheitsfachpersonal und die entsprechenden Institutionen fehlt, und stattdessen oft Einsamkeit und Isolation vorherrschen: „(...) isolation, at least emotionally if not physically, is what happens as you get closer to death, as you understand more powerfully than ever before that this journey to the end is one that must be made absolutely alone".[12]

Dies entspricht dem soziologischen Befund von Werner Schneider: Je mehr Sterben in die private Verantwortung und Selbst-Organisation des Einzelnen übergeht, umso größer ist die Gefahr der Entpflichtung der Gemeinschaft gegenüber den Sterbenden".[13] Die autobiografischen Sterbeberichte machen unmissverständlich nachvollziehbar, was dieser Befund für die konkrete Sterbeerfahrung bedeutet.

---

12 Julie Yip-Williams: The Unwinding of the Miracle: A Memoir of Life, Death, and Everything That Comes After. London 2019, S. 185 f.
13 Werner Schneider, Stephanie Stadelbacher: Sterben in Vertrauen. Wissenssoziologisch-

Was dabei fehlt, aber dringend notwendig wäre, ist ein tragendes Vertrauen in Mitmenschen und institutionelle Gesundheitseinrichtungen, welche sterbende Menschen beherbergen. Denn in diesen wird nicht zwingend über das Sterben gesprochen. Die empirische Gesundheitsforschung zeigt aber auf, dass einer der zentralen Aspekte von Lebensqualität für Sterbende gerade darin besteht, mit Gesundheitsfachpersonen immer wieder über den bevorstehenden Tod und das Sterben sprechen zu können.[14] Genau dies thematisiert auch die literarische Sterbeliteratur, indem sie die medizinische und pflegerische Betreuung ausgiebig bespricht. Vielfach werden Gespräche mit Gesundheitsfachpersonen geschildert und oft als unzureichend kritisiert: zu wenig informativ, zu wenig nachhaltig, zu wenig empathisch; indes kommt es aber auch zu Dankesworten. So artikuliert sich die ganze Spannbreite zwischen herber Enttäuschung und großer Dankbarkeit. Jenny Diski beispielsweise hat das Vertrauen in medizinische Zusicherungen verloren: „I no longer trust the hospice key-worker's assurance that the dying process can be made painless".[15] Demgegenüber äußert Julie Yip-Williams eine tiefe persönliche Verbundenheit zu ihrer Ärztin: „It's a privilege to have been cared for by Dr. C. It is even more of a privilege to know and be inspired by such a good and courageous human being, who wants to, and indeed does, make a true difference in the lives of everyone she touches".[16]

Solche Passagen machen deutlich, dass autobiografische Sterbeliteratur nicht zuletzt auch für das Gesundheitsfachpersonal der Palliative Care relevant sein könnte. Konkret wäre beispielsweise zu überlegen, wie solche Sterbeberichte in Weiterbildungen für entsprechendes Gesundheitsfachpersonal zu nutzen sind. Dieses könnte bei der Lektüre unter anderem darauf achten, wie die Kommunikation mit dem Gesundheitsfachpersonal oder die Wahrnehmung von Pflegeprodukten und medizinischen Geräten geschildert wird, und dabei die Positionen und Praktiken, die in dieser Literatur gespiegelt werden, selbstbezogen reflektieren.

---

diskursanalytische Anmerkungen zum Sterben als Vertrauensfrage. In: Gerhard Höver, Heike Baranzke, Andrea Schaeffer (Hg.): Sterbebegleitung: Vertrauenssache. Herausforderungen einer person- und bedürfnisorientierten Begleitung am Lebensende. Würzburg 2011, S. 107–139, hier S. 135.

[14] Franziska Domeisen: Kommunikation und Interaktion am Lebensende: Eine Betrachtung der institutionalisierten Palliative Care. Zürich 2018, S. 41.

[15] Diski: In Gratitude (Anm. 3), S. 161.

[16] Yip-Williams: The Unwinding of the Miracle (Anm. 12), S. 64.

Aber auch für Angehörige von Sterbenden sind solche Bücher zweifellos lesens-
wert, um besser zu verstehen, was bei sterbenden Familienmitgliedern vorgeht.
Und nicht zuletzt mögen die Sterbeberichte eine wichtige Rolle spielen für andere
sterbende Patientinnen und Patienten, die sich anhand solcher Literatur verge-
wissern können, dass sie mit ihren existenziellen Fragen und Ängsten nicht alleine
sind.

So können die Bücher auf verschiedene Weise als Türöffner fungieren: Sie zeigen den heutigen Sterbe-Standard in individualisierten westlichen Gesellschaften
auf, und sie führen im besten Falle zu einem Erkenntnisgewinn, der sich in der
Praxis der pflegerischen, medizinischen oder seelsorgerischen Sterbebegleitung
umsetzen lässt und dort allenfalls zu mehr Annehmlichkeiten für Sterbende führt.

Korrespondenzadresse:
Prof. Dr. Corina Caduff
Berner Fachhochschule
Falkenplatz 24
CH-3012 Bern
corina.caduff@bfh.ch

Sarah Seidel

Über den Tod sprechen und vom Sterben erzählen

Abstract: The judgement of the Federal Constitutional Court which designated criminalisation of assisted suicide services as unconstitutional has brought the discussion about euthanasia back into public discourse. On the occasion of this debate, the present essay asks about the role of literature in the face of death. It examines both factual narratives of predicted death and a fictional representation of the overlap between care of dying and killing on request.

Sterben als Teil der Verfassung

Am 26. Februar 2020 verhandelte das Bundesverfassungsgericht die Verfassungsbeschwerden zur Rechtmäßigkeit von Sterbehilfe. Es kam zu dem Ergebnis, dass der 2015 in das Strafgesetzbuch aufgenommene § 217 verfassungswidrig sei und damit neu geregelt werden müsse. Ausgehend von diesem Urteil und den juristischen Implikationen zur Therapie am Lebensende wird in diesem Essay der Frage nach dem Einsatz von Literatur im Angesicht des Todes nachgegangen: Es werden faktuale Erzählungen des prognostizierten Todes vorgestellt und der Roman *Gnade* von Linn Ullmann analysiert.

§ 217 des Strafgesetzbuches regelte bisher die „geschäftsmäßige Förderung der Selbsttötung",[1] wonach niemand Sterbewilligen die Gelegenheit zur Selbsttötung gewähren, verschaffen oder vermitteln sollte.[2] Was sich für den juristischen Laien zunächst nach der Untersagung eines profitablen Geschäfts anhört, ist tatsächlich das strafrechtliche Verbot, andere Menschen dabei zu unterstützen, ihr Leben zu beenden. „Geschäftsmäßig" bezieht sich dabei nicht auf eine Gewinnabsicht, was

---

[1]   https://www.gesetze-im-internet.de/stgb/__217.html (abgerufen am 10.7.2020).
[2]   https://www.gesetze-im-internet.de/stgb/__217.html (abgerufen am 10.7.2020).

aus ethischer Sicht in der Tat bedenklich wäre, sondern ist die „Wiederholung gleichartiger Taten zu einem dauernden oder mindestens wiederkehrenden Bestandteil seiner Beschäftigung."[3] Das Urteil hat eine wichtige gesellschaftliche Debatte zu Fragen nach selbstbestimmtem Sterben und Sterbehilfe angestoßen, zu der Literatur durch ihre Perspektivenvielfalt einen wichtigen Beitrag leisten kann.

Selbstbestimmung und Unbestimmtheit

Während der Nationale Ethikrat in einer Stellungnahme von 2006 die Terminologie für Maßnahmen am Lebensende präzisiert hat und nun von „Therapien am Lebensende" statt „indirekter Sterbehilfe", oder von „Sterbenlassen" statt „passiver Sterbehilfe" spricht,[4] sind Jurist*innen weitgehend beim alten Wording geblieben:[5] Nachdem § 217 StGB neu geregelt werden muss, bleibt als einschlägige Norm in diesem Bereich § 216 StGB. Hier wird unter dem Stichwort ‚Tötung auf Verlangen' geregelt, was mit aktiver Sterbehilfe gemeint ist, die nur in den Benelux-Staaten erlaubt ist und hierzulande mit bis zu fünf Jahren Freiheitsstrafe geahndet wird.

Grundsätzlich konfligieren bei der Debatte um Sterbehilfe verschiedene Grundrechte: Den Kläger*innen beim Bundesverfassungsgericht wie auch den Verfechtern der Sterbehilfe greift der Gesetzgeber zu stark in elementare Grundrechte, so das Recht auf Selbstbestimmung, ein, das sich aus Artikel 2 Absatz 1 in Verbindung mit Artikel 1 Absatz 1 des Grundgesetzes ergibt. Als Teil des Allgemeinen Persönlichkeitsrechts ist es nicht genau definiert, es ist auch „nicht ausgeschlossen, dass bei neueren technischen oder gesellschaftlichen Entwicklungen die Rechtsprechung neue Elemente des Allgemeinen Persönlichkeitsrechts entwickelt."[6]

In Artikel 2 Absatz 1 GG heißt es:

---

[3]   Gerhard Köbler: Geschäftsmäßigkeit. In: Ders. (Hg.): Juristisches Wörterbuch. Für Studium und Ausbildung. 13. Auflage. München 2005, S. 196.

[4]   Nationaler Ethikrat (Hg.): Selbstbestimmung und Fürsorge am Lebensende. Stellungnahme. Berlin 2006, S. 53–56.

[5]   Urs Kindhäuser, Edward Schramm: Strafrecht. Besonderer Teil I. Straftaten gegen Persönlichkeitsrechte, Staat und Gesellschaft. 9. Auflage. Baden-Baden 2020.

[6]   Gerrit Manssen: Staatsrecht II. Grundrechte. 3. Auflage. München 2004, S. 64.

Jeder hat das Recht auf die freie Entfaltung seiner Persönlichkeit, soweit er nicht die Rechte anderer verletzt und nicht gegen die verfassungsmäßige Ordnung oder das Sittengesetz verstößt.

Die freie Persönlichkeitsentfaltung oder auch die Allgemeine Handlungsfreiheit erfährt ihre Schranken, wie Jurist*innen sagen, bei den Rechten anderer, dem Grundgesetz selbst und dem Sittengesetz – und genau hier liegt die Unbestimmtheitsstelle. Denn: „Sitte ist der in der Gesellschaft geübte Brauch, die gefestigte, nicht erzwingbare und keine Organisation voraussetzende Verhaltensnorm."[7] Es handelt sich also um einen unbestimmten Rechtsbegriff, der einer steten gesellschaftlichen Veränderung unterworfen sein kann, der immer wieder neu ausgelegt und an gesellschaftliche Entwicklungen angepasst werden muss. Zum Sittengesetz heißt es im juristischen Wörterbuch, es sei die „Gesamtheit der sittlichen Normen, welche die Allgemeinheit als richtig anerkennt und als für ein Zusammenleben sittlicher Wesen verbindlich betrachtet."[8] Was aber, wenn sich zu einer Frage keine verbindliche Allgemeinheit herstellen lässt? Was, wenn nicht einmal ein unverbindlicher, allgemeiner Konsens erreicht wird?

Würdevoll Sterben

Artikel 1 Absatz 1 des Grundgesetzes ist viel enger gefasst: „Die Würde des Menschen ist unantastbar. Sie zu achten und zu schützen ist Verpflichtung aller staatlichen Gewalt." Menschenwürde darf also nie zur Disposition stehen. In Verbindung mit der Allgemeinen Handlungsfreiheit leiten Jurist*innen hier ein Allgemeines Persönlichkeitsrecht ab, das auch ein „Recht auf selbstbestimmtes Sterben"[9] umfasst. Daraus lassen sich die Forderung und das Recht auf einen würdevollen Tod, aber eben auch auf ein würdevolles Lebensende ableiten. Doch wer entscheidet nun darüber, was menschenwürdig ist? Handelt es sich dabei nicht um eine ganz persönliche Entscheidung? Und was, wenn diese selbst nicht mehr getroffen werden kann? Oder, wenn sich die Entscheidung dessen, was einmal als persönliche Bestimmung von Menschenwürde angesehen und möglicherweise auch schriftlich in

---

[7]   Gerhard Köbler: Sitte. In: Ders: Juristisches Wörterbuch (Anm. 3), S. 433.
[8]   Gerhard Köbler: Sittengesetz. In: Ders: Juristisches Wörterbuch (Anm. 3), S. 433.
[9]   https://www.bundesverfassungsgericht.de/SharedDocs/Pressemitteilungen/DE/ 2020/bvg20-012.html (abgerufen am 10.7.2020).

einer Patientenverfügung fixiert wurde, sich als „fiktionale Antizipation"[10] entpuppt; die einmal festgesetzten Entscheidungen also auf der Basis von Annahmen getroffen wurden, die einer vorgestellten Realität, aber nicht der tatsächlich eintretenden entsprechen? Diese „wahrscheinliche Diskrepanz zwischen Wunsch und Wirklichkeit"[11] gilt es zur Kenntnis zu nehmen. Katharina Fürholzer hat auf die Patientenverfügung bereits einen interessanten „philologischen Blick"[12] geworfen und die narratologischen Besonderheiten dieses juristischen Dokuments herausgearbeitet. Zu all diesen Fragen um die eigene Würde gesellt sich dann noch die Frage, die sich nie mit Gewissheit beantworten lässt: Wann ist eigentlich das Ende des Lebens?

Beim Thema ‚Würdevolles Sterben' eröffnen sich nicht nur in Bezug auf die Würde verschiedene Problembereiche. Auf die Frage nach dem Tod hat die Medizin relativ klare Anhaltspunkte entwickelt, die von Situation zu Situation schwierig auszulegen sein mögen. Die Pflegewissenschaftlerin Nelda Samrel hat auch Kriterien benannt, die den Sterbeprozess beschreiben.[13] Doch kann unter anderen als aus medizinisch-physiologischen Gesichtspunkten durchaus berechtigt gefragt werden: Wann fängt Sterben eigentlich an? Mit der ärztlichen Diagnose einer unheilbaren Krankheit zum Beispiel? Das vom BGH vorgeschlagene Kriterium einer Irreversibilität des Grundleidens[14] kann dafür nicht mehr als ein rechtlicher Anhaltspunkt zum Schutz der Ärzteschaft sein, der die Anschlussfrage provoziert, wie genau das Grundleiden zu bestimmen sei und worin dieses bestehe. Und wann ist demnach der Zeitpunkt, sich über medizinische Maßnahmen am Lebensende Gedanken zu machen? In welchen Abständen sollte man seine Überlegungen zur Sterbehilfe oder zu lebensverlängernden Maßnahmen einer kritischen Prüfung unterziehen?

---

[10]   Katharina Fürholzer: Alter Ego. Ein philologischer Blick auf Text und Autor der Patientenverfügung. In: Jahrbuch Literatur und Medizin 8 (2016), S. 163–180, hier S. 177.

[11]   Daniel Schäfer, Andreas Frewer, Christof Müller-Busch: Ars moriendi nova. Überlegungen zu einer neuen Sterbekultur. In: Dies. (Hg.): Perspektiven zum Sterben. Auf dem Weg zu einer Ars moriendi nova? Stuttgart 2012, S. 15–21, hier S. 19.

[12]   Fürholzer: Alter Ego (Anm. 10), S. 163.

[13]   Nelda Samarel: Der Sterbeprozess. In: Joachim Wittkowski (Hg.): Sterben und Tod. Geschichte, Theorie, Ethik. Ein interdisziplinäres Handbuch. Stuttgart 2003, S. 132–151, hier S. 143.

[14]   Nationaler Ethikrat: Selbstbestimmung und Fürsorge am Lebensende (Anm. 4), S. 64.

Was Literatur leisten kann

Wenn die Rechtshistorikerin und Kulturwissenschaftlerin Cornelia Vismann in ihrer Monographie zu den *Medien der Rechtsprechung* treffend feststellt: „Der Einzelfall geht nie ganz in den Regeln auf, die ihn entscheiden",[15] dann ist damit nicht nur etwas über das Verhältnis von Gesetz und Abweichung gesagt, sondern auch etwas über die Funktion von Erzählungen. Im Erzählen kann die Diskrepanz zwischen Einzelfall und Norm zum Ausdruck gebracht werden. Gerade im Angesicht des Todes, also beim Erzählen über Sterben und Sterbehilfe erfährt Vismanns Feststellung besondere Relevanz.

In dem Sammelband *Perspektiven zum Sterben* wird nach den Bedingungen und Möglichkeiten einer neuen Sterbekultur gefragt. Die Herausgeber*innen konstatieren darin, dass es einen „weitverbreitete[n] Wunsch nach einem ,raschen Tod'" gebe, der oft mit einem „aktiven, gesunden ,Leben bis zuletzt'"[16] einhergehe. Die Psychologin Constanze Hübner hat in ihrer Dissertation „zu einem guten Lebensende" Sterbehilfe aus einer psychotherapeutischen Perspektive in den Blick genommen und dabei auch den gesellschaftlichen Wandel im Umgang mit dem Tod thematisiert.[17] Sie kommt zu dem Schluss, „dass gegenwärtig in unserer Gesellschaft nur die wenigsten Menschen mit dem direkten Sterben und Tod konfrontiert werden."[18] Außerdem stellt sie eine Diskrepanz zwischen „realer Lebenswelt", also dem eigenen Erleben, und der „medialen Lebenswelt" fest. Dass sie sich dabei auf Beobachtungen zum wöchentlichen Unterhaltungsprogramm des *Tatort* bezieht, scheint im Kontext der Sterbehilfe unpassend, zumal Hübner argumentiert, dass „der überwiegende Teil der deutschen Bevölkerung nicht mehr überraschend, sondern prognostiziert stirbt".[19] Insofern müsste nach medialen Darstellungen des vorhergesagten Todes gefragt werden, vor allem, da das Thema Sterbehilfe unter den Vorzeichen der Prognostizierbarkeit des Todes und der Planbarkeit des Sterbens in einem anderen Licht erscheint.

---

[15]   Cornelia Vismann: Medien der Rechtsprechung. Frankfurt am Main 2011, S. 143.
[16]   Schäfer, Frewer, Müller-Busch: Ars moriendi nova (Anm. 11), S. 16.
[17]   Constanze Hübner: Sterbehilfe – ein unbekanntes Terrain. Empirische und ethische Analysen zu einem guten Lebensende. Stuttgart 2016, S. 19–32.
[18]   Hübner: Sterbehilfe (Anm. 17), S. 20; Stephan Völlmicke: Tatort Fernsehen. Die mediale Inszenierung des Todes im Kriminalfilm und der soziale Umgang mit Sterben. In: Schäfer, Frewer, Müller-Busch: Ars moriendi nova (Anm. 11), S. 89–102.
[19]   Hübner: Sterbehilfe (Anm. 17), S. 37.

Faktuale Lebensendgeschichten

In jüngster Zeit sind zwei Buchprojekte entstanden, die sich auf verschiedene Weise dem prognostizierten Sterben widmen und den Tod dabei spezifisch medial rahmen: *Letzte Lieder* ist der erste Teil eines „Gesamtkunstwerk[es] in drei Teilen"[20] von Stefan Weiller, das aus zwei Büchern und einer Konzertreihe mit letzten Liedern und Liebesliedern besteht. Dieser erste Teil ist eine Dokumentation, in welcher Gespräche mit Menschen, die im Hospiz von ihrem Leben(sende) erzählen, mit der „Musik ihres Lebens"[21] zusammengestellt werden. In den Kurzerzählungen vermischen sich Fiktion und reale Lebensbeschreibung: „Alle Texte sind freie Nacherzählungen, die vom Autor aus dem Gedächtnis geschrieben wurden. Die Geschichten sind nach wahren Motiven und tatsächlichen Begebenheiten verfasst worden, zum Schutz der Personen wurden jedoch wesentliche Merkmale verfremdet."[22] Stefan Weiller erzählt also anlässlich von Begegnungen Lebensgeschichten und -episoden. Dem Buch liegt ein literarischer beziehungsweise künstlerischer Anspruch zugrunde. Die Zusammenstellung entspricht dem Jahreslauf der Jahreszeiten, für die typische Allegorisierung des Lebens gibt das Buch allerdings keine weiteren Anhaltspunkte. Als ontologisch wahr bezeichnet, liegt den Geschichten auch ein faktualer Anspruch zugrunde: „Die Gefühle, Erlebnisse und Betrachtungen im Buch sind wahr und wahrhaftig."[23] Der anstehende Tod ist Anlass für die Gespräche und Gegenstand der Erzählungen. Hier wird das eigene Leben reflektiert und neu perspektiviert. Es handelt sich um doppelt vermittelte Ereignisse: Dem Erzähler werden Geschichten an der Grenze von Autobiografie und Autofiktion erzählt, die von diesem wiederum auktorial gerahmt werden.

In *Ausleben. Gedanken an den Tod verschiebt man gerne auf später* unterhält sich Mena Kost mit 16 Menschen im Alter von 83 bis 111 Jahren über das Sterben und den Tod. „Sie berichten von ihren Gedanken, Ängsten und Hoffnungen."[24] Im Gegensatz zu den Hospiz-Texten ist der Tod hier eher erwartbar als prognostiziert. Wie Constanze

---

[20] https://www.stefan-weiller.de/letzte-lieder (abgerufen am 10.7.2020).
[21] Stefan Weiller: Letzte Lieder. Sterbende erzählen von der Musik ihres Lebens. 3. Auflage. Hamburg 2019.
[22] Weiller: Letzte Lieder (Anm. 21), S. 9.
[23] Weiller: Letzte Lieder (Anm. 21), S. 9.
[24] Mona Kost: Vorwort. In: Dies., Annette Boutellier: Ausleben. Gedanken an den Tod verschiebt man gerne auf später. Zürich 2020, S. 7.

Hübner beobachtet auch Mena Kost im Vorwort von *Ausleben* die Verschiebung des Sterbens vom privaten in den institutionalisierten Bereich, der Tod und die Toten seien „fast komplett aus unserer Umgebung verschwunden",[25] eine intergenerationelle Auseinandersetzung finde aus gegenseitiger Rücksichtnahme auf die Gefühle des jeweils anderen und wahrscheinlich auch aufgrund der räumlichen Trennung und institutionellen Betreuung gar nicht mehr statt. Kost formuliert ein Plädoyer für den Dialog übers Sterben. Ihr Buch verharrt allerdings schon deshalb in einer eher monologischen Struktur, weil die Perspektive jüngerer Angehöriger eine Leerstelle bleibt. Zu Wort kommen nur Personen, die den Großteil ihres Lebens schon hinter sich gebracht haben. Diese erzählen von der individuellen Exemplarität ihres Lebens, beispielsweise den Erlebnissen während des Krieges, thematisieren aber auch ihre Exzeptionalität, also das „Wunder"[26] ihres Lebens. In den Erzählungen wechseln sich dementsprechend Perfekt und Präsens ab. Gelegentlich kommt der Konjunktiv durch: immer dann, wenn die Protagonist*innen ihre Sterbewünsche artikulieren.

Medical Humanities

In seinem Plädoyer für die Medical Humanities und den Überlegungen zu verstehender Medizin hat Florian Steger einige wichtige Aspekte herausgearbeitet, die Literatur im medizinischen beziehungsweise palliativen Diskurs übernehmen kann. Dazu gehört es, die „Relativität"[27] von Gesundheit, aber auch von Krankheit herauszustellen, die sich je nach Betrachtungsweise in einem Netz aus individuellen, gesellschaftlichen und interkulturellen Koordinaten bewegt. Literatur kann dabei eine „seismographische Funktion"[28] übernehmen und die „Wogen und Wellen des Alltags"[29] aufnehmen und aufzeichnen. Sie kann außerdem dabei helfen, die eigene Sensibilität und das Einfühlungsvermögen zu verbessern.[30] Karl Jaspers, einer der wichtigsten Vertreter der Heidelberger Anthropologischen Schule, hat in seiner *All-*

---

[25] Kost: Vorwort (Anm. 24), S. 7.

[26] Kost, Boutellier: Ausleben (Anm. 24), S. 37.

[27] Florian Steger: Narrative Medizin. Für eine verstehende Medizin (2016). In: Dietrich von Engelhardt (Hg.): Medizin in der Literatur der Neuzeit. Band. 4. Berlin 2018, S. 60–76, hier S. 64.

[28] Steger: Narrative Medizin (Anm. 27), S. 64.

[29] Steger: Narrative Medizin (Anm. 27), S. 64.

[30] Steger: Narrative Medizin (Anm. 27), S. 65 f.

gemeinen Psychopathologie bereits Anfang des 20. Jahrhunderts im Zuge einer zunehmenden Technisierung der Medizin und einer damit einhergehenden ‚Fragmentie-
rung' der Patient*innen in Symptomträger für einen Perspektivwechsel als Schlüssel
zur verstehenden Medizin plädiert.[31] Ein anschauliches Beispiel für solch einen
Perspektivwechsel und eine Perspektivenvielfalt mit Blick auf die Sterbehilfe hat
Linn Ullmann vorgelegt.

Zum Beispiel *Gnade*

Ullmanns Roman *Gnade* bedient sich literarischer Mittel, die der Leistung fiktiona-
ler Literatur im medizinisch-ethischen Diskurs starkes Gewicht verleihen. Erzählt
wird die Geschichte des krebskranken Journalisten Johan Sletten, der seiner Frau
das Versprechen abnimmt, ihn beim selbstbestimmten Sterben zu unterstützen.
Der Roman lässt zunächst offen, wie der würdevolle Tod verwirklicht wird. Johan
Slettens Geschichte ist aus einer postmortalen Perspektive erzählt: „Bei seinem
Begräbnis wurde er [Johan] als zuverlässig, sympathisch, witzig, klug und tüchtig
beschrieben. Sein Interesse für Bücher, Filme und Musik wurde hervorgehoben,
aber nicht übertrieben." [32] Ausgangspunkt der Erzählung und Einsatzpunkt der
erzählten Zeit ist die schlechte Prognose des Arztes, wonach Johans Krebs gestreut
habe. Die Haupthandlung erstreckt sich von dieser „neue[n] Diagnose" bis zu seinem,
durch seine Frau Mai herbeigeführten Tod, der als Leerstelle figuriert ist, und sogar
noch etwas darüber hinaus. Immer wieder wird die präsentische Auseinandersetzung
mit dem eigenen Tod unterbrochen von Analepsen, die unter anderem in Johans
Kindheit, zum unwürdigen Tod des eigenen Vaters und zu Gesprächen mit Mai
über Johans Vorstellung eines würdevollen Sterbens zurückführen.

Der Erzähler selbst ist eine homodiegetische Figur, die zu Beginn des Textes als
„Freund" des Protagonisten eingeführt, sonst aber nicht genauer beschrieben wird
und nur sehr sporadisch als „ich" in Erscheinung tritt.[33] Er begleitet Johans Leiden
und die Leser*innen durch den Text und ist genauso fiktiv wie die Figuren, von
denen er erzählt. Das lässt sich daran ablesen, dass er die Fähigkeit hat, über die

---

31 Steger: Narrative Medizin (Anm. 27), S. 62.
32 Linn Ullmann: Gnade. Roman. Aus dem Norwegischen. München 2013 [Originalaus-
     gabe: Nåde. Oslo 2002], S. 93.
33 Ullmann: Gnade (Anm. 32), S. 24, 30 und 54.

Gedankenwelt verschiedener Figuren zu berichten, wie auch die Übersicht über das ganze Geschehen besitzt; narratologisch gesprochen, wechseln sich verschiedene Fokalisierungen ab: Die interne Fokalisierung ist dabei an die Wahrnehmung der Figuren gebunden und offenbart deren Gefühlswelt. Nullfokalisiert hat der Erzähler die Übersicht über das ganze Handlungsgeschehen. Dabei ist die Wahrnehmung an keine Figur gebunden. So können die Leser*innen auf dieselbe Situation aus unterschiedlichen Perspektiven blicken. Das Konfligieren der Freiheitsrechte wird so zur Schau gestellt.

Der Protagonist selbst wird in seiner Mittelmäßigkeit akzentuiert: Er lebt in zweiter Ehe, zu seinem Sohn aus erster Ehe entsteht erst im Angesicht des Todes wieder Kontakt; darüber hinaus war er „kein herausragender Journalist, aber er war nicht unfähig",[34] hatte aber „in seinem Leben fast noch nichts von Bedeutung geschrieben".[35] Die eigene Bedeutungslosigkeit und Mittelmäßigkeit wird immer wieder hervorgehoben und begleitet ihn bis an sein Lebensende. Denn das letzte Buch, das er vor seinem Tod liest, ist „nur halbwegs gut oder halbwegs schlecht (...) und in jeder Hinsicht bedeutungslos."[36] Mit dieser Feststellung setzt sich der Protagonist in ein abschließendes Verhältnis mit sich selbst. Das Durchschnittliche spiegelt sich auch im Verlangen, als Krebspatient Johan Sletten, vom Arzt in eine Kurve statistischer Normalverteilung eingereiht zu werden:

> „Wie lange, meinen Sie, habe ich noch…", sagte Johan. „Dazu meine ich überhaupt nichts", antwortete der Arzt. „Das ist höchst individuell und wie gesagt, es gibt gute Möglichkeiten."
> „Aber im Schnitt", unterbrach ihn Johann. „Wie lange kann jemand wie ich leben? Rein statistisch gesehen?"[37]

Diese kurze Gesprächssequenz akzentuiert den typischen Wunsch der Patient*innen, sich selbst ins Verhältnis zu einer Vergleichsgruppe zu setzen. Doch während Patient*innen wie Susan Sontag in David Rieffs *Tod einer Untröstlichen*[38] oder Wolfgang Herrndorf in seinem Blog *Arbeit und Struktur*[39] die Hoffnung beschreiben, sich

---

[34] Ullmann: Gnade (Anm. 32), S. 30.
[35] Ullmann: Gnade (Anm. 32), S. 26.
[36] Ullmann: Gnade (Anm. 32), S. 153.
[37] Ullmann: Gnade (Anm. 32), S. 12.
[38] David Rieff: Tod einer Untröstlichen. Die letzten Tage von Susan Sontag. Berlin 2012, S. 131.
[39] Wolfgang Herrndorf: Arbeit und Struktur. 3. Auflage. Berlin 2015, S. 35, 178 und 402.

unwahrscheinlicher Weise an einem Punkt am Ende oder außerhalb der Statistik zu befinden, unterstreicht Johan Sletten seine eigene Durchschnittlichkeit.

Würde und Kontrolle

„Oft dachte Johan, Mai sei seine Gnade. Sie war seine Gnade, und er war ihre Bürde."[40] Tatsächlich entwickelt sich die Beziehung zwischen Johan und Mai in diese beiden Antipoden: Johann setzt seine Hoffnung in die Gnade Mais, ihm bei einem selbstbestimmten Tod zu helfen, und genau dieser Wunsch wird zu Mais Bürde, die Beharrlichkeit Johans belastet die Beziehung: „„Ich will selbst bestimmen, wann es zu Ende ist. Ich will noch nicht sterben. Ich will leben, bis ich hundert bin, solange ich mit dir zusammen sein kann. Aber ich bitte dich, mir zu helfen, wenn ich sage, dass ich sterben will.""[41] Johan formuliert seinen Wunsch, nicht nur unter den richtigen Bedingungen zu leben, sondern auch selbst gewählt zu sterben. Zu diesem Zeitpunkt ist noch nicht klar, ob sich ein Tatbestand nach § 216 oder § 217 des deutschen Strafgesetzbuches verwirklichen wird. Für ihn ist das die letzte Möglichkeit, sein Leben, „das nie ein Ausbund an Würde gewesen"[42] war, ins richtige Licht zu rücken. Ihm geht es dabei auch um eine Art postmortale Erinnerung, um den „Eindruck", der von seinem Leben bleibt.[43] Diesem Wunsch möchte Mai nicht entsprechen und darf es gesetzlich auch gar nicht: Denn auch dem „ausdrücklichen und ernsthaften Sterbewunsch des Patienten [kommt] keine das Unrecht ausschließende Wirkung zu (…)".[44] Der persönliche Konflikt, den Mai mit sich austragen muss, spannt sich auf zwischen der Überzeugung, dass sterbende Menschen „zuerst von der Natur, dann vom Gesundheitswesen" infantilisiert werden und der Angst, von ihrem Mut verlassen zu werden.[45] Es ist die Letztgültigkeit der Entscheidung, die ihr Angst macht. Doch Johan beharrt darauf, stellt den Wunsch, sein Lebensende selbstbestimmt zu gestalten, über Mais Angst: „Ich muss wissen, dass ich die

---

40   Ullmann: Gnade (Anm. 32), S. 33.
41   Ullmann: Gnade (Anm. 32), S. 60.
42   Ullmann: Gnade (Anm. 32), S. 61.
43   Ullmann: Gnade (Anm. 32), S. 133.
44   Nationaler Ethikrat: Selbstbestimmung und Fürsorge am Lebensende (Anm. 4), S. 69.
45   Ullmann: Gnade (Anm. 32), S. 107 f.

Kontrolle habe!" Und weiter: „Es passiert einfach, es passiert! Verstehst du? Ich will ein wenig Kontrolle haben! Versprich mir, dass du mir hilfst!".[46]

Sprachlosigkeit und Deutungs(ohn)macht

Obwohl als Journalist Sprache sein Werkzeug ist, gibt es immer wieder Momente, in denen Johan der Mut verlässt und er stumm bleibt,[47] er nach den richtigen Worten suchen muss[48] oder ihm die Worte ganz fehlen: „Johan konnte das richtige Wort nicht finden, und es war eins der Dinge, über die sie nie sprachen, nie."[49] Seine Sprachlosigkeit kann als Folge seines Hirntumors gelesen werden, sie ist aber umso bedeutender als der Text immer wieder die sprachliche Unhintergehbarkeit und Johans semiotisch geprägte Sicht auf die Welt betont. Vor der Folie des fortschreitenden Krankheitsgeschehens ist immer wieder von der Zeichenhaftigkeit der Welt die Rede: „Alles war Zeichen"[50], heißt es da zum Beispiel. Doch die Bitte um Mais Hilfe bei einem würdevollen Tod führt entweder zum Streit oder zum Abbruch der Gespräche.[51] Während Mai, die selbst Kinderärztin ist, sich auf das Gesetz und das Ethos des norwegischen Ärzteverbandes beruft,[52] fragt Johan nach Mais eigenem Gesetz, das ihrer Ansicht nach zunächst keine Rolle spielt. Und auch, wenn der ausdrückliche Wunsch eines Patienten sich im Ergebnis mildernd bei der Strafzumessung auswirkt – schließlich ist der Strafrahmen in Deutschland auf höchstens fünf Jahren begrenzt –, so bleibt die persönliche Bürde bei einer Tötungshandlung mitgewirkt zu haben. Der Roman wirft wichtige Fragen auf und verdeutlicht die grundverschiedenen Positionen, die beim Thema Therapie am Lebensende aufeinandertreffen. Dabei wird deutlich, dass die Angst vor dem Sterben und dem Tod und der Mut zu einer Entscheidung sehr nah, aber oft auch unvereinbar, beieinanderliegen können. Wenn Johan das Gespräch abbricht, weil die Diskussion nicht zu weit getrieben werden sollte, weil er zum jetzigen Zeitpunkt schließlich „quick-

---

[46]   Ullmann: Gnade (Anm. 32), S. 113.
[47]   Ullmann: Gnade (Anm. 32), S. 55.
[48]   Ullmann: Gnade (Anm. 32), S. 58.
[49]   Ullmann: Gnade (Anm. 32), S. 78.
[50]   Ullmann: Gnade (Anm. 32), S. 77 f.
[51]   Ullmann: Gnade (Anm. 32), S. 99.
[52]   Ullmann: Gnade (Anm. 32), S. 104.

lebendig"[53] sei, dann werden dadurch unterschiedliche Bedürfnisse zum Ausdruck gebracht: Zum einen soll die Harmonie in der Gegenwart und der letzten verbleibenden Zeit nicht gestört werden, zum anderen handelt es sich um eine Verzögerung der Entscheidung, um ein Ablenkungsmanöver, aber auch um die fehlende Bereitschaft, sich in die Hinterbliebenen-Perspektive seiner Frau hineinzuversetzen. Mai hingegen „muss wissen, dass du ganz sicher weißt, worum du mich bittest, und dass du es willst – falls und wenn die Zeit reif ist."[54] Dann schließlich willigt sie ein. Die Einigung erfolgt unter der ‚fiktionalen Antizipation', die ein Wissen und Erkennen des richtigen Zeitpunkts fälschlicherweise impliziert.

> Sie hatte gesagt, dass sie ihm helfen wolle. Er hatte gesagt, dass er sicher sei. Sie hatten sich geeinigt. (...) [Z]um Schluss hatte sie ja gesagt, und dann hatte er die Erleichterung in ihrem Gesicht gesehen. Etwas in ihm zerbrach. So hatte er es sich nicht vorgestellt.[55]

Diese an Johan gebundene Wahrnehmung deutet bereits auf das Folgende hin. Auktoriales Erzählen ist in diesem Moment nicht möglich. Der Sterbeprozess des Protagonisten wird deshalb zweifach perspektiviert: Der Tod

> (...) kam für niemanden überraschend. Er hätte noch einen weiteren Monat leben können, vielleicht zwei. Das weiß keiner. Aber das Unwesen hätte am Ende gewonnen, und die Schmerzen wären vielleicht erträglich gewesen, vielleicht aber auch nicht. Nach Mais Einschätzung jedenfalls waren Johans Schmerzen nicht länger erträglich.[56]

Daraufhin wird erzählt, wie Mai Johan zuerst fragt und ihm dann mitteilt, dass es nun so weit sei. „Er sagt nichts. Aber sie kennt ihn. Sie beide haben eine gemeinsame Sprache. Eine ganz eigene Sprache. Das hat er selbst viele Male gesagt. Oder war sie es gewesen? Und es ist soweit."[57] Der Wechsel in die erlebte Rede zeigt an, dass die Wahrnehmung an Mai gebunden ist, die gegen ihre ursprüngliche Überzeugung anlässlich aktueller – nicht validierbarer – Abwägungen Johans Wunsch nachkommt. Aus ihrer Sicht ist es soweit. Vielleicht ist es der mangelnde rechtliche

---

[53] Ullmann: Gnade (Anm. 32), S. 108.
[54] Ullmann: Gnade (Anm. 32), S. 110.
[55] Ullmann: Gnade (Anm. 32), S. 116 f.
[56] Ullmann: Gnade (Anm. 32), S. 126.
[57] Ullmann: Gnade (Anm. 32), S. 127.

Rahmen, vielleicht ist es aber auch die persönliche Verbindung oder beides zusammen, das Mais subjektives Empfinden zum Maßstab ihres Handelns macht. Sie verabreicht ihm das Schlafmittel und das „muskellähmende (...) Mittel *Curacit*."[58]

Es folgt eine an Johans Wahrnehmung gebundene Analepse, die gleich in zweifacher Weise in die Vergangenheit führt: Die erzählte Zeit führt zu einem Erlebnis, das drei Wochen zurückliegt. Beschrieben wird Johan im Delirium, in dem sich Gegenwart – Mais Besuch im Krankenhaus – und Vergangenheit – Erinnerungen an Erlebnisse mit der Mutter – vermischen. Es werden außerdem Halluzinationen beschrieben, die an die Nahtod-Schilderungen der Psychiaterin und Mitinitiatorin der Hospizbewegung Elisabeth Kübler-Ross erinnern. Diese Episoden, so scheint es, sollen der Entscheidung Mais Gewicht verleihen. In einem folgenden Gespräch versichert Mai Johan, dass er nicht zu kämpfen brauche, wenn er das nicht mehr will.[59] Dies wird von Johan allerdings mehr als Zeichen eines Drängens hin zum Abschied, denn als ermutigende Beruhigung aufgefasst. Empfindungen lassen sich nicht objektivieren. Die Tatsache, dass Mai mit neuen teuren Kleidern ins Krankenhaus kommt, verfestigt bei Johan den Eindruck,

> dass für sie alles schon vorbei war. Die Entscheidung war gefallen. Und jetzt wartete sie darauf, dass es unerträglich wurde. Aber wann? Er war nicht bereit. Er konnte immer noch sagen, dass es morgens hell und abends dunkel wird. Und diese Worte waren voller Würde. Aber sie? Für sie war das alles nur sinnloses Warten.[60]

An dieser Stelle lässt sich ein Wendepunkt konstatieren. Während sich bei Johan das Gefühl des Noch-nicht-bereit-Seins einstellt, unterstellt er seiner Frau, sich bereits auf ein Leben nach seinem Tod vorzubereiten und die Zeit bis dahin als ,sinnloses Warten' zu erleben. Die zeitliche Wahrnehmung der Protagonisten driftet augenscheinlich auseinander. Es ist eine der Stellen, an der die Frage nach dem Beginn des Sterbens virulent wird. Wenngleich er „den Überblick" über sein Leben und die nahe Vergangenheit verloren hat, so kann er im Hier und Jetzt ,würdevoll' Tag und Nacht unterscheiden.[61] Aus seiner Sicht handelt es sich immer noch um ein würdevolles Leben, auch, wenn es ihm an der Fähigkeit zur Willensäußerung

---

58   Ullmann: Gnade (Anm. 32), S. 127.
59   Ullmann: Gnade (Anm. 32), S. 150.
60   Ullmann: Gnade (Anm. 32), S. 151.
61   Ullmann: Gnade (Anm. 32), S. 153.

mangelt. Er ist in der Gegenwart angekommen, die der Zukunft und der Ungewissheit des nahenden Endes bedrohlich nahekommt.

Einwilligungs(un)fähigkeit

Die Erzählung zerfällt mit dem nahenden Ende in immer kürzere Abschnitte. Zu-
standsbeschreibungen wie „Jetzt weiß er nicht mehr, was er sagt"[62] und etwas später: „Er weiß nicht, was geschieht. Er ist ganz weg"[63] werden durch Kursivierungen
hervorgehoben. Die Sterbeszene, die bereits durch Mai fokalisiert geschildert wurde,
wird wiederholt, nur dieses Mal aus der Perspektive Johans: Mit der Formel, dass es
morgens hell und abends dunkel werde, beschwört er die Herrschaft über sein
Leben, seine Würde. Dabei ist er sich keinesfalls sicher, dass es tatsächlich Nacht
ist, als Mai kommt, um ihm das muskellähmende Curacit zu verabreichen.[64] Als Mai
ihn fragt: „Es ist soweit … nicht wahr?", antwortet er, dass er es nicht wisse. Aber
sie hört ihn nicht. Seine Wahrnehmung und sein Ausdrucksvermögen sind nicht
mehr deckungsgleich. Er ist nicht mehr in der Lage, seine Entscheidung zu artikulieren. Eine grundverschiedene Zustandswahrnehmung bei gleichzeitiger Unfähigkeit zum sprachlichen Ausdruck Johans hatten sie nicht antizipiert. Selbst wenn
diese Situation vorhergesehen wird, wie sollte mit ihr umgegangen werden? Kann
dafür ein rechtlicher Rahmen geschaffen werden?

Was in der Schilderung aus Mais Perspektive direkt aufeinanderfolgt, ihre Frage
und die Feststellung: „Es ist soweit" wird hier durch Einwürfe Johans unterbrochen.
Auf ihre Worte folgt seine gedankliche Gegenrede, die in folgender Feststellung
Johans kulminiert: „Jetzt plappert Mai wahrhaftig, denkt er. Eine eigene Sprache!
Hat man so was schon gehört. Nein, Mai. *Maj von Malö*. Eine eigene Sprache haben
wir nicht, du und ich".[65] Und kurz darauf: „‚Nein‘, sagt er. Aber sie hört ihn nicht.
‚Nein‘, wiederholt er. Nicht, Mai! Noch nicht! Bitte! Warte, bis es hell wird".[66] Mit
diesen letzten Gedanken stirbt Johan. Auf die interne Fokalisierung Johans folgt
eine Liebesbeteuerung Mais und die Beobachtung des Todes aus einer vermeintlich

---

62   Ullmann: Gnade (Anm. 32), S. 166.
63   Ullmann: Gnade (Anm. 32), S. 168.
64   Ullmann: Gnade (Anm. 32), S. 168.
65   Ullmann: Gnade (Anm. 32), S. 169.
66   Ullmann: Gnade (Anm. 32), S. 169.

objektiven Perspektive: „Und dann gibt sie ihm die Spritze mit dem muskellähmenden Mittel *Curacit*. Sie wartet ab. So schnell und doch unmerklich. Keine Veränderung im Gesicht".[67] Am Ende dieses Abschnitts, der das Sterben als Leerstelle figuriert, wechselt die Erzählhaltung abermals, um in eine externe Fokalisierung zu münden, in der der Erzähler weniger weiß als die Figuren und demnach nichts mehr sicher behauptet werden kann: Ein Gebet „scheint das Richtige zu sein in dem Moment".[68] Den Abschluss der Sterbebegleitung beziehungsweise Sterbehilfe bildet also eine Aussage, deren Validität weder von den Figuren noch vom Erzähler überprüfbar ist. Der Roman markiert so die Schwelle von der Sterbebegleitung zur Tötung, im besten Fall „Tötung auf Verlangen", als einen sensiblen Übergangsbereich.

Schlussbetrachtung

Während in den faktualen Lebensendgeschichten in *Ausleben* und *Letzte Lieder* Wünsche und Erinnerungen geteilt werden, lässt der Roman *Gnade* die Perspektive der beiden Hauptfiguren gegeneinander laufen, er vermag eine Pluralität herzustellen, die nur in der Fiktion möglich ist. Auf frappierende Weise wird hier vorgeführt, wie die Freiheitsrechte des Einzelnen in Konflikt miteinander geraten. Dabei wirft der Roman die Frage auf, ob Selbstbestimmung eine tragfähige Kategorie für den Diskurs um Sterbehilfe ist oder selbst nur eine Fiktion. Er ergreift weder für die eine noch für die andere Seite Partei, sondern deutet auf die Unentscheidbarkeiten und erzeugt so Betroffenheit. Das ist aber nur eine der Leistungen dieses Textes. Die andere ist es, sich dabei auch mit existenziellen Themen wie der Frage danach auseinanderzusetzen, wie man zu dem wird, der man ist beziehungsweise was das Wesen eines Menschen ausmacht. Dabei zeigt der Roman auf, dass sich nicht nur Lebenseinstellungen, sondern auch das Wesen eines Menschen mit dem Kranksein tiefgreifend verändern kann und Dokumente wie Patientenverfügungen nicht als abschließende Regelungen betrachtet, sondern mit Blick auf veränderte Lebensbedingungen immer wieder auf ihre Gültigkeit hin befragt werden sollten. Der Jurist Jochen Taupitz stellt mit Blick auf die Patientenverfügung fest: „Wenn der Gesetzgeber verfügt hat, dass eine Patientenverfügung nur verbindlich ist, wenn

---

[67] Ullmann: Gnade (Anm. 32), S. 169 f.
[68] Ullmann: Gnade (Anm. 32), S. 170.

ein Mensch einwilligungsfähig ist, dann kann ein Einwilligungsunfähiger seinen Willen nicht ändern."[69] Das mag juristisch schlüssig sein, kann unter ethischen Gesichtspunkten allerdings auch anders gesehen werden, wie Taupitz selbst einräumt.

Antworten auf derart komplexe Fragen wie die nach der Rechtmäßigkeit von Sterbehilfe vermag auch die Literatur nicht zu geben. Das ist gar nicht ihre Aufgabe. Literatur wirft vielleicht weitere Fragen auf und legt den Finger in die Wunden der Aporien, die mit dem Lebensende verbunden sein können. Literatur ermöglicht Perspektivenvielfalt und liefert damit einen unerlässlichen Beitrag zu einem Thema, das möglicherweise individuelle Letztgültigkeit beansprucht und im gesellschaftlichen Diskurs von unterschiedlichen Seiten perspektiviert werden muss.

Korrespondenzadresse:
Dr. Sarah Seidel
Universität Konstanz
Fachbereich Literatur-, Kunst- und Medienwissenschaften
Postfach 164
Universitätsstraße 10
D-78457 Konstanz
sarah.seidel@uni-konstanz.de

---

[69] https://www.zeit.de/2020/25/sterbehilfe-niederlande-demenz-toetung-aerztin-urteil/ komplettansicht (abgerufen am 10.7.2020).

III. Quellen

Heike Hartung

Das Unbehagen am Altersdiskurs: Eine Würdigung der amerikanischen Pionierin der Age Studies Margaret Morganroth Gullette mit einer Übersetzung eines ihrer Essays zu Demenz

Abstract: Margaret Morganroth Gullette, an American pioneer of cultural age studies and activist against ageism, has drawn attention to the cultural constructedness
of ageing in her books since the 1980s. An important contributor to our knowledge
about ageing, she has introduced the twin concepts of "progress" and "decline narrative" to analyse ideological constructs that shape our individual and social atti-
tudes towards age. For the first time in a German translation, her essay on the
nineteenth-century novelist Jane Austen's work *Emma* (1815) presents a reading of
the protagonist's father, asking whether this character's peculiar behaviour could
be seen as an early and benign representation of dementia. In characteristic fashion,
Gullette employs her training as a literary scholar to highlight contemporary critical
debates like the important question how to respond empathetically to older people
with cognitive impairments in ageing societies.

Margaret Morganroth Gullette ist eine amerikanische Aktivistin und Pionierin der
kulturwissenschaftlichen Alternsforschung, die seit den 1980er Jahren die Alters-
narrative der amerikanischen Gesellschaft kritisch beleuchtet. In ihrem ersten Buch
von 1988, *Safe at Last in the Middle Years,* analysiert sie zeitgenössische Romane, die
das mittlere Lebensalter in den Blick nehmen und somit eine Alternative zum Fokus des Bildungsromans auf die Jugend eröffnen. Sie führt zudem in ihren Schriften die beiden Begriffe der Verfalls- und der Erfolgsgeschichte des Alterns ein, um
die unterschiedlichen Tendenzen ideologischer Haltungen zum Alterungsprozess
sichtbar zu machen. Sie stellt damit die optimistische Haltung der „progress narrative", die das Altern als eine positive Erfahrung erlebbar macht, der „decline narrative" gegenüber, die das Negative und Defizitäre des Alterns hervorhebt und damit
sowohl individuelle Erfahrung als auch gesellschaftliche Wahrnehmung des Alterns
bestimmt. Mit diesen Begriffen leistet Gullette einen wichtigen Beitrag zur kultur-

wissenschaftlichen Analyse des Alterns, die – wie sie in *Aged by Culture* (2004) erläutert – den konstruktiven Charakter der Alterserfahrung dessen biologischen
Komponenten gegenüberstellt: Unser körperlicher Alterungsprozess ist somit
immer eingebettet in die Art und Weise, in der wir kulturell ‚gealtert werden'.

Ihre jüngeren Publikationen, *Agewise: Fighting the New Ageism in America* (2011) und
Ending Ageism, or How Not to Shoot Old People (2017), deuten bereits im Titel an, dass sie
für das 21. Jahrhundert ein Überwiegen des Defizitnarrativs des Alterns in der amerikanischen Gesellschaft konstatiert. Deshalb konzentrieren sich ihre Analysen zunehmend auf die verschiedenen Formen der Altersdiskriminierung, die sich auf den
gesamten Lebenslauf erstrecken. Thema der folgenden Übersetzung eines Kapitels
aus ihrem Buch *Agewise* ist die im späten 20. Jahrhundert einsetzende Verschränkung
des Alterns mit Alzheimer und Demenz. Gullette liest den Roman *Emma* der briti-
schen Autorin Jane Austen aus dem 19. Jahrhundert als ein frühes Beispiel einer
positiven Darstellung von Alzheimerdemenz *avant la lettre*. Emma Woodhouse, die
Hauptfigur des Romans, kümmert sich umsichtig um ihren alten, vergesslichen Vater, dessen ängstliche Besorgtheit um die eigene Gesundheit und auch die seines
gesellschaftlichen Zirkels im Roman als liebenswerte Schrulle dargestellt wird. Gullette greift diese Aspekte des Romans auf, um sie in den Kontext gesellschaftlicher
Haltungen zu Alzheimer in unserer Zeit zu stellen. Am Beispiel ihrer eigenen Erfahrungen mit der Pflege der Mutter macht sie dabei deutlich, wie Austens Roman eine
‚empathische Aufklärung' des heutigen Lesers bewirken kann. Sie stellt weiterhin
Überlegungen an, wie das kreative Potential von Literatur genutzt werden kann, um
das Verständnis für Demenz und die davon betroffenen Patienten und Pflegenden
zu erweitern. Gullettes Fokus – auch als Aktivistin – auf die negativen Auswirkungen der Altersdiskriminierung auf das Individuum und die Gesellschaft führen sie
in ihrem aktuellen Schreiben zu neuen Projekten, die Zusammenhänge und Kolla-
borationen zwischen akademischen und kreativen Zugängen herstellen.

Der Club der Töchter: Hat der Vater in Jane Austens Roman Emma *Demenz?*
Von Margaret Morganroth Gullette
Übersetzt von Heike Hartung[1]

Auch beim Lesen zählt das Alter. Im Verlauf eines langen Lebens werden wir unseren begeisterten Lektüren abtrünnig. Als ich mit 17 Jahren *Auf der Suche nach der verlorenen Zeit* entdeckte, las ich Proust in erster Linie wegen seiner Geschichten über unerwiderte Liebe. Denn in diesem Alter suchte ich dringend nach verbindlichen Aussagen über das Begehren. Einige Jahrzehnte später, nachdem ich glücklich verheiratet, gesellschaftlich im Aufstieg begriffen und des Französischen mächtig war, las ich *A la recherche du temps perdu*, um Prousts Prosastil (und den Ton der gehobenen Gesellschaft) zu genießen. Dabei übersprang ich beim Lesen die langen Passagen über den Verlust der Geliebten Albertine. Erst in meiner späteren Lektüre habe ich den Schlüssel zu Struktur und Wertvorstellungen des Werks gefunden. Diese sind in der Figur der Großmutter angelegt. Die selbstlose Liebe seiner Großmutter ist für den jungen Marcel das Modell gegenseitiger Liebe. Die anderen Liebschaften und die an die Herzlosen gerichtete Satire, die Walter Benjamin als die „Physiologie des Geschwätzes" bezeichnete, werden aufgewogen durch eine einzige Person, die in der Lage ist, seinen Schmerz zu verstehen und ihm Trost zu spenden.[2] Marcels Abhängigkeit von der Lebenskraft seiner Großmutter erklärt, warum er ihre tödliche Erkrankung nicht erkennen kann.

Das Alter zählt als Stellvertreterin für das Wachstum der Seele. Die Erfahrung verändert unsere Ichbezogenheit als junge Menschen, erweitert unsere Interessen, und öffnet unsere Herzen – wie das Beispiel Prousts zeigt – für die Erkenntnis, dass alte Menschen, die in unserer Jugend wichtig für uns waren, ein kostbares Gut sind. Das Alter zählt auch als Stellvertreterin für historischen Wandel. Meine Dozenten im Universitätsfach Englische Literaturwissenschaft stellten ihre Lehrpläne zu einer Zeit zusammen, als die Vorstellung davon, was die traditionell jüngeren Studenten interessieren könnte, eher begrenzt war. „Die Liebeshandlung" wurde massenhaft unterrichtet, während deren geschlechterspezifische Implikationen vernachlässigt wurden. Bis in mein mittleres Alter veränderte die uns umgebende Alterskultur

---

[1] Diese Übersetzung erfolgt mit freundlicher Genehmigung der University of Chicago Press.

[2] Walter Benjamin: Zum Bilde Prousts. In: Ders.: Illuminationen. Ausgewählte Schriften. Frankfurt am Main 1977, S. 340.

sowohl die Autoren als auch die Forscher und Leser. In den 1980er Jahren konnte ich einen Kurs mit dem Titel „Midlife Fictions" (Romane über die Lebensmitte) anbieten, weil viele gute Schriftsteller, die selbst die Lebensmitte erreicht hatten, Romane über komplexe Figuren im mittleren Alter schrieben. Diese Romane waren häufig als antidiskriminierende Fortschrittserzählungen angelegt.[3] Meine weniger traditionellen Studierenden (Frauen in der Lebensmitte, Pensionäre) waren erstaunt, wie lange es dauerte, bis Literaturkritiker diese unromantischen Nebenhandlungen – nennen wir sie „nach der Hochzeit" – zur Kenntnis nahmen. Sie verschlangen diese Romane über nicht mehr junge Protagonisten.

Die Literaturtheorie betrachtete gelegentlich die Kategorie „Alter", und Alters-kritiker übten sich darin, die Literatur daraufhin zu lesen. Theoretische Ausprä-gungen wie der Feminismus, der Postkolonialismus, die Queer Studies und die marxistischen Kulturwissenschaften beschäftigten sich ebenfalls mit den Figuren des Anderen, die sich an den Rändern der Texte tummelten – die sogenannten Nebenfiguren. Akademiker fingen an über Themen zu schreiben, die zuvor als undenkbar oder uninteressant galten: Kreativität im späteren Leben, die Figur der Großmutter in der Kinderliteratur, Altersdarstellungen im Theater. Kulturelle Dis-kurse haben immer Einfluss darauf, was das Publikum zu einem bestimmten Zeit-punkt wahrnehmen kann. Sie bestimmen damit auch, wofür wir uns interessieren.

Aus all diesen Gründen war ich nicht erstaunt, dass mir beim Wiederlesen von Jane Austens *Emma* ein gänzlich anderer Roman begegnete als der, den ich zu lesen gelernt hatte. Vor dem Hintergrund des festen Platzes, den Austens Roman im Li-teraturkanon einnimmt, überraschte es mich dennoch, dass dieser lebhafte Roman über das Heiraten sich im Grunde – ebenso wie der Prousts – mit der Auseinander-setzung zweier Generationen mit den Schwierigkeiten des Alterns beschäftigt.

Emma und ihr Vater

In Jane Austens gleichnamigem Roman ist Emma Woodhouse beunruhigt von der Aussicht, mit ihrem Vater fortan allein zu leben. Der Romanbeginn zeigt Emma an einem Tiefpunkt, nachdem ihre frühere Gouvernante und beste Freundin geheira-

---

[3]   Mein erstes Buch *Safe at Last in the Middle Years* beschäftigt sich mit der Behandlung des mittleren Alters durch vier Romanautoren des späten 20. Jahrhunderts.

tet und sie verlassen hat. „Wie sollte sie diesen Wechsel ertragen?" fragt sich Emma, während deutlich wird, dass ihr Vater kein „Gesellschafter" für sie ist, sondern „ein ängstlicher Mann und leicht niedergeschlagen", für den Emma „sich heiter (...) geben" muss, auch wenn ihr nicht danach ist. An dem ersten traurigen Abend, den Emma mit ihrem Vater allein verbringt, gibt sie sich alle Mühe, den „glücklicheren Gedankenfluß in Gang zu halten", in dem sie ihn geschickt bestärkt hat.[4] Aus dieser anstrengenden Situation wird sie von ihrem Nachbarn Mr. Knightley gerettet, der gekommen ist, um ihnen Gesellschaft zu leisten.

Austen hebt dieses Thema hervor, indem sie auf Emmas Ängste am Romanende zurückkommt. Die gleiche Furcht erhält nun eine größere Berechtigung, weil Emma glaubt, dass sie Knightley durch ihre Fehler vertrieben hat. Ihr innerer Monolog ist voller düsterer Vorahnungen: „Wenn alles einträte, was im Kreise ihrer Freunde eintreten konnte, dann würde Hartfield verhältnismäßig einsam werden; und sie wäre dazu verurteilt, ihren Vater mit den Resten eines zerstörten Glücks aufzuheitern." Ihre einzige Hoffnung ist, „daß in dem folgenden und jedem weiteren Winter ihres Lebens, mochte er auch trüber und freudloser sein als der vergangene", sie weniger zu bedauern haben würde an ihrem Lebensende.[5] Die einzige Quelle des Trosts und der Beruhigung wäre für Emma demnach, in einer neuen Auslegung dieser Passage, die Vorfreude auf den eigenen Tod.

Dieser depressive Zustand ist es, – und nicht das gewöhnliche Schicksal, als alte Jungfer zu enden, vor dem Emma sich nicht fürchtet – vor dem sie von Knightley bewahrt wird. In dem von der amerikanischen Literaturkritikerin Marcia Folsom folgerichtig so benannten „höchst unkonventionellen" Romanende ermöglicht Knightley die Heirat der beiden, indem er nach Hartfield in das Haus der Woodhouses einzieht.[6] So muss Mr. Woodhouse auf keine der für ihn lebenswichtigen Gewohnheiten verzichten. Es sind die außergewöhnliche Freundschaft und der Selbstverzicht, die Knightley als ritterlich erscheinen lassen, und nicht so sehr seine Bereitschaft, über Emmas kleinere gesellschaftliche Formfehler hinwegzusehen.

Es gibt im Roman kaum Hinweise darauf, dass Austen in der Figur von Emmas Vater Mr. Woodhouse einen Zustand beschreibt, den wir heute zumeist als Früh-

---

4　　Jane Austen: Emma. Übersetzt von Horst Höckendorf. Zürich 1991, S. 9, 10 und 12.
5　　Austen: Emma (Anm. 3), S. 472 f.
6　　Marcia McClintock Folsom: The Challenges of Teaching Emma In: Dies. (Hg): Approaches to Teaching Jane Austen's *Emma*. New York 2004, S. xvii–xliii.

stadium der Demenz, in Folge einer Alzheimererkrankung oder eines Schlag-
anfalls, bezeichnen würden. Vielleicht lassen sich die wichtigsten Anzeichen seines
Zustands eher aus ihrem Verhalten und ihrer Sprache folgern als aus seiner Sprache.
Emmas freundliches und geschicktes Eingehen auf die obsessiven Gewohnheiten
ihres Vaters ist ein nahezu unbeachteter, aber dennoch wichtiger Aspekt des Romans.[7] Wenn wir ihn auf diese Weise lesen, kann *Emma* eine lehrreiche Lektüre für
unsere von Alzheimer besessene Zeit sein.

Austen beschreibt Mr. Woodhouses Verhalten niemals so, als ob es sich um
einen krankhaften Zustand handele. Und Mr. Perry, der Apotheker, der Mr. Woodhouse als einen alten Freund aufsucht, diagnostiziert ihn nicht als solchen. In einer
Zeit vor der Biogerontologie und den kognitiven Wissenschaften mit ihren kost-
spieligen Lösungen ist Mr. Woodhouse einfach ein „gutherziger, höflicher alter
Mann", der „sein Leben lang gekränkelt hatte".[8] Deshalb werden seine verschiedenen Symptome, wie wir sie heute nennen würden, als persönliche Charaktereigen-
schaften und Marotten behandelt: wie seine altmodische Höflichkeit, seine Vorliebe
für Kleinkinder oder sein Befolgen einer Schonkost. Dennoch ist er nicht einfach
alt, wie die gutmütige, schwerhörige Mrs. Bates. Sein begrenztes Repertoire an
Gesprächsthemen, seine Angst vor dem Alleinsein, sein Verlangen nach dem Vertrauten, sein Hang zum Depressiven und seine Furcht vor Änderungen seiner
Gewohnheiten gehören zu den vielen Hinweisen, die über den Text verstreut sind
und darauf hindeuten, dass Austen mit den Ängsten und obsessiven Wiederholun-
gen vertraut war, die mit kognitiven Beeinträchtigungen einhergehen. Auf der Ober-
fläche ist Emma eine Komödie. Hin und wieder jedoch berührt diese Romanze
einen düsteren Boden, und zwar immer dann, wenn von Mr. Woodhouse die Rede
ist.

Lediglich im Rückblick deutet Jane Austen an, wie ernsthaft der Zustand des
Vaters die Liebeshandlung hätte beschädigen können. Am Ende des Romans fragt
sich Emmas frühere Gouvernante Mrs. Weston, wer wohl Emma unter der Bedingung geheiratet hätte, dass er sein eigenes Haus für Mr. Woodhouse hätte aufgeben
müssen: „Und wer außer Mr. Knightley würde für Mr. Woodhouse so viel Verständnis und Nachsicht aufbringen (…)? Die Schwierigkeit, wie man den armen
Mr. Woodhouse unterbringen sollte, hatte sich immer in den Plänen bemerkbar

---

[7] Wie Folsom bemerkt: „Der Roman streicht Emmas unentwegte Freundlichkeit gegenüber Mr. Woodhouse nur selten heraus." Folsom: Approaches (Anm. 5), S. xxiii.
[8] Austen: Emma (Anm. 3), S. 9.

gemacht, die ihr Mann und sie selbst im Hinblick auf eine Heirat (…) gehegt hatten".[9] Vor diesem Hintergrund erscheint Emmas in dem ‚fortgeschrittenen Alter' von einundzwanzig wiederholt formulierter Entschluss, nicht zu heiraten, nicht mehr als die energische Unabhängigkeitserklärung einer Vertreterin der gehobenen Gesellschaft. Es ist vielmehr der nur halb bewusste Versuch, eine vollendete Tatsache als Entscheidung darzustellen. Sich selbst gegenüber gibt sie vor, dass eine Heirat „für sie ohnehin nicht in Betracht [käme]. Es wäre unvereinbar mit dem, was sie ihrem Vater schuldete und was sie für ihn empfand".[10] Dies kommt einem Selbstbetrug sehr nahe. An diesem Punkt im Handlungsgefüge glaubt sie, dass Knightley eine andere heiraten will. Ihre Haltung vermittelt somit auch die gespielte Tapferkeit, mit der sie sich für die bevorstehende Prüfung rüsten will.

Und nach dem Heiratsantrag Knightleys verdeutlichen Emmas Freude und Erleichterung das Ausmaß an Trostlosigkeit, mit der sie ihre Zukunft vorhergesehen hatte. Dabei ginge es nicht in erster Linie um den voraussichtlichen Tod des Vaters, sondern vielmehr noch um die Erwartung dessen, was diesem vorausginge – sein weiterer physischer und geistiger Abbau: „Einen solchen Gefährten bei all den Pflichten und Sorgen, die mit dem Laufe der Zeit immer betrüblicher werden mussten!"[11] In seinem Buch über Austen bemerkt Bharat Tandon zurecht, dass „*Emma* im Vergleich zu den früheren Romanen ungewöhnlich wortkarg bezüglich des ‚Nachlebens' der Figuren" sei.[12] Die Erklärung dafür liegt auf der Hand: Im Gegensatz zu den für den Roman des 19. Jahrhunderts üblichen Hinweisen auf das Glück des Ehestands werden in diesem Roman der langsame Verfall und Tod des Vaters sowie Emmas Pflege in Aussicht gestellt.

Emmas Sorge um den Vater ist eine Pflicht, die sie selten als solche wahrnimmt – oder, vielmehr, erlaubt Jane Austen es ihr nicht, sie als solche wahrzunehmen. Als Emma sich jedoch für ihr unhöfliches und kokettes Verhalten beim Ausflug nach Box Hill schämt, kommt ihr der Vergleich in den Sinn, dass es dagegen „eine Seligkeit [wäre,] [e]inen ganzen Abend lang mit ihrem Vater [Karten] zu spielen".[13] Wäre Mr. Woodhouse lediglich alt und ein wenig langweilig, erschiene die Gefühlsintensität von Emmas Vergleich überzogen. Nach der alltäglichen Sorge um die psychi-

---

9　　Austen: Emma (Anm. 3), S. 524.
10　Austen: Emma (Anm. 3), S. 465.
11　Austen: Emma (Anm. 3), S. 504.
12　Bharat Tandon: Jane Austen and the Morality of Conversation. London 2003, S. 172.
13　Austen: Emma (Anm. 3), S. 422.

sche Ausgeglichenheit des Vaters sind die Abendstunden, die sie ihm widmet, die besonders wertvollen Stunden des privaten Rückzugs. Was hier durchscheint ist ihr Verlangen nach Entlastung von ihrer ständigen Wachsamkeit – eine Belastung, die die Pfleger unserer Zeit ohne weitere Erklärungen nachempfinden können.

Das Ausmaß von Mr. Woodhouses Unruhe lässt sich an Emmas und Mrs. Westons ständigen Bemühungen ablesen, ihn wieder zu beruhigen. Emma lenkt sein Denken insofern, als sie ihm die Informationen gibt, die er braucht, oder ihm gemeinsame Erlebnisse vergegenwärtigt: „Erinnerst du dich nicht, was Mr. Perry vor so vielen Jahren sagte, als ich die Masern hatte?"[14] Unablässig stellt sie ihm jede Situation im besten Licht dar. Ohne sein Wissen versorgt sie seine Gäste mit vorzüglichen Speisen. Gemeinsam erschaffen die beiden Frauen, mit Hilfe zahlreicher Bediensteter jedoch in Eigenverantwortung, eine unterstützende Umgebung für Mr. Woodhouse, in der seine Beeinträchtigungen weniger ins Gewicht fallen. Sie bewahren ihn davor, zu einem Gegenstand des Mitleids oder des Spotts anderer zu werden.

Mr. Woodhouse kann durchaus höflich und zuvorkommend sein. Die Sprache anderer muss jedoch auf seine Beeinträchtigungen zugeschnitten sein. Er versteht keine Scherze, seine Konversation ist auf wenige Themen beschränkt, er wiederholt sich und beharrt auf seinen für andere unbegründet erscheinenden Ängsten. Ohne Anleitungen kann er den Ausführungen anderer nicht folgen. In der Welt Jane Austens, in der aufmerksames Zuhören und unterhaltsame, emphatische und schlagfertige Dialoge hochgeschätzt werden, erscheint Mr. Woodhouse von Anfang an als ein mangelhafter Konversationspartner: „Er konnte mit [seiner Tochter] nicht Schritt halten, weder im ernsten Gespräch noch im Scherz."[15] Und Jane Austen geht gewöhnlich hart mit fehlerhaften Sprechern um, die sie entweder satirisch durch die eigene Sprache entlarvt oder durch den Blickwinkel der überlegenen Wahrnehmung sprachgewandter Charaktere als mangelhaft kennzeichnet. Walter Scott kritisierte den ermüdenden Prosastil von Miss Bates und Mr. Woodhouse, als ob beide Figuren gleichzusetzen wären.[16] Dies ist jedoch nicht der Fall. Austen lässt es zu, dass sich Charaktere in deren Abwesenheit abfällig über Miss Bates äußern. Mr. Woodhouse wird dagegen nicht kritisiert, auch nicht hinter seinem Rücken.

Jane Austen ist ungewöhnlich liebenswürdig in ihrer Darstellung Mr. Wood-

---

14   Austen: Emma (Anm. 3), S. 283.
15   Austen: Emma (Anm. 3), S. 9.
16   Scott wird zitiert in Brian C. Southam (Hg.): Jane Austen. Band 1, 1811–1870: The Critical Heritage. London 1995, S. 68.

houses. In ihrer demütigenden Rückschau auf ihre verletzenden Worte gegenüber Miss Bates erkennt Emma, dass sich ihr Verhalten gegenüber der älteren Frau an demjenigen gegenüber ihrem Vater hätte orientieren sollen. (Sie denkt nicht, dass ihre Unhöflichkeit sich auch an einer herbeigesehnten, aber nicht realisierbaren Ungehaltenheit gegenüber dem Vater hätte orientieren können – aber wir können diesem psychoanalytischen Gedankenspiel folgen). Warum wird für Emmas Vater eine Ausnahme gemacht? Es ist nicht etwa so, dass Austen gewohnheitsmäßig mit den Patriarchen und Vätern aufgrund ihrer gesellschaftlichen Position oder ihres Reichtums schonend umginge. Ein Beispiel wäre die vergnügliche Verachtung des Erzählers für den arroganten Mr. Elliot im Roman *Überredung*. Respekt vor seinem Alter ist einer der Gründe für Mr. Woodhouses Schonung. Das ist jedoch noch nicht alles. Die geschwätzige Miss Bates ist jünger als Mr. Woodhouse, aber sie ist intelligent genug, um Emmas Sarkasmus zu verstehen und zu schweigen. (Satire hat das Ziel, die Menschen zu verbessern). Aus der Perspektive der sprachlichen und moralischen Werte Jane Austens ist der einleuchtende Grund dafür, dass Mr. Woodhouse nicht der Satire ausgesetzt wird, seine kognitive Einschränkung: Er kann nicht aus der Satire lernen.

Emma ist ihrem Vater für seine bedingungslose Liebe dankbar. Es schmeichelt ihrem Ego, dass sie in seinen Augen immer die Erste ist und immer richtig handelt. Psychologen haben herausgefunden, dass Kinder im mittleren Alter, die für ihre Eltern sorgen, auf Gegenseitigkeit Wert legen. Diese kann sich als Bewunderung, Dankbarkeit, Rücksicht äußern oder in Ratschlägen und Geschenken. Emma und ihrem Vater, jedoch, ist es nicht möglich, als gleichberechtigte Erwachsene miteinander umzugehen. Emmas Kontrolle ihrer Gefühle für den Vater wird von Austen ebenso positiv bewertet wie die Selbstbeherrschung Elinor Dashwoods in *Gefühl und Verstand*. Diese Anerkennung für Emmas Selbstkontrolle geschieht jedoch weniger offen. Die Kontrastpaare im Roman *Gefühl und Verstand* lösen sich in ein eindeutiges Lob für Elinors Verhalten auf. In *Emma* dagegen ist das Thema der töchterlichen Selbstlosigkeit tief unter dem der Liebeshandlung vergraben. Dies deutet auf eine kulturell bedingte Zurückhaltung hin, die für diese Verdrängung verantwortlich ist. Mr. Woodhouses nicht näher benannter Zustand erfordert ständige Umsorgung und Aufmerksamkeit, die ihm ohne Einschränkung gewährt werden – und beinahe ohne, dass dies zur Kenntnis genommen wird. Für Jane Austen ist diese Tugend der töchterlichen Pflege eine, die keiner Worte bedarf – ganz im Unterschied zu all den anderen Tugenden, die sie in ihren Romanen freilegt, in denen Charaktere im dialogischen Austausch an der Verbesserung ihres fehlerhaften Selbst arbeiten.

Allerdings müssen wir nun auch Jane Austens indirekte Anerkennung der pflegerischen Anstrengungen ihrer Heldin angemessen würdigen. Ich möchte es ganz klar gegenüber Generationen von Literaturkritikern formulieren, die dies zu meinem Erstaunen übersehen haben: Emma ist nicht deshalb die Heldin dieses Romans, weil ihre Figur aus den vielen Fehlern, die sie macht, lernt, sondern weil ihr Charakter diese unbenannte, kaum akzentuierte Tugend der Selbstlosigkeit besitzt. Auf dieser Grundlage lassen sich auch ihre zum Scheitern verurteilten Versuche, Heiraten zu vermitteln, besser verstehen. Sie erscheinen dann als die Zerstreuungen einer Tochter, die nicht arbeiten muss und, ihrem Vater zuliebe, wahrscheinlich auch nicht heiraten wird. Im Vergleich mit ihrer Aufopferungsbereitschaft gegenüber dem Vater sollten ihre Irrtümer dem Leser und der Leserin als nichtig erscheinen.

Emmas freundliche Aufmerksamkeit gegenüber ihrem Vater gibt den Ton an für die gehobene Gesellschaft der Romanwelt. Andere Figuren werden moralisch an ihrem Vorbild gemessen, ob sie ihm folgen können, wie Mr. Knighley, oder es nicht tun, wie Frank Churchill. In Emmas Augen hat Frank sogar „den allergrößten Fehler", den sie auch an ihrem Schwager bemängelt, nämlich: „den Mangel an respektvoller Nachsicht ihrem Vater gegenüber".[17] Vor einem geplanten Ball geht Frank Churchill so weit, Mr. Woodhouse, der sich vor Zugluft ängstigt, damit aufzuziehen, dass während eines Tanzvergnügens mitunter die Fenster aufgerissen werden. Sein rücksichtsloses Verhalten gegenüber dem älteren Mann erfordert Emmas Einmischung und ihren Widerspruch.[18] Die Notwendigkeit, Franks Verhalten gegenüber ihrem Vater zu moderieren, könnte ihre Entscheidung erleichtert haben, ihn als Heiratskandidaten nicht weiter ernst zu nehmen. Nur eine der Figuren des Romans nimmt Emmas pflegerische Arbeit auch als solche wahr. Die taktlose Mrs. Elton bemerkt als Neuankömmling, dass Mr. Woodhouse „doch manchmal so bedrückt sein soll". Sie drängt Emma ihr herablassendes Mitleid auf: „‚Ich verstehe aber Ihre Lage vollkommen, Miss Woodhouse' (mit einem Seitenblick auf Mr. Woodhouse) – ‚der Gesundheitszustand Ihres Vaters muß ja sehr hinderlich sein.'"[19]

Ich vermute, dass Jane Austen die von mir beschriebenen speziellen Altershier-

---

[17]   Austen: Emma (Anm. 3), S. 107 f.
[18]   Austen: Emma (Anm. 3), S. 283.
[19]   Austen: Emma (Anm. 3), S. 307.

archien zwischen Eltern und ihren Kindern so sehr verinnerlicht hatte, dass sie sie nicht offen aussprechen musste. Austen konstruierte die Figur Mr. Woodhouses mit all ihren Beschränkungen, Ängsten und Besonderheiten sorgfältig auf eine Art und Weise, die seine Persönlichkeit unangetastet durchscheinen lässt: seine Großzügigkeit, seine altmodische Höflichkeit und seine Unfähigkeit, die Fehler der Menschen, die er liebt, wahrzunehmen. Er ist nicht intelligent, und ist es wahrscheinlich auch als junger Mensch nicht gewesen. Auch ein Erinnerungsverlust, der weitreichender ist, als Austen ihn am Beispiel von Mr. Woodhouse darstellt, kann andere bedeutsame und liebenswürdige Eigenschaften unangetastet lassen.

Emma und ihre Schwestern – der Club der pflegenden Töchter, dem auch einige Söhne wie Knightley angehören – konnten die Eigenschaften ihrer Eltern weiterhin schätzen und sie, wenn auch mit besonderer Unterstützung, als vollständige Persönlichkeiten wahrnehmen. Dies war ihnen sicher zum Teil deswegen möglich, weil ihre Verwandten nicht durch Krankheitsdiagnosen in ihrer Andersartigkeit von den Nachbarn unterschieden wurden. In dem fiktiven Dorf Hartfield wird Mr. Woodhouse mit besonderer Sorgfalt behandelt. Zugleich erscheint es als selbstverständlich, ihm sein gewohntes gesellschaftliches Umfeld zu erhalten. Laut Karen A. Lyman haben „Beobachtungen von Pflegern (…) gezeigt, dass selbst normales Verhalten als Zeichen eines bestimmten Krankheitsstadiums interpretiert wird, sobald der Begriff Alzheimer verwendet wird".[20]

Der Club der Töchter in dieser früheren Zeit war nicht von Prognosen belastet. Heutzutage wird bereits im Vorfeld häufig die Diagnose eines Frühstadiums von Demenz gestellt. Das Frühstadium impliziert ein späteres, womit eine unerbittliche Eskalation negativer Ereignisse in Aussicht gestellt wird. Die in die Zukunft projizierte Verfallserzählung ist schonungslos. Andere Beschreibungen – wie die einer mäßigen Vergesslichkeit – sind für die Vorstellungskraft hilfreicher. Sie lassen die Aussichten für die Zukunft offen und ermöglichen es uns, das normale Verhalten und die Persönlichkeit einer vergesslichen Person genau zu beobachten. In Momenten der Niedergeschlagenheit ahnt Emma sicherlich die fortschreitende Krankheit ihres Vaters und seinen Tod voraus. Dennoch ist es wahrscheinlich besser für sie, dass man ihr die kognitive und physiologische Entwicklung ihres Vaters nicht in allen Einzelheiten vor Augen führt, so wie es viele Experten heutzutage für not-

---

20 Karen Lyman: Bringing the Social Back In: A Critique of the Biomedicalization of Dementia. In: Jaber F. Gubrium, James A. Holstein (Hg.): Aging and Everyday Life. Malden, MA 2000, S. 340–356.

wendig halten, auch wenn ein weiterer Abbau nicht immer stattfindet oder nicht in der erwarteten Weise. Dennoch wird die wissenschaftliche Wahrsagerei vorangetrieben – mit dem Resultat, unsere Ängste zu schüren.

Angesichts der Schrecken, von denen eine Alzheimerdiagnose heutzutage begleitet wird, hat eine gesellschaftliche Welt, die sich von derart überwältigenden Krankheitsurteilen nicht aus der Ruhe bringen ließ, etwas durchaus Nachahmenswertes. Austens Dorfbewohner waren anscheinend in der Lage, einen Demenzkranken als Individuum zu behandeln – auch wenn dieser eine Sonderstellung als wohlhabender, höflicher Patriarch innehatte. Sie begegneten ihm dazu mit der Ernsthaftigkeit und den geschickten verbalen Ausweichmanövern, die für sein Wohlbefinden nötig waren. Sicher wären die heutigen Pflegenden dementer Angehöriger die ersten, die Austens Roman für dessen einfühlsame Darstellung dieses Themas schätzen lernten. Jeder fünfte Amerikaner pflegt einen Angehörigen, Nachbarn oder Freund, ohne dafür Bezahlung oder Anerkennung zu erhalten. Die meisten davon sind Frauen.[21] Es könnte sein, dass sie zum Lesen zu beschäftigt sind: Ein durchschnittlicher Arbeitstag von Pflegern, die im Haus wohnen, umfasst 17 Stunden. Jedoch könnte unsere Zeit die erste sein, die in der Lage ist, die Anspielungen auf Mr. Woodhouses kognitiven Zustand zu verstehen. Damit könnten wir auch die ersten sein, die sowohl Emmas als auch Jane Austens Leistung anerkennen.

Über eine andere Tochter und ihre Mutter

Die ersten Sätze aus Austens Roman, in denen sie Emmas Besorgnis darüber beschreibt, mit ihrem Vater allein gelassen zu werden, versetzten mich schockartig zurück in die Zeit im April 2005, als ich für eine Weile zu meiner Mutter zog, nachdem sie sich bei einem Sturz das Kreuzbein verletzt hatte. Es war ihr zweiter Sturz in vier Monaten. Sie war damals 91 Jahre alt und hatte sich gerade erst tapfer von ihrem ersten Sturz erholt. Sie hatte anfangs schreckliche Schmerzen, und es war schwierig, einen Arzt zu finden, der sie angemessen versorgte. Dann wusste sie nach dem Aufwachen nicht mehr, wer sie war. Sie hatte ihre Fähigkeit verloren, Scrabble zu spielen. Ich kümmerte mich allein um sie, mit Unterstützung durch

---

[21] Centers for Disease Control and Prevention and the Kimberly-Clark Corporation: Assuring Healthy Caregivers: A Public Health Approach to Translating Research into Practice. Neenah, WI 2008. Keine Seitenangaben.

Pflegekräfte. Zu der Zeit trat mein Mann in einem Stück in Boston auf, während mein Sohn gerade mit seiner Freundin auf einen anderen Kontinent gezogen war. Es ist inzwischen so alltäglich geworden: Die Tochter im mittleren Alter kümmert sich um ein Elternteil. Die Stürze, der Erinnerungsverlust, die radikale Verunsicherung, die plötzliche Verantwortung für das ganze Leben eines anderen Menschen. Die aufgeregte, beunruhigende Hilflosigkeit der Tochter fühlt sich an wie die eines Menschen, der zusieht, wie ein ganzes Dorf abbrennt, und dennoch versucht, dem Feuer immer wieder, willkürlich, kleine handhabbare Objekte abzutrotzen. Dabei hüpft sie vor Ärger und Trauer auf und ab. Es ist so alltäglich geworden in Amerika, dem Club der Pflegenden anzugehören mit seinem ebenso alltäglichen Heldentum – Töchter, Söhne, Freunde, Partner. Ich habe einiges gelernt auf diese Weise, nicht zuletzt über mich selbst. Ich war keine Heilige wie Emma. Ich habe manchmal die Geduld verloren – ebenso wie meinen Appetit und meinen Schlaf. Ich konnte freundlich und hilfreich sein, aber mir fehlte Emmas entschiedene und stetige Liebenswürdigkeit. Wenn meine Mutter ängstlich wurde habe ich mich jedoch genau wie Emma verhalten. Damit Unterhaltungen meine Mutter nicht aufregten, habe ich darauf geachtet, dass sie keine unerwünschten Wendungen nahmen.

Als es meiner Mutter besser ging, zog sie näher zu uns, in eine Einrichtung für betreutes Wohnen. *Sie* gab nicht auf. Sie erholte sich wieder. Sie lernte wieder zu laufen, gut Scrabble zu spielen, Witze zu erzählen. Ich wage einige Verallgemeinerungen. Auch mit über 90 Jahren können Menschen Gefühl und Verstand zurückgewinnen, ebenso wie ihre Stärken. Der Körper kann heilen. Jede Situation, in der kognitive Beeinträchtigungen auftreten, ist verschieden. Die Folgen sind unvorhersehbar. So wie andere Töchter und Söhne habe ich in der Folge der Erkrankung meiner Mutter mehr darüber erfahren, wie wir heute mit Menschen umgehen, die mit Erinnerungsverlusten leben müssen. Das Stigma der Senilität hängt mit unserer zunehmenden Angst vor diesem Stadium des gebrechlichen Alters zusammen. Sich dagegen zu stellen, erfordert eine besondere Art von Heldentum.

Als ich *Emma* erneut gelesen habe, folgte ich gebannt Emmas liebevollem Verhältnis zu ihrem Vater und wunderte mich darüber, wie ich dies zuvor hatte überlesen können. Und als ich die Auswirkungen des modernen amerikanischen Grauens vor der „Demenz" am eigenen Leib erfuhr, empfand ich Neid gegenüber dieser früheren Gefühlskultur. Wie konnte sie uns verloren gehen? Was um alles in der Welt geschieht mit uns?

Vor 1900: Eine liebenswürdigere Begriffskultur

Im 18. und 19. Jahrhundert hat der „körperliche und geistige Verfall des hohen Alters scheinbar weniger Ängste und Befürchtungen ausgelöst" als es in der heutigen Zeit der Fall ist. So beschreibt es der Historiker Jesse Ballenger in seiner Geschichte der Alzheimerdemenz.[22] Ein Grund dafür ist die Altershierarchie. Knightleys große Rede gegen die Altersdiskriminierung nach dem Box Hill-Ausflug handelt von dem kontinuierlichen Respekt, den wir Menschen auch im Alter schulden, mit denen „bekannt zu sein eine Ehre war" als wir jünger waren.[23] Vielleicht haben erwachsene Kinder, die daran gewöhnt waren, sich den mächtigen Älteren unterzuordnen, diesen Verfall nicht so schnell, und ganz sicher nicht so einseitig, wahrgenommen wie wir es heute tun. Mitgefühl und Dankbarkeit sind die vorherrschenden Gefühle, die Emma und Mrs. Weston dem geliebten Vater der ersteren und dem ehemaligen Arbeitgeber der letzteren entgegenbringen.

Kindliches Pflichtgefühl kann jedoch auch ein bitteres oder gar tragisches Gefühl sein. In seinem Roman *Krieg und Frieden* beschreibt Tolstoi die zunehmend gehässige senile Machtausübung des Vaters des Fürsten Andrej diesem und seiner Schwester Marja gegenüber. Doch selbst als Andrej den Verfall des Vaters beobachtet, erlauben weder seine gesellschaftliche Position noch seine Erziehung es ihm, die Hochachtung gegenüber der elterlichen Generation aufzugeben. Wir sollten daher die Wirksamkeit solcher Normen und der damit einhergehenden frühen Gefühlsbildung nicht unterschätzen.

Die Gerontokratie – die Herrschaft alter Männer – wurde bekämpft und abgeschafft. Manche sagen, dies sei den ersten feministischen Töchtern gelungen, andere glauben, dass zornige literarische Söhne wie Edmund Gosse, James Joyce oder Randolph Byrne dafür verantwortlich waren. Virginia Woolf kommentiert dies in *Drei Guineen* so: „[K]ein einzelnes Wort [kann] die Kraft ausdrücken (…), die sich im neunzehnten Jahrhundert der Kraft der Väter widersetzte. Alles, was wir über

---

[22]   Jesse F. Ballenger: Self, Senility, and Alzheimer's Disease in Modern America: A history. Baltimore 2006, S. 4.

[23]   Austen: Emma (Anm. 3), S. 421.

diese Kraft mit Sicherheit sagen können, ist, daß sie eine ungeheure Macht hatte".[24] George Orwell bemerkte, dass sich nach dem Ersten Weltkrieg „der Antagonismus zwischen Jung und Alt zu einem wahrhaften Hass steigerte".[25] Historiker vermuten, dass traditionelle Altershierarchien durch Industrialisierung, sich wandelnde Technologien, Verstädterung und den allmählichen Bedeutungsverlust der patriarchalen Religion abgeschwächt wurden.

Wir weinen der Gerontokratie keine Tränen nach. Sie wurde jedoch Stein auf Stein durch die Altersdiskriminierung nachgebaut. Die „Seneszenz", oder Vergreisung, wurde durch den amerikanischen Psychologen G. Stanley Hall in seinem gleichnamigen Buch von 1921 entdeckt. Und die Zwanziger Jahre in Amerika waren vom Jugendkult bestimmt. *Anti-aging* Medizin *avant la lettre* wurde in Form von Sexualhormonen für beide Geschlechter angeboten. Serge Voronoffs experimentelle Transplantationen von Affenhoden sollten der Verjüngung älterer Männer dienen. Zeitgleich wurde die Schönheitschirurgie, die im Ersten Weltkrieg entwickelt wurde, um entstellende Wunden zu behandeln, für reiche Frauen im mittleren Alter zugänglich. Die Überzeugung, dass das Alter eine Verfallserscheinung sei, wurde in den Vereinigten Staaten seit dem frühen 20. Jahrhundert medizinisch untermauert. Davor wurde Krankheit und Alter zwar häufig miteinander verknüpft, jedoch nicht als synonym erachtet, wie eine Historikerin des hohen Alters aufzeigt.[26]

Altershierarchien wurden nicht vollständig abgeschafft. Respekt vor dem Alter hat in einigen weniger starren Formen überlebt, wie beispielsweise in Gewerkschaften und Familien sowie in außerberuflichen Zusammenhängen, in denen Mentoren und Mentorinnen als Autoritäten angesehen werden. Eine sorgfältige Erziehung durch die Eltern, die eine gewissenhafte Pflege durch die Kinder nach sich zieht, machen den Übergang ins hohe Alter inmitten der Familie auch heute noch zu einer guten und lebenswerten Erfahrung. Dies hätten Kulturkritiker nicht voraussehen können, die das Vorherrschen des Verfallsmodells seit 1900 im Blick haben. Emmas liebevolle Unterstützung ihres Vaters stellt ein Gegenbeispiel dar, das für jeden von uns als solches erkennbar ist.

---

[24] Virginia Woolf: Ein eigenes Zimmer, Drei Guineen. Essays. Übersetzt von Susanne Thurm. Leipzig 1989, S. 273 f.

[25] George Orwell: A Collection of Essays. New York 1954, S. 230.

[26] Carole Haber: Anti Aging: A Historical Framework for Understanding the Contemporary Enthusiasm. In: Generations 25.4 (Winter 2001/2002), S. 9–14. Im frühen 20. Jahrhundert waren sich die meisten Wissenschaftler einig, dass das Alter eine Krankheit sei, die sowohl den Körper als auch den Geist zerstöre.

Es war ein Vorteil für Emma, dass der Geist im 19. Jahrhundert noch einen anderen Stellenwert hatte. Sowohl Jane Austen als auch die von ihr geschaffenen Figuren Emma und Mrs. Weston waren intuitiv davon überzeugt, dass Mr. Woodhouses Verstand ein Organ mit vielen unterschiedlichen Fähigkeiten war. Wenn er als Gesundheitsfanatiker auch gelegentlich die Bedürfnisse anderer aus dem Blick verlor, so war er doch in anderer Hinsicht sehr großzügig. Wenn er auch mit seinen Gesprächspartnern „nicht (…) Schritt halten [konnte], weder im ernsten Gespräch noch im Scherz", so war seine Sprache dennoch immer höflich und die eines Gentleman. 1793 veröffentlichte der berühmte Arzt Benjamin Rush in Amerika eine Langzeitstudie über seine Beobachtungen von über 80jährigen, die er fünf Jahre lang begleitet hatte. Ballenger beschreibt Rushs Haltung folgendermaßen: „Rush bewertete den Erinnerungsverlust, den er für eine unausweichliche und universelle Begleiterscheinung des Alterns hielt, nicht als besonders beunruhigend, denn er betrachtete ihn nicht als ein notwendiges Anzeichen für einen Verlust des „Verstehens" oder des Intellekts. Noch viel weniger erschien ihm das Vergessen als ein Zeichen fehlender moralischer Urteilsfähigkeit oder eines abnehmenden Glaubens."[27]

Was vielleicht noch wichtiger ist: die unterschiedlichen mentalen Fähigkeiten wurden als voneinander unabhängig betrachtet, so dass der Verlust einer dieser – des Erinnerungsvermögens – noch nicht das Ende des Denkens bedeutete. Stattdessen ging man davon aus, dass solche als wesentlich erachteten Fähigkeiten wie das Urteilsvermögen und das moralische Denken den Erinnerungsverlust ausgleichen konnten. Nicht nur die Wahrnehmungsfähigkeit, sondern auch Werturteile sind kulturelle Konstrukte. Obwohl die „Senilität" – oder die Altersschwäche – im 19. Jahrhundert bereits als medizinische Kategorie bekannt war, war es weniger üblich, diese auf einen bestimmten älteren Menschen anzuwenden, weil viele verschiedene wertvolle Qualitäten dieses Menschen gleichzeitig wahrgenommen wurden.

Der Geist galt noch nicht als rein medizinische Kategorie. Geist und Seele beheimateten noch immer höhere Funktionen. Selbst vor etwa hundert Jahren wurden der „Intellekt" und die „höheren Funktionen des Denkens" noch von der „Erinnerung" und den „Sinnesorganen" unterschieden und ihnen häufig auch übergeordnet – wie es Rebecca West in einem Text formulierte, der sowohl Philo-

---

27   Ballenger: Self, Senility, and Alzheimer's Disease (Anm. 21), S. 6.

sophen als auch den allgemeinen Leser ansprach.[28] Im frühen 20. Jahrhundert wurde die Begriffskultur des Geistes noch komplexer: sie erhielt ein Bewusstsein und ein dreigeteiltes Unbewusstes – Ego, Id und Superego. Die Seele war weiterhin ein geschätztes Gut. Mit anderen Worten: die Erinnerung war nur ein Bestandteil des Geistes, und nicht unbedingt der am meisten geschätzte. In der gegenwärtigen Wissenschaftskultur gibt es noch Überbleibsel dessen, was man die Vorstellung von der Funktionsvielfalt des Geistes nennen könnte. Laut einer Definition der Zentren für Krankheitskontrolle bedeutet „kognitive Gesundheit eine Kombination mentaler Prozesse, die wir gewöhnlich als ‚Wissen' beschreiben. Dazu gehört auch die Fähigkeit, Neues zu erlernen sowie Intuition, Urteilsvermögen, Sprach- und Erinnerungsvermögen".[29] Solche Formulierungen könnten den Ausgangspunkt für eine Rückkehr zu weiter gefassten wissenschaftlichen und philosophischen Positionen darstellen, die sich der Altersdiskriminierung in den Weg stellen.

Durch seine Medikalisierung wurde der Geist auf das Gehirn reduziert. Die früheren Fähigkeiten des Geistes wurden in Gehirnregionen übersetzt wie das Cerebellum oder Kleinhirn und die Amygdalae, mandelförmige Kerngebiete des Gehirns. Trotz wichtiger Entdeckungen wie die der Neurogenese – die Theorie, dass sich Nerven in jedem Alter neu bilden können – gehen Wissenschaftler weiterhin vom progressiven Verfall des Gehirns aus. Erinnerungsforscher, die Altern als progressiven Erinnerungsverlust definieren, nutzen ihre finanzielle Vormachtstellung dazu aus, das Gehirn noch weiter auf das Erinnerungsvermögen zu reduzieren. Auch wenn andere Forscher beispielsweise das Seh- und Hörvermögen untersuchen, kann man verallgemeinern, dass der Schwerpunkt auf der Erforschung des Erinnerungsvermögens liegt. Die Erinnerung bringt das Gehirn zum Leuchten – wenn wir den Wissenschaftlern Glauben schenken, im wörtlichen Sinne.

Die Erinnerung – oder, vielmehr, die normale Erinnerung – könnte der Vernunft den Rang abgelaufen haben in der Hierarchie der Fähigkeiten des Geistes. Auch in den Geisteswissenschaften hat der „narrative turn" die Erinnerung aufgewertet, indem diese zur Grundlage des Erzählvorgangs gemacht wurde und das Erzählen wiederum zur Grundlage der Individualität, auch wenn Narratologen das normale Erinnerungsvermögen für unzuverlässig halten. (Wo bleibt in diesen

---

[28] Rebecca West: The Young Rebecca: Writings of Rebecca West, 1911–1917. Herausgegeben von Jane Marcus. New York 1982, S. 341.

[29] Centers for Disease Controland Prevention and Merck Company Foundation: The State of Aging and Heaalth in America 2007. Whitehouse Station, NJ 2007, S. 5.

Theorien die Person, die ihre Erinnerungen „verliert"?) Wissenschaftler definieren
Probleme anders als Aktivisten gegen die Altersdiskriminierung. Der Physiker und
Nobelpreisträger Steven Weinberg formuliert Fragen, die sich William James bereits vor einem Jahrhundert gestellt hatte: „Wie lässt sich der bewusste *Geist* mit
dem physischen *Gehirn* verbinden – wie lässt sich eine Einheit hinter dieser schein-
baren Vielfalt erkennen (…)? Ich glaube nicht, dass irgendjemand die Lösung zu
diesem Problem kennt."[30] Werden neue Integrationsversuche die Gehirnforscher
dazu bringen, dass sie erkennen, welche Unfälle ihre Sprache auf der Rennbahn
des Lebens verursacht? Sowohl ältere Menschen im Allgemeinen, als auch die von
ihnen geliebten Menschen im Besonderen sind davon betroffen.

Seit 1980

Erst vor relativ kurzer Zeit und mit ungewöhnlicher Schnelligkeit wurde „Demenz"
zu einem unstrittigen Merkmal des hohen Alters. Seit 1980 wurde speziell die Alzheimerdemenz zu einem Schwerpunktthema geistiger Gesundheit – von Seiten der
Psychiatrie, der Gerontologie, der Biomedizin, der Parteipolitik und der öffentlichen
Debatten. Für diese Konzentration des Interesses war jedoch nicht die tatsächliche
Verbreitung dieser Erkrankung verantwortlich. Nur jeder 5. Mensch über 65 leidet
an leichtem Gedächtnisverlust, während die überwiegende Mehrheit davon nicht
betroffen ist.[31] Selbst im Alter von über 90 haben nur 37% eine geistige Erkrankung. 63% sind davon nicht betroffen. Es ist also weniger wahrscheinlich, an einer
Demenz zu erkranken, als es die meisten Menschen annehmen. Es wird geschätzt,
dass von den 3,4 Millionen Menschen in den Vereinigten Staaten mit einer demen-
tiellen Einschränkung eine Million nicht von Alzheimer betroffen ist.[32]

---

[30] Steven Weinberg: Without God. In: New York Review of Books. 25 September 2008,
S. 74 [Hervorhebung im Original].
[31] Harry Moody: Aging: Concepts and Controversies. Thousand Oaks, CA 1994, S. 276.
[32] Die Studie von Brenda L. Plassman et al.: Prevalence of Dementia in the United States:
The Aging, Demographics, and Memory Study. In: Neuroepidemiology 29 (2007),
S. 125–132 wird in Elizabeth Lokons Vortrag „Das Bewusstsein durch Kunst schär-
fen" (auf der Konferenz „Gender, Creativity, and the New Longevity", University of
Houston, 14. November 2008) zitiert. Lokon gibt zu bedenken, dass „andere Studien
in der Regel mit höheren Schätzungen arbeiten, dass die Plassman-Studie jedoch die
zuverlässigste sei, die sich auf repräsentative Daten stütze" (laut persönlicher Kommunikation mit der Autorin, November 2008).

Die Biogerontologie und die Neurologie, die Pharmaindustrie, die Medien und Alzheimer-Aktivisten haben erfolgreich die entwürdigenden, pathetischen und alle Lebensbereiche betreffenden Merkmale dieser Krankheit bekannt gemacht, wie auch ihre Symptome und Kosten. Jesse Ballenger entwickelt das interessante Argument, dass in den 1980ern von wohlmeinenden Fürsprechern der Alzheimerkranken eine Krise heraufbeschworen wurde. Er führt aus, dass diese Aktivisten „ihre Forderungen nach mehr Forschungsgeldern [und Hilfe für pflegende Angehörige] mit den hohen Kosten rechtfertigten", die in der Pflege der Alzheimerkranken anfielen.[33] In der Biogerontologie sprechen Forscher begeistert von den Möglichkeiten einer heroischen Heilung der Alzheimerdemenz: die Einwerbung von Forschungsgeldern macht es erforderlich, den Erinnerungsverlust weiterhin zu verteufeln. Pharmazeutische Firmen haben ein Interesse daran, Millionen beeinträchtigter Erinnerungen mit teuren *anti-aging* Pillen zu stabilisieren, während umsichtige Forscher darauf hinweisen, dass die den Abbau verlangsamende Wirkung solcher Medikamente schwer messbar sei. Ballenger weist auch auf eine ideologische Komponente dieser Alzheimerkrise hin. Die in Schwierigkeiten geratenen spätkapitalistischen Gesellschaften haben Ängste über die „Kohärenz, Stabilität und moralische Handlungsfähigkeit des Subjekts" forciert.[34] Diese Ängste werden in der Figur des senilen Menschen nun auf ein neues ‚Anderes' projiziert. Dann bekannte sich Präsident Reagan dazu, an Alzheimer erkrankt zu sein.

Um das Jahr 1990 hatte dieser Komplex unterschiedlichster Kräfte die Alzheimerkrankheit zu einem neuen Mem gemacht, zu einem Begriff, den man schlicht nicht mehr ignorieren konnte, und der Anlass zu Witzen mit erschreckenden Konnotationen gab. Der Soziologe Jaber F. Gubrium hatte bereits sehr früh erkannt, dass eine öffentliche Debatte entstanden war, die mit „abgedroschenen Phrasen" diese „grauselige Krankheit" umschrieb und einen Krieg gegen sie anzettelte.[35] In der Einleitung zu einem Sammelband über Demenz beschreibt Lawrence Cohen unsere Zeit als das „Alzheimer-Zeitalter".[36] Nach einer Umfrage einer Lebensversicherung fürchten Amerikaner, die älter als 55 Jahre alt sind, Alzheimer mehr als

---

33 Ballenger: Self, Senility, and Alzheimer's Disease (Anm. 21), S. 119.
34 Ballenger: Self, Senility, and Alzheimer's Disease (Anm. 21), S. 9.
35 Jaber F. Gubrium: Oldtimers and Alzheimer's: The Descriptive Organization of Senility. Greenwich, CT 1986, S. 118 f., 121.
36 Lawrence Cohen: Thinking about Dementia. In: Ders., Annette Leibing (Hg.): Thinking about Dementia: Culture, Loss and the Anthropology of Senility. New Brunswick, NJ 2006, S. 7.

jede andere Krankheit, Krebs inbegriffen.[37] Doch die meisten Menschen verwenden die Begriffe „Demenz" und „Alzheimer" synonym. Wir könnten unsere Zeit also auch als das „Zeitalter der Demenz" bezeichnen. Der Alterungsprozess an sich wurde seit dem frühen 20. Jahrhundert immer wieder als eine Krankheit betrachtet. Doch gegen diese Sichtweise konnte man früher leicht nach dem gesunden Menschenverstand argumentieren, indem man auf die gesunden Neunzigjährigen in der Bevölkerung verwies. Versteht man jedoch Demenz als ein allgemeines Merkmal des hohen Alters und nicht als die Erkrankung einiger älterer Menschen, lässt sich gegen diese Gleichsetzung nicht mehr so leicht argumentieren. Wir verwandeln uns darüber in eine hyperkognitive und verängstigte Gesellschaft.

Durch die angespannte und ängstliche Fokussierung des Erinnerungsverlusts sind die weiterhin bestehenden Fähigkeiten seiner Opfer aus dem Blick geraten. Dabei ist eine alternative Sichtweise des Individuums verloren gegangen – nämlich die Auffassung, dass Mr. Woodhouse einer von uns ist, egal, ob wir ihn bewundern oder bemitleiden. In den Vereinigten Staaten ist der Erinnerungsverlust zum Schlaf der Vernunft geworden. Die sanftmütigen alten Woodhouses, die einst in ihren eigenen Teezirkeln über Erkältungen sprachen, haben sich dabei in die alptraumhaften Figuren eines Goya verwandelt.

Nach 1990: Was nötig ist, damit wir aufwachen und etwas ändern

In den vergangenen zwei Jahrhunderten, seit Jane Austen ihren Roman geschrieben hat, konnten die Kritiker Mr. Woodhouses kognitive Beeinträchtigungen und Emmas liebevolle Sorge um den Vater aus den gleichen Gründen nicht erkennen, aus denen sie auch Austen nicht bewusst waren. Auch sie lebten in einer Gefühlskultur, in der die Verantwortung erwachsener Kinder für ihre Eltern auf einer unbewussten moralischen Verpflichtung und emotionalen Resonanz basierte, die einem nahezu automatischen Reflex ähnelte. In dem im Jahr 2008 veröffentlichten Roman *Home* von Marilynne Robinson gehört Gloria, die Tochter des Geistlichen Robert Boughton, scheinbar auch zu diesen Kindern. Der Anfang des Romans, der in den fünfziger Jahren spielt, erinnert an *Emma*:

---

[37]   Zitiert in Michael Greenberg: Just Remember This. In: New York Review of Books 4. Dezember 2008, S. 10.

„Wieder zu Hause, Gloria! Endgültig!" sagte ihr Vater und ihr rutschte das Herz in die Hose. Er versuchte bei diesem Gedanken seine Freude aufblitzen zu lassen, doch seine feuchten Augen zeugten von Mitgefühl. „Wieder für eine Weile zu Hause," korrigierte er sich... Lieber Gott, dachte sie, lieber Gott im Himmel. So begannen und endeten alle ihre Gebete heutzutage, die eigentlich eher Ausdruck ihres Schreckens waren. Wie konnte ihr Vater so gebrechlich werden? Und wieso war es für ihn so wichtig, seinen Vorstellungen von höflichem Zuvorkommen Genüge zu tun, indem er seinen Krückstock an das Treppengeländer hängte, um ihr den Koffer auf ihr Zimmer zu tragen? Du lieber Gott![38]

Gloria bleibt bis zum Tod ihres Vaters und kocht ihm köstliche Gerichte, die „die Rückkehr von Behaglichkeit und Wohlbefinden" ausdrücken sollen. Sie bringt ihn damit dazu, mehr zu essen, und verheimlicht das Unglück des Bruders vor ihm. Es gelingt ihr, „Augenblicke von Nähe" zu erzeugen.[39]

Wir hören nur wenig von ihren Schwierigkeiten: „Ach je, die Abende waren lang!" Boughton, ein Mann, der mit seiner Tochter mitfühlen kann, spricht, nach einem Schlaganfall, seinem Sohn Jack gegenüber über seine Enttäuschung von ihm. Diese Szene erinnert in ihrer Bitterkeit, Entfremdung und Verrücktheit an *König Lear* und das *Alte Testament*. Gleichzeitig hängt Boughtons Enttäuschung mit seinem Glauben, seiner Selbstachtung und Integrität zusammen. Indem sie ihren eigenen Gefühlstumult kaschiert, reagiert Gloria auf seinen Ausbruch so: „Das ist schon so lange her. Können wir es nicht hinter uns lassen, Papa?"[40] *Home* ist ein großer amerikanischer Roman, der zugleich ein kostbares Lob an alle pflegenden Angehörigen ausspricht, auch wenn nicht alle sich mit Glorias bereitwilligem Mitgefühl, ihrer Selbstlosigkeit und Geduld messen können.

Robinson stellt in ihrem Roman ein moralisches Dilemma dar, das Kinder im mittleren Alter empfinden, wenn ihr Elternteil einen Wert, der ihnen wichtig ist, nicht teilen können. Der Geistliche Boughton ist trotz seiner Güte unempfänglich für die Bedeutung der Bürgerrechtsbewegung. Diese Blindheit ist besonders schlimm für seinen Sohn, der heimlich mit einer schwarzen Amerikanerin verheiratet ist. Robinson stellt sich implizit die Frage, wie sich erwachsene Kinder in einem solchen Fall verhalten sollen. Jack sucht nach Argumenten, um seinen Vater zu überzeugen. Er kann sie jedoch nicht finden und ist nicht bereit, ihm sein Geheimnis anzuvertrauen. Seine Gebrechlichkeit macht Boughton unfähig, seine Vorurteile zu

---

38 Marilynne Robinson: Home. New York 2008, S. 3.
39 Robinson: Home (Anm. 37), S. 252, 254.
40 Robinson: Home (Anm. 37), S. 19, 295.

überdenken und sein Herz zu öffnen. Es ist zu spät. Robinson sieht dies als sein moralisches Scheitern und seine Tragödie an, die ihn von seinem Sohn und der Geschichte seines Landes trennt. Zweihundert Jahre nach Jane Austen macht eine weitere Autorin respektvolle Zugeständnisse an die unveränderbaren Begrenzungen eines alten Mannes.

Viele pflegende Angehörige leben noch immer in der Welt schützender Loyalität, die inzwischen in Gefahr ist, indem sie das Schreckgespenst des geistigen Verfalls ignorieren. Sie scheinen es für sich selbst nicht zu fürchten. Der Südstaatler und Journalist Dudley Clendinen schrieb ein Buch über das gebrechliche hohe Alter seiner Mutter und ihrer Freunde. Nachdem seine Mutter ihren ersten Schlaganfall erlitt, der sie der Sprache beraubte, beschreibt er die Gegensätzlichkeit der Reaktion seiner Schwester Melissa mit der eigenen: „Für Melissa war es qualvoll, mit der Frau im Bett unserer Mutter zusammen zu sein, weil sie nur das sehen konnte, was von ihr verloren gegangen war. Ich konnte nur das sehen, was noch immer da war."[41] Die Dudleys unserer Zeit wissen vielleicht intuitiv, dass ihre Fähigkeit, für eine geliebte Person zu sorgen, geschmälert wird, wenn sie einen Geist als „verloren" oder „verfallen" bezeichnen. Pflichtbewusstes und liebevolles Verhalten ist für einige von uns davon abhängig, dass wir uns den herzlosen Debatten über die Pflege am Lebensende und über den individuellen Terror des Vergessens verschließen.

Einige Leser mögen bestreiten, dass Mr. Woodhouse irgendeine Form von kognitiver Beeinträchtigung habe. Sie können sich dabei auf die ältere Leseweise seiner Figur als eines „höflichen alten Mannes" berufen und die subtilen Kunstgriffe der ihn umsorgenden Tochter ignorieren, die ich in meiner Interpretation herausgearbeitet habe. Dies ist eine bewegende und interessante Haltung, die auf den Wunsch hinausläuft, zu den Auffassungen früherer Zeiten zurückzukehren. Ein Versuch, das unfreundliche, modische Mem loszuwerden. Eine nostalgische Rückkehr in die Zeiten vor Alzheimer, die – im Unterschied zu anderen Formen von Nostalgie – unserer Gesellschaft eine bessere Richtung weisen könnte.

Die Fähigkeit, Mr. Woodhouses Zustand in unsere Gegenwart zu übertragen, könnte unsere Vorstellungskraft erweitern und uns politisch stärken. Auch wenn Jane Austen sorgfältig darauf bedacht war, Mr. Woodhouse nicht zu objektivieren und ihn lediglich als einen von vielen verschiedenen älteren Figuren im Roman zu

---

[41] Dudley Clendinen: A Place called Canterbury: Tales of the New Old in America. New York 2008., S. 203.

präsentieren, können wir in ihm einen der Alten erkennen, – zumeist sind es Frauen – die wir Amerikaner am meisten fürchten, selbst wenn es unsere eigenen Angehörigen sind. Es ist wichtig, diese Tatsache zu verstehen. Als Nation können wir die freundlichere Zeit, als „Alzheimer" noch kein dominanter Begriff war, nicht zurückholen. Wir können jedoch versuchen, die Ignoranz, die Fehlinformationen, die Lieblosigkeit und die Ängste zu überwinden, die häufig mit der Diagnose einhergegangen sind. Dabei ist der Blick zurück ein Fortschritt.

Wir können weiter daran arbeiten, die Pflege für Menschen mit kognitiven Beeinträchtigungen zu verbessern, und gleichzeitig Austens Darstellung von der Fürsorge zwischen den Generationen als eine implizite Kritik unserer gegenwärtigen Haltungen lesen. Ein staatliches System der Langzeitpflege sollte ein vorrangiges Ziel sein. Der Bedarf daran ist offensichtlich und die Alternativen sind undenkbar. Die Nation könnte dann als Ganze die Rolle der pflegenden Angehörigen einnehmen für den Fall, dass einzelne erwachsene Kinder sich nicht mehr mit ihren vergesslichen Angehörigen identifizieren können. Wir könnten eine Nation von Söhnen und Töchtern werden, die eine bessere Lebensweise lehren, und damit selbst die Wahrscheinlichkeit erhöhen, im Alter gut versorgt zu werden.

Unsere Kultur hat sehr viel durch die Angst vor der „Demenz" verloren. Dies hat in den letzten Jahrzehnten dazu beigetragen, die amerikanische Altersdiskriminierung noch grausamer und beunruhigender zu machen. Wir werden verflucht von den falschen Erschütterungen der sogenannten gesellschaftlichen Überalterung, und von der Aushöhlung jener Achtsamkeit, die einst den verletzlichen Alten so intuitiv entgegengebracht wurde. Wir bürden unserem in der Regel längeren Leben bereits sehr viel früher unsere Ängste vor dem älter werden auf. Und wir enthalten den Betroffenen die ihnen gebührende, wenn auch manchmal schwierige, Rücksichtnahme vor.

Korrespondenzadresse:
PD Dr. Heike Hartung
Karl-Franzens-Universität Graz
Zentrum für Inter-Amerikanische Studien
Merangasse 18/II
A-8010 Graz
heike.hartung@uni-graz.at

IV. Rezensionen

Petros Bouras-Vallianatos, Sophia Xenophontos (Ed.): Greek Medical Literature and its Readers. From Hippocrates to Islam and Byzantium. Publications of the Centre for Hellenic Studies. King's College London. London, New York: Routledge 2018. x, 239 Seiten. ISBN 978-1-472-48791-9. $ 144,95.

Mit dem Sammelband *Greek Medical Literature and its Readers* widmet sich das Herausgeberteam einem Desiderat der Forschung zur antiken medizinischen Fachliteratur. Gleich in der Einleitung wird darauf hingewiesen, dass die im Band gesammelten Aufsätze keineswegs als erschöpfende Untersuchung zum Thema „Rezeption" beziehungsweise „Leserschaft", vielmehr als Denkanstöße für künftige Forschung zu verstehen sind (1). Die Beiträge sind in vier Sektionen unterteilt: I. Klassische Zeit, II. Kaiserzeit, III. Arabische Rezeption und IV. Byzantinische Zeit. Im Vordergrund steht bei allen Aufsätzen die Frage nach „audience" beziehungsweise „intended audience" verschiedener medizinischer Fachtexte.

Stavros Kouloumentas widmet sich der Frage nach dem intendierten Publikum von Alkmaions Περὶ φύσεως. Kouloumentas verbindet philologische Erwägungen, vor allem bei der Analyse von Alkmaions Text, mit einer Rekonstruktion der philosophisch-wissenschaftlichen Debattenkultur im 5. Jh. v.Chr. Die bei Diogenes Laertios überlieferte *praefatio* (D.L. 8,83) bietet Hinweise auf zwei Adressatenkreise: einen engeren und konkreten – die im Text genannten Adressaten, welche zu einer zeitgenössischen, rivalisierenden pythagoreischen Gruppe gehört haben; und einen breiteren und unbestimmteren – alle Leser, die auf Alkmaions Schrift stoßen. Die doppelte Adressierung lässt sich, so Kouloumentas, vor dem Hintergrund eines öffentlich ausgetragenen Konkurrenzkampfs zwischen verschiedenen philosophischen Richtungen verstehen.

In ihrem gut lesbaren Aufsatz geht Laurence Totelin den Spuren eines möglicherweise nicht-intendierten Publikums für das hippokratische Περὶ φυσῶν nach. Dort sei die in der Komödie sonst gebräuchliche Phänomenologie des *meteorismus ventris* nicht dazu gedacht, Leser zum Lachen zu bringen – zumindest nicht direkt. Einige Schriften des *Corpus Hippocraticum* sind explizit auf ein Laienpublikum ausgerichtet, und selbst bei an Ärzte gerichteten Schriften könne man eine Rezeption durch gebildete Laien nicht ausschließen. Letzteres war vermutlich bei Aristophanes der Fall, der das Witzpotential dieser Texte erkannte und in seinen Dramen ausschöpfte.

In den hippokratischen *Epidemiarum libri* erkennt Chiara Thumiger eine rein deskriptive und theorieferne Darstellungsstrategie. Die Patientengeschichten, die dort berichtet werden, dienen primär der Wissensvermittlung für auszubildende Ärzte und Kollegen, also ein fachspezifisches Publikum. Die rhetorische Gestaltung der verschiedenen Krankheitsfälle deutet laut Thumiger auf die Intention des Autors hin, die Memorierbarkeit des Textes zu maximieren (54–57).

Auf eine rhetorische Ebene führt Sophia Xenophontos ihre Argumentation in Bezug auf die kommunikative Funktion von Galens Προτρεπτικός. Die Autorin bietet hier einen Kommentar zur erhaltenen Sektion des kurzen Traktats (68–79) und eine komparative Würdigung von Galens moralisierender Rhetorik. Im Vergleich mit Texten von Platon, Aristoteles, Seneca, Plutarch und Jamblich arbeitet Xenophontos die Originalität von Galens rhetorischen Strategien heraus. Die erkennbaren Kontrapunkte, die Galens Plädoyer an sein junges Publikum zu Plutarchs protreptischen Werken setzt, deuten möglicherweise auf einen direkten Einfluss hin.

Michiel Meeusen untersucht einen Mechanismus der „Selbstregulierung von Rezeption" (103), die durch gezielte intratextuelle Hinweise die Interpretation und Verwendung des Textes durch den Leser lenkt. Dies wird anhand der *praefatio* zu den Ἰατρικὰ ἀπορήματα καὶ φυσικὰ προβλήματα des Pseudo-Alexander von Aphrodisias gezeigt. Dort behauptet der antike Autor, die im Haupttext besprochenen Forschungsfragen seien als theoretisches Rüstzeug zu verstehen, das die Lösung ähnlicher Fälle ermöglicht. Sie sollen also hauptsächlich als Fallstudien verstanden werden. Die *praefatio* unterstreicht diesen Aspekt explizit und fordert somit den Leser auf, den Text „aktiv" zu lesen, damit dieser seine Funktion erfüllen kann (102).

Uwe Vagelpohl eröffnet den Abschnitt zur arabischen Rezeption, wobei er sich auf Ḥunain ibn Isḥāq und dessen Übersetzung von Galens Werken konzentriert. Vagelpohl gibt einen Einblick in den graeco-arabischen Wissenstransfer, dann in Ḥunains Werkstatt. Er zeigt nachvollziehbar, wie dieser seine Übertragungen je nach Leserschaft gestaltet, etwa durch Erweiterung, Erörterung oder auch didaktische Komprimierung des Originaltextes. Die Überarbeitung durch Übersetzung hat die Vermittlung des praktischen Nutzens des Textes zum Zweck (114). Ḥunains *Risālah* (*Epistel*) stellt hier neben den Übersetzungen selbst eine wichtige Quelle zur auktorialen Selbstreflexion dar.

In Elvira Wakelnigs Untersuchung steht die von der Religion geprägte Rezeption von Galens teleologischen Anschauungen durch ein nicht medizinkundiges

Publikum im arabischen Kulturraum des 9.–11. Jh. im Fokus. Die bei Galen vorkommenden begrifflichen Schwankungen zwischen φύσις und δημιουργός werden hier auf einen einzigen „Schöpfer" reduziert. Dabei wird der zielgerichtete Bau der Körperteile stets als Argument für die Existenz eines solchen Schöpfers eingesetzt (131).

Erika Gielen leitet zur Betrachtung der byzantinischen Welt über mit einer vergleichenden Analyse von Meletios' Περὶ τῆς τοῦ ἀνθρώπου κατασκευῆς (8.–9. Jh.) und der daraus gewonnenen Ἐπιτομή des Leon (9. Jh.). Meletios ergänzt seine medizinischen Quellen, vor allem Galen, mit Zitaten aus Bibel und Patristik, dabei berücksichtigt er den christlichen Hintergrund seines Publikums. Leon verzichtet auf solche Erweiterungen und behält lediglich den medizinischen Inhalt bei. Die Epitome richtet sich demnach an ein anderes Publikum, vielleicht Studenten der Medizin und praktizierende Ärzte in Krankenhäusern (165). Die Autonomie gegenüber den eigenen Quellen, die byzantinische Autoren bei der Anpassung der Kommunikation an neue Leser walten lassen, wird in beiden Fällen deutlich.

Petros Bouras-Vallianatos lotet in seinem Aufsatz schließlich die Mechanismen der Leserlenkung auf der Ebene der „mise en page" aus. Als Fallstudie untersucht er das byzantinische Nachleben von Galens Πρὸς Γλαύκωνα θεραπευτικά, einer didaktischen Selbstepitome aus den Büchern 8–14 von Galens eigener Θεραπευτικὴ μέθοδος. Die Verteilung von Originaltext und Scholien, von Lemmata und Kommentar in den Handschriften liefert einen Einblick in die intendierte Rezeption der galenischen Vorlage. Dazu gehören auch die Schemata zur Begriffserklärung, die in manchen Manuskripten vorkommen. Es folgt eine aufschlussreiche synoptische Darstellung der Überarbeitungen von Galens Text durch byzantinische Autoren wie Oreibasios, Aëtios von Amida und Alexander von Tralleis (198–202).

Diese ausgewogene, fallorientierte Sammlung gibt dem relativ wenig erforschten Thema der Autor-Leser-Beziehung in der medizinischen Fachliteratur ein erstes Profil. Auch wenn sich die Ansätze in den jeweiligen Studien teilweise nur schwer auf eine gemeinsame Methodik zurückführen lassen, trägt gerade die Verschiedenheit der Perspektiven zu einem differenzierteren Verständnis der Fragestellung bei. Die Tatsache, dass aus unterschiedlichen Richtungen reichlich Material zur weiteren Erforschung angeboten wird, entspricht der Intention des Herausgeberteams und stellt das Alleinstellungsmerkmal dieses Bandes dar. In der Einleitung wären ausführliche literaturtheoretische Rahmenüberlegungen zur Rezeptionsforschung von Vorteil gewesen, vor allem bezüglich der Begriffe „audience" und „intended audience". Leider fehlt ein Blick auf die hellenistische Medizin, was aufgrund der schwierigen Quellenlage verständlich sein mag. Dies mindert keineswegs das wissenschaftliche Verdienst der Beitragenden sowie des Herausgeberteams. Erfreulich ist die Entscheidung, einige Beiträge digital frei verfügbar zu machen.

Rezensiert von: Vincenzo Damiani (Ulm)

Kai Brodersen: Cassius Felix: Medizinische Praxis (De medicina). *Lateinisch und deutsch. Zweisprachige Ausgabe von Kai Brodersen. Darmstadt: wbg Academic 2020. ISBN 978-3-534-27232-7. 272 Seiten. € 60.*

Kai Brodersen: Theodorus Priscianus: Naturheilkunde. *Lateinisch-deutsch. Herausgegeben und übersetzt von Kai Brodersen. Berlin, Boston: Walter de Gruyter 2020. ISBN 978-3-11-069407-9. 384 Seiten. € 49,95.*

Die *Medizinische Praxis* des Cassius Felix ist vom 5. Jh. n.Chr. an ca. 1000 Jahre lang immer wieder abgeschrieben worden und damit zu einem lateinischen Standardwerk der Medizin avanciert. Wie in einem Handbuch der medizinischen Praxis sind „a capite ad calcem" für zentrale Symptome und Erkrankungen alltägliche Heilmittel und Heilmethoden zusammengetragen. Dabei wird der Fokus weniger auf die medizinische Theorie als vielmehr auf die unmittelbare Anwendung im Alltag gelegt. Cassius Felix steht in der Tradition zentraler lateinischer Schriften, von denen eine auch Theodorus Priscianus verfasst hat.

Kai Brodersen legt die *Medizinische Praxis* in der Edition Antike in einer zweisprachigen Ausgabe, zum ersten Mal mit deutscher Übersetzung, vor. Dabei folgt einer profunden Einführung (7–20) die exzellente zweisprachige Textausgabe (21–249); dem lateinischen Text legt Brodersen die 2002 vorgelegte Ausgabe von Anne Fraisse zugrunde, von der er nur gering abweicht. Im Anhang finden sich weiterführende zentrale Literatur (251–256), eine hilfreiche Zusammenstellung lateinischer Formen griechischer Begriffe mit Übersetzung (257–267) und abschließend ein Register der Heilmittel (268–272).

Über Cassius Felix ist nur wenig bekannt: Er lebte im 5. Jh. n. Chr., war Christ und stammte vermutlich aus der Region Nordafrika; vielleicht war er sogar „archiater", also leitender Arzt, in der Provinzhauptstadt Karthago. Brodersen weist in seiner kenntnisreichen Einführung (7–20) darauf hin, dass, wenn Cassius Felix über Tätowierungen oder Pflanzennamen spricht, nordafrikanische, also punische Namen angegeben werden; entsprechend dürfte auf die lokale Leserschaft fokussiert worden sein.

Während die Mehrzahl der medizinischen Werke der Antike in der Wissenschaftssprache Griechisch verfasst sind, hat Cassius Felix die *Medizinische Praxis* in Latein vorgelegt. Das haben vor ihm, wie Brodersen ausführt, nur wenige getan:

Erste Ansätze findet man im 2. Jh. v. Chr. bei Marcus Porcius Cato d. Ä. und im 1. Jh. v. Chr. bei Marcus Terentius Varro; in Form eines ersten systematischen Werks dann im 1. Jh. n. Chr. bei Aulus Cornelius Celsus und bei Scribonius Largus. Gaius Plinius Secundus d. Ä. schuf dann mit seinen Angaben zu Heilmitteln die wichtige Grundlage für die späteren Werke von Quintus Serenus, Quintus Gargilius Martialis und für das Kräuterbuch des spätantiken Apuleius. Auch die *Medicina Plinii*, eine Sammlung von „euporista", also gut beschaffbare Heilmittel, reiht sich hier ein. Zu den von Brodersen besorgten Ausgaben der *Medicina Plinii* und der von Apuleius und Quintus Serenus vgl. meine Rezensionen in JLM 8 (2016), S. 267–270; JLM 9 (2017), S. 165–167 und JLM 10 (2018), S. 171–174. Marcellus Empiricus, der um 400 n. Chr. wirkte, schöpfte aus diesen Sammlungen reichlich.

Cassius Felix – wie ungefähr zeitgleich auch Caelius Aurelianus – bezieht sich explizit auf Vindicianus, der im 4. Jh. n.Chr. als „archiater" in Nordafrika wirkte, dessen Werk aber nur fragmentarisch erhalten ist. Von Vindicianus' Schüler Theodorus Priscianus liegt neben Fragmenten auch eine Sammlung *Euporista* vor, die Brodersen ergänzt um das in Teilen erhaltene Buch *Fysica*, also Wundermittel, in der Sammlung Tusculum vorgelegt hat. Von ihm ist Cassius Felix stark beeinflusst. Auch hier findet sich nach einer reichhaltigen Einführung (7–20), die sehr gelungene und zum ersten Mal zweisprachig vorgelegte Textausgabe (21–369), gefolgt von Literaturhinweisen (371–374), einer Zusammenstellung von Fachbegriffen (375–377) und einem Register der Heilmittel (378–384). Brodersen folgt weitgehend der 1894 vorgelegten lateinischen Textausgabe von Valentin Rose, notwendige Abweichungen vermerkt er. Theodorus Priscianus fühlt sich ganz der Natur verpflichtet, sie sei die Lenkerin aller Dinge. Brodersen nennt ihn gar einen „Pionier der Naturheilkunde" (20). In Buch 1 *Faenomenon* stellt er „a capite ad calcem" äußere Krankheiten vom Haarausfall über Nasenbluten bis zu Frostbeulen vor, in Buch 2 *Logicus* innere unsichtbare, durch ärztliche Methodik aber erschließbare Krankheiten – den akuten Krankheiten wie Krämpfe oder Brechdurchfall folgen chronische wie Kopfschmerzen oder Eingeweidewürmer, in Buch 3 *Gynaecia* Frauenkrankheiten wie Gebärmuttererstickung oder Gonorrhoe. Brodersen hebt hervor, dass es sich hierbei um das älteste in lateinischer Sprache erhaltene gynäkologische Lehrbuch handle. Theodorus Priscianus wendet sich nicht nur an seine Kollegen, sondern auch an Patientinnen und Patienten. Es geht ihm weniger um einen weiteren Beitrag für Gelehrte, vielmehr fokussiert er auf die Nützlichkeit für Laien. Deshalb auch eine Sammlung von „euporista", Heilmittel, die also leicht beschaffbar waren.

Er ist den Methodikern zuzurechnen und ist der Humoralpathologie verpflichtet. Als Kenner der Theorie ist ihm bei diesem Werk hier weniger die Beredsamkeit, vielmehr die Arbeit, also die praktische Umsetzung für die Patienten, von Bedeutung.

Und damit zurück zu Cassius Felix, der kurz und bündig – „in breviloquio" – die zentralen Symptome und Krankheiten „a capite ad calcem" erläutert. Dabei geht er, wie Brodersen darstellt, nach einer Erläuterung des Krankheitsnamens, auf die Ursachen, Diagnose und Entstehung der Krankheit sowie die empfohlene Behandlung ein. Das Spektrum ist bunt und reicht von Abszessen über Lähmungen bis zum Wurmbefall. Von chirurgischen Interventionen ist wenig zu lesen; dies ist vermutlich auf die allgemeine Zurückhaltung gegenüber schneidenden Verfahren und die strenge Orientierung des antiken Arztes an der Prognose zurückzuführen. Es geht Cassius Felix – wie schon Theodorus Priscianus – ganz um die unmittelbare Anwendbarkeit, um die Praxisfähigkeit der Aussagen; eine generelle Kritik an Ärzten, wie man diese bei für medizinische Laien vorgesehene Literatur finden könnte, fehlt. Deshalb erläutert er auch griechische Fachbegriffe, die Brodersen am Ende der Ausgabe (257–267) zusammengestellt hat. Cassius Felix bezieht sich auf die alten Autoritäten, primär Hippokrates und dann Galen. Damit ist er auch den Methodikern zuzurechnen und medizintheoretisch der Humoralpathologie verpflichtet: Liegen die vier Säfte Blut, Schleim, gelbe und schwarze Galle in einem ausgewogenen Mischungsverhältnis vor, besteht Gesundheit, sonst Krankheit. Qualität und Quantität dieser Säfte werden von den Ursachen der Krankheiten beeinflusst, entsprechend können Kälte, Hitze, Feuchtigkeit, Trockenheit u. v. a. Einfluss nehmen. Purgiermittel, Blutegel, Schröpfen, Aderlass, Auswurf- und Abführmittel stehen zum Einsatz bereit. Die Methodiker, hier speziell im 1. Jh. v. Chr. Asklepiades von Bithynien und dessen Schüler Themison von Laodikeia, definieren drei Beschaffenheiten der Porenwände gegenüber den im Fluss befindlichen, zirkulierenden Körperelementen; abnorme Anspannung: „status strictus", abnorme Erschlaffung: „status laxus" und eine Mischung von beiden: „status mixtus". Für Cassius Felix ist wichtig, dass dem „status strictus" eine verminderte Ausscheidung und dem „status laxus" eine vermehrte Ausscheidung zugrunde liegt, entsprechend muss therapeutisch entgegengewirkt werden. All dies findet sich ähnlich bei Theodorus Priscianus, der zudem noch intensive Kuren empfiehlt. Des Weiteren ist die Fortgeschrittenheit der Krankheit in Form von Stadien wichtig und die Einteilung in akut oder chronisch. So muss bei einer chronischen Erkrankung die Zusammensetzung – „synkrisis" – der Körpergewebe verändert werden.

Cassius Felix interessiert sich also stets für die praktische Bedeutung der theoretischen Annahmen. Für die Diagnose ist die Untersuchung wichtig, also Abtasten, Inspektion des Körpers und Beobachten des Verhaltens des Kranken. Daneben sind Alter, Geschlecht, Konstitution und Umwelt neben anderen Einfluss nehmende Faktoren. In der Therapie lässt sich Cassius Felix von dem Prinzip „contraria contrariis" leiten. Entsprechend kommen neben den abführenden, ausleitenden, Blut entziehenden Mitteln und Diäten eine ganze Reihe pflanzlicher, tierischer und mineralischer Stoffe in Betracht, die als Heilmittel eingesetzt werden können. Dabei können diese unmittelbar auf die Haut aufgebracht oder eingerieben werden; zu denken ist aber auch an Umschläge oder Pflaster, Salben, Abkochungen oder die Verwendung von Trägermitteln wir Latwerge; allgemein empfiehlt er die Einnahme mit herkömmlichen Speisen und Getränken. Dabei werden auch Mengenangaben gemacht, weshalb Brodersens erläuternde Angaben über die verwendeten Maße und Gewichte sehr willkommen sind. Am Rande erwähnt Cassius Felix auch noch magische Mittel, er spricht von „fysicum", wenn beispielsweise bei Zahnschmerzen das Lutschen von Salz vor Sonnenaufgang empfohlen wird. Cassius Felix erläutert auch einige Instrumente, die beispielsweise zur Injektion verwendet werden können, und auch verschiedene Materialien zum Verbinden. Er spinnt also den Faden lateinischer Schriften weiter, mit denen sich primär an Laien gewandt wird und leicht beschaffbare Mittel, „euporista", für die alltägliche Verwendung bei Erkrankungen zur Verfügung gestellt werden. Dabei ist die starke Abhängigkeit von Theodorus Priscianus – in Form und Inhalt – offensichtlich.

Kai Brodersen hat wieder einmal vorbildlich zwei exzellente zweisprachige Textausgaben herausgebracht und mit einer hilfreichen Einführung sowie Materialien im Anhang versehen. So wird die Kulturgeschichte der Antike einmal mehr für ein weites Lesepublikum erschlossen. Bemerkenswert sind die starken Traditionslinien dieser Literatur, die sich über Jahrhunderte hinweg aufzeigen lassen. Kein Wunder, dass solche Sammlungen eine reiche Rezeption für sich in Anspruch nehmen können. Man fühlt sich ein wenig an die moderne Ratgeberliteratur für Patientinnen und Patienten erinnert.

Rezensiert von: Florian Steger (Ulm)

Anne Harrington: Mind fixers – Psychiatry's Troubled Search for the Biology of Mental Illness.
New York: W. W. Norton & Company 2019. 366 Seiten. ISBN 978-0-393-07122-1. 384 Seiten.
€ 25,99.

Anne Harrington, Wissenschaftshistorikerin an der Harvard University, legte im vergangenen Jahr dieses psychiatriegeschichtliche Buch vor, das viel Beachtung fand und unter anderem in der Zeitschrift *Nature* kritisch besprochen wurde (Alison Abbott: The sorrows of psychiatry. In: Nature 568 (2019), S. 314–315; Antwort der Autorin: Anne Harrington: Psychiatry crisis is a chance to change track. In: Nature 570 (2019), S. 307). Harrington zeichnet die oftmals verschlungenen Wege des Fachs Psychiatrie nach, die aus ihrer Sicht dazu führten, dass die heutige Psychiatrie neurobiologisch dominiert sei und sich in eine Sackgasse oder Krise manövriert habe. Dabei geht es ihr vor allem darum, aufzuzeigen, warum es in den späten 1970er und den 1980er Jahren in der US-amerikanischen Psychiatrie zu einer biologischen Kehrtwende – „American psychiatry's 1980s biological revolution" (xiv) – kam, obwohl es zu diesem Zeitpunkt keine nennenswerten wissenschaftlichen Fortschritte auf diesem Gebiet gegeben habe. Auch möchte sie mit dem verbreiteten Narrativ aufräumen, dass die amerikanischen Psychiater, durch die diese Kehrtwende eingeleitet wurde, direkte geistige Nachfahren der deutschsprachigen biologisch orientierten Psychiater des ausgehenden 19. Jahrhunderts wie Theodor Meynert (1833–1892) und Emil Kraepelin (1856–1926) seien, auch wenn sich die beteiligte Gruppe der Washington University „Neo-Kraepelinians" (128) nannte.

Heuristisch teilt sie die Geschichte, die sie erzählt, in verschiedene Perspektiven ein. Den ersten Teil ihres Buches nennt sie „Doctor's Stories" (3–136) und berichtet hier in großen Bögen die Geschichte der zunächst europäisch geprägten Psychiatrie im 19. Jahrhundert, um sich dann im 20. Jahrhundert zunehmend auf die USA zu konzentrieren. Es geht ihr um die jeweils vorherrschenden und sich im Lauf der Zeit wandelnden Krankheitskonzepte, wie man den Namen der Unterkapitel entnehmen kann: „Betting on Anatomy" (3–31), „Biology in Disarray" (32–73), „A Fragile Freudian Triumph" (74–106) sowie „Crisis and Revolt" (107–136). Im zweiten Teil widmet Harrington sich dann der Wissenschaftsgeschichte verschiedener Erkrankungen, der Schizophrenie, der Depression und der bipolaren affektiven

Störung. Im dritten Teil gibt sie einen kurzen, eher pessimistischen Ausblick und entwirft in den „Afterthoughts" (271–276) ihre eigene Vision einer besseren Psychiatrie.

Was macht dieses Buch aus einer Medical Humanities-Perspektive interessant? Indem Harrington gesellschaftliche Reaktionen und Einflüsse auf psychiatrische Forschung aufzeigt, bezieht sie immer wieder Romane, Filme, Zeitungsartikel, Jazzstücke, Cartoons und andere Kulturprodukte anschaulich ein. Dies soll an einigen Beispielen verdeutlicht werden. Nachdem Harrington die zum Teil fruchtlosen, zum Teil grausamen Versuche beschreibt, die Kriegszitterer / „shell shock" (26 [Hervorhebung im Original]) des Ersten Weltkriegs zu behandeln, bemerkt sie, dass die Lyriker dieser Ära, die „war poets", das Leid der Soldaten vielleicht am besten verstanden hätten und zitiert folgende Zeilen von Wilfred Owen (27):

> These are men whose minds the Dead have ravished.
> Memory fingers in their hair of murders
> Multitudinous murders they once witnessed.

Im Kapitel über Schizophrenie gibt es ein aufschlussreiches Unterkapitel „Psychedelia" (145–152), in dem sich vorwiegend mit LSD beschäftigt wird, und in dem Harrington die wechselseitigen Beziehungen zwischen Schriftstellern und der wissenschaftlichen Community aufzeigt. Hier finden Aldous Huxleys Bücher *The Doors of Perception* (1954) und *Heaven and Hell* (1956) ebenso Erwähnung wie die Schriftsteller der Beat-Generation Ken Kesey und Allen Ginsberg (151). Ken Kesey, der den später verfilmten Roman *One Flew Over the Cuckoo's Nest* (1962, Film 1975) schrieb (152), nahm als Student an bezahlten Versuchen des Menlo Park VA Hospital teil, bei denen ihm LSD, Meskalin sowie verschiedene Amphetamine gegeben wurden. Besonders interessant sind die Ausführungen zu den Auswirkungen der literarischen und populärwissenschaftlichen Beschreibungen des Antidepressivums Fluoxetin – erster Handelsname in den USA: Prozac – auf dessen Wahrnehmung in der Bevölkerung und seine Verkaufszahlen, auch wenn Elizabeth Wurtzels *Prozac Nation* als vielbeachtetes und 2001 verfilmtes Buch unerwähnt bleibt.

Harrington gelingt es in diesem Buch aufzuzeigen, wie das Selbstverständnis und die Krankheitskonzepte des Fachs Psychiatrie oftmals weniger durch den naturwissenschaftlichen Fortschritt einer Ära bestimmt wurden als vielmehr durch gesellschaftliche Entwicklungen. Dies beschreibt sie anschaulich und zeigt auf, wie Entwicklungen, die auf den ersten Blick scheinbar wenig miteinander zu tun haben, sich gegenseitig bedingten. So kann der Leser nachvollziehen, wie Berichte über unhaltbare Bedingungen in den Einrichtungen für psychisch kranke Menschen, aber auch die Entwicklung des ersten Antipsychotikums Chlorpromazin dazu führten, dass unter der Kennedy-Regierung eine große Deinstitutionalisierung beschlossen wurde, diese aber aufgrund politischer Kompromissbildung und Zuständigkeit der Bundesstaaten unzureichend vorbereitet war. Somit landeten viele Menschen mit psychischen Krankheiten nicht nur in der Obdachlosigkeit oder in Gefängnissen, sondern auch wieder bei ihren Eltern. Diese Eltern, die sich nun kümmerten, nahmen es aber immer weniger hin, dass ihnen von der psychoanalytisch dominierten Psychiatrie die Schuld an der Krankheit ihrer Kinder gegeben wurde und organisierten sich. Dies wiederum gab den neurobiologisch orientierten Psychiatern, die sich gegen die vorherrschende psychoanalytische Meinung stellten, Rückhalt.

Harrington kritisiert, dass sowohl Freudianer als auch Neurobiologen Vertrauen verspielt hätten, weil sie mit Ehrgeiz und Arroganz – „ambition and arrogance" (xviii) – vorgegeben hätten, Experten für alles zu sein, statt ihren eigenen Ansatz und dessen Grenzen kritisch zu reflektieren. Obwohl sie mit dieser Theoriekritik in die Nähe Karl Jaspers' rückt, wird dieser nur einmal kurz zitiert, und das aus zweiter Hand. Hier wäre etwas mehr Tiefgang und Kenntnis der Primärquellen angebracht gewesen. Zusammenfassend ist *Mind Fixers* ein Buch, das in guter amerikanischer Tradition kurzweilig und unterhaltsam geschrieben und auch ohne Vorkenntnisse gut zu verstehen ist, wobei der Duktus oft umgangssprachlich ist und die gute Lesbarkeit etwas auf Kosten des Tiefgangs geht. Zum Teil hätte aus Sicht des Rezensenten ein nüchternerer Stil und eine gewisse Zurückhaltung Harringtons im Äußern der eigenen Meinung dem Buch als wissenschaftlichem Werk gutgetan. So sei es dahingestellt, ob am Ende des Buchs Harringtons eigene Vision einer neuen Psychiatrie „This new psychiatry I am envisioning (...)" (275) notwendig gewesen wäre, die unter anderem darin besteht, dass Psychiater sich auf schwere psychische Krankheiten beschränken und den Rest der Behandlung unter anderem an Sozialarbeiter und Patientenorganisationen abgeben sollen. Eine sicherlich sinnvolle, aber in der Psychiatrie keinesfalls neue Idee, ist der kontinuierliche Einbezug der Gesellschafts- und Geisteswissenschaften: „[A]n ongoing dialogue with the scholarly world of the social sciences and even the humanities" (275).

Rezensiert von: Moritz Wigand (Ulm/Günzburg)

Andrew Mangham, Daniel Lea (Ed.): The Male Body in Medicine and Literature. Liverpool: Liverpool University Press 2018. ISBN 978-1-786-94052-0. 240 Seiten. £ 90.

This rich edited collection examines literary representations of the male body "as the locus of intersecting social, political, cultural and bio-medical discourses" (1), from the early modern period to contemporary writing, and including both British and US-American texts. The essays demonstrate that throughout cultural history the male body, far from conveying patriarchal eminence, time and again "emerges as a damaged figure: diseased, deconstructed and often failing to perform" (1). As masculinity studies have long been exploring, discourses about the male body are no less distorted by gendered expectations than those about the female body; the latter took centre stage in a previous collection by the editors for Liverpool University Press. Building on research by Daston, Rifkin, and Friedman, the introduction briefly sketches the early modern conflict between the idea of divine male privilege and the empirical method, tracing some of the resulting contradictions in anatomical drawings, and leading up to the volume's guiding query: "if the belief in the 'divine right of man' is no longer viable in our post-Darwinian world, how has the male body sought to retain its superiority in other ways, not least with the aid of medical science?" (7). Precisely because this is such a valuable undertaking, it is surprising that there is no systematic survey of gender and masculinity studies, and no reference to gender medicine: Scholars in the latter field have long been intent on redressing traditional imbalances which privileged male bodies as the norm in medical experimentation, diagnosis, and therapy.

The volume is subdivided into three parts, "Enquiry and Experimentation", "Wounded and Psychopathologised Bodies", and "Fear, Confusion and Contagion". While the editors assert that "we would not wish to reduce any chapter to the sum of a simplistic organisational logic" (7), this reviewer would have preferred an even more 'simplistic' chronological order. The first section jumps from Donne to African American science fiction to the British fin de siècle – and back again to Eliot's *Middlemarch* (1871–1872). The same slightly vertiginous experience is repeated in the next two sections. The initial division, between "Enquiry" and "Wounded Bodies", is also at odds with an important observation about literary representation recurring across the collection: McKinstry emphasises that in Donne's poems, the poet's alter ego "frequently becomes both the cadaver and the anatomist" (32), and Angell shows how Collins's Miserrimus Dexter has a "dual role as a specimen and a man of science" (56). Similarly, Kaminsky's essay about 9/11 trauma and acoustic imaginaries in DeLillo's *Falling Man* (2007) traces the narrative mode of an "out-of-body experience", the focalizer both observing "the (…) tower coming down" and being "part of the fall" (107). The subject positions of experimenter and wounded are thus intricately linked up with each other across the sections.

Several essays revisit familiar territory: early modern dissection has been a popular research topic at least since Sawday's *The Body Emblazoned* (1995), and links between explorations of the body's interior and the New World have become a little trite. Still, McKinstry does demonstrate adeptly – along with Hirsch – how Donne's anatomical poetry opens up a productive dialectic between the corporeal and the spiritual, mirroring the "paradox of dissection" where "apparent destruction could reveal something complete, beautiful and permanent" (32). Sharp examines male impotence in *Middlemarch*, teasing out metaphorical connections between Casaubon's futile scholarly obsession, insinuated scenarios of masturbation, and miserly hoarding – an "egoism that [also] manifests itself when [the Middlemarch banker] Featherstone fondles his lucre" (69). Angell's close reading of Collins's *The Law and the Lady* (1875), with Dexter as a "prototype aesthete" (49), would have benefited from referencing earlier versions – like the hypochondriac Fairlie in Collins's own *Woman in White* (1859) and the hyper-sensitive clairvoyant Latimer in Eliot's *The Lifted Veil* (1859), who is similarly impenetrable and possessed of 'dangerous knowledge'.

Among the highlights is Parker's essay on the figure of Saint Sebastian in fin de siècle poetry; exemplifying how "the male body became ripe for display, dissection and penetration by medical science" (88), the saint also channelled non-heteronormative sexualities and anxieties about degeneration. Runia's impressive piece on Edgeworth's novel *Ennui* (1809) shows how the protagonist Glenthorn's hypochondria is eventually cured by the consolations of domesticity and his reconnection with the Irish countryside. This Romantic critique of luxury (re-)feminizes the male body while conveying a nationalist moral: "Glenthorn recognises in his own degenerate pleasures the precedent set by the fall of the Roman state" (146). Hall and Wetherall-Dickson are both concerned with historical anxieties about male sexual incontinence, the former surveying late-nineteenth-century "contaminated and contaminating" male bodies (160) along with the 'syphilitic suitor' topos of New Woman fiction, a "feminist critique of the existing sexual-social system" (165); the latter reading Boswell's and Neville's diary accounts of syphilis alongside eighteenth-century notions of sociable intercourse and private identity. Buckley's perceptive essay shows how Sterne's *Tristram Shandy* (1760) revises traditional ideas of the paternal imagination influencing a child's formation. The novel's "medical rationalisations of genetic inheritance" (13) imply that rather than any actual imaginative causation from father to son, what is damaging here is the father's belief in this theory and the son's ironic 'inheritance' of these conceptions. Questioning "paternal authority", the novel advocates "social responsibility as having more influence on a character's development" (195). Finally, Parui revisits the topic of shell shock, exploring once again how Woolf's *Mrs Dalloway* (1925), via the 'returned soldier' character of Septimus Smith, problematizes "military masculinity" in the context of an "epistemic crisis in post-war British military culture" (121).

While all chapters productively address the ways in which literary texts combine epistemology and experience, the collection occasionally seems to operate with a binary mind-body divide, qualified in nineteenth-century physio-psychology, as in: "a wounded body containing [!] a deeply troubled consciousness" (14). Sometimes contributors use the generic term 'man' to denote humankind – problematic in a volume tracing cultural historical questionings of "the mythology of the superior male" (7). Summa summarum, this worthwhile collection can be recommended warmly to all teachers and students of science and literature studies, the history of medicine, as well as gender medicine.

Rezensiert von: Anne-Julia Zwierlein (Regensburg)

Riccardo Nicolosi: Degeneration erzählen. Literatur und Psychiatrie im Russland der 1880er und 1890er Jahre. Paderborn: Wilhelm Fink 2018. ISBN 978-3-77-05-5307-5. 410 Seiten. € 89.

Seit fast einem Jahrhundert gehört zu etablierten Rezeptionsmustern der russischen Literatur die Vorstellung, dass diese im Unterschied zu westeuropäischen Literaturen gegenüber biologistischen Narrativen und biomedizinischen Erklärungsmodellen weitgehend immun gewesen sei. Nicht die hereditären Determinanten bestimmen das Schicksal ihrer fiktiven Welten und Figuren, sondern ihr soziales Milieu und ihr geistiges Innenleben. Das Vorhandensein biologistischer Diskurse wurde zwar keineswegs negiert und doch als marginales Oberflächenphänomen wenig beachtet. Ricardo Nicolosis faszinierende Relektüre der Literatur des späten Zarenreichs *Degeneration Erzählen* durchleuchtet sie nun entlang dieses schillernden Begriffs, um die kanonische These vom russischen Sonderweg kritisch zu hinterfragen. Was zeichnet den Degenerationsroman im Russland der 1880–1890er Jahre aus? Welche intertextuellen Bezüge und poetologischen oder ideologischen Unterschiede zu ihren westlichen Pendants konstituieren diese Werke? Welche Bedeutung kommt bei ihrer Ausgestaltung der Interaktion mit der sich damals in Russland etablierenden Psychiatrie zu? Wie ist das Verhältnis zwischen fiktionalen und wissenschaftlichen Erzählungen vom Kampf ums Dasein, von der Nervosität und Entartung zu interpretieren? Mit diesen und ähnlichen Fragen schlägt Nicolosi eine historische Schneise von den Familienchroniken der 1850er über psychopathologische Fallstudien und naturalistische Werke der 1880er Jahre bis hin zu proto-eugenischen Visionen im Ausgang des 19. Jahrhunderts.

Wir haben es demnach mit einer literaturwissenschaftlichen Arbeit zu tun, die sich zusätzlich um eine medizinhistorische Perspektive bemüht und, um es gleich vorweg zu nehmen, es auf sehr erhellende Weise schafft, beide Zugänge miteinander zu verschränken. Dies gelingt vor allem aufgrund einer klugen methodischen Herangehensweise, die auf der Schlüsselkategorie der Narrativität aufbaut. Die Degeneration wird als ein narrativer „masterplot" konzeptualisiert, temporale Abfolgen werden in kausale Ketten übersetzt: eine gemeinsame evidenzstiftende Basisstruktur, auf welche Literatur wie Medizin gleichermaßen angewiesen sind (14).

Daß die Entartungstheorie Bénédict Morels nicht bloß thematisch ein literarisches Motiv lieferte, sondern ein spezifisches Erzählverfahren begründete, zeigt

Nicolosi im ersten Hauptkapitel seines Buches am Paradigmenwerk der naturalistischen Degenerationsliteratur, Émile Zolas Familienepos *Die Rougon-Macquart* (1871–
1893). Das ist auch deshalb folgerichtig, weil sich der Entartungsdiskurs in Russland, so Nicolosis Ausgangsthese, eben an diesem Werk entzündet, noch bevor die
russische Psychiatrie das Thema für sich entdeckt (15). Nicolosi erklärt, was das
Erzählschema eines naturalistischen Entartungsromans eigentlich ausmacht: seine
ausgeprägt auktoriale Erzählperspektive, Reduktion der Ereignishaftigkeit und
Dominanz der Deskription sowie seine doppelschichtige Struktur bestehend aus
der Tiefenschicht deterministischer Naturgesetze und dem Erzähldiskurs, der diese
in einer generationsübergreifenden Abfolge von immer schwerwiegenderen Episoden der Entartung solange durchspielt, bis die Narration samt ihren degenerierten
Figuren den Entartungsprozess performativ verdoppelt und regelrecht „erstarrt"
und „implodiert" (47). Dies ist die Folie, vor deren Hintergrund die Studie die Besonderheiten der erzählten Degeneration in Russland minutiös herausarbeitet.

Schon am Beispiel des ersten russischen Degenerationsromans, Michail E.
Saltykov-Ščedrins *Die Herren Golovlev* (1875–1880), der die Reihe der Textanalysen
eröffnet, zeigt sich, wie eigensinnig der „masterplot" der Entartung im russischen
Kontext fortgeschrieben wird. Nicolosi widerlegt die kanonisierte Lesart dieses
Romans als ein rein sozialkritisches Werk, das den geistigen Zerfall des russischen
Landadels nach der Abschaffung der Leibeigenschaft thematisiert, indem er seine
intertextuelle Nähe zu Zola aufzeigt (70). Gleichwohl wird aus seiner Darstellung
deutlich, dass Saltykov das Erzählschema der Entartung als satirisches Mittel ein-
setzt, ohne sich der medizinisch-epistemischen Dimension der Degeneration selbst
zu verpflichten.

In einem weiteren Untersuchungsschritt befasst sich Nicolosi mit Fedor M.
Dostoevskijs *Die Brüder Karamazov* (1879–1880) und Dmitrij N. Mamin-Sibirjaks *Die
Privalovschen Millionen* (1883). Beiden Autoren geht es laut Nicolosi darum, in einem
„fiktionalen Gegenexperiment" zu Zolas naturalistischem Experimentalroman
sein deterministisches Weltdeutungsmodell ad absurdum zu führen, um die Willens-
und Handlungsfreiheit des Menschen kontradiskursiv zu postulieren (99). Ihre
Romane markieren das Ende einer Phase, in welcher der Entartungsdiskurs in
Russland ein vorwiegend innenliterarisches Phänomen war.

Ab der Mitte der 1880er Jahre übernimmt die Psychiatrie bei der Verbreitung
des Degenerationsnarrativs die Führung, was mit seiner Erweiterung um eine neuro-
pathologische Dimension einhergeht. Im vierten Kapitel rekonstruiert Nicolosi

diese Verschiebung und bietet anhand einer Reihe von Textbeispielen einen umfassenden und abwechslungsreichen Blick auf ein interdiskursives Feld, an dem fachmedizinische und literarische Texte in ein dialogisches Verhältnis zueinander treten. Während die nationalkonservativen Psychiater wie Pavel Kovalevskij und Vladimir Čiž Neurasthenie und Entartung zu einer antimodernistischen Zeitdiagnose verknüpfen, bleiben die Literaten ihrem subversiven Gestus treu. Die Vertreter der „Naturalistischen Schule" Ieronim I. Jasinskij und Petr B. Boborykin scheinen zwar das deterministische Paradigma zu übernehmen, lassen aber ihre Figuren gegen das Fatum der nervösen Entartung ankämpfen, was dem klassischen Entartungsroman fremd ist (230).

In der nächsten Entwicklungsphase beginnen neben Neuropathologie die kriminalanthropologischen Ideen Cesare Lombrosos und sein Konzept des „geborenen Verbrechers" in das narrative Schema der Degeneration hineinzuspielen. Diese stehen allerdings, wie Nicolosi zurecht betont, im Gegensatz zur sentimentalistischen Haltung zum Kriminellen als moralisch „gefallenen" Menschen, die in der russischen Literatur vorherrscht. An dieser Stelle kann Nicolosi exemplarisch zeigen, wie die Interaktion von Psychiatrie und Literatur funktioniert. Während Kovalevskij und Čiž sich als glühende Adepten der Atavismus-Theorie erweisen und zu ihrer Bestätigung narrative Erzählverfahren und fiktionale Texte bei der Gestaltung eigener Fallgeschichten heranziehen, reagiert die literarische Welt – Lev N. Tolstoj, Aleksej Svirskij – reflexartig negativ und „setzt die Kriminalanthropologie auf die Anklagebank" (275). Nicolosi zeigt allerdings, dass im Bereich der sogenannten Elendsviertelliteratur antikriminalanthropologische Narrative einem „Oszillieren zwischen Sentimentalismus und Sensationslust, Humanismus und Biomedizin" weichen (296).

Seine letzte Transformation erfährt das Degenerationsnarrativ durch seine Erweiterung um die darwinsche Metapher des „Kampfes ums Dasein", die in Russland wiederum im Kontext des Malthusianismus aufgenommen wird. Nicolosi beobachtet hier das gleiche pejorative Rezeptionsmuster: Große Teile der russischen Intelligenzija lehnen Malthus' politische Ökonomie ab, die Mehrheit der Biologen verteidigt die neolamarckistische Milieutheorie, Mamin-Sibirjak demaskiert in seinem Roman *Das Korn* (1895) die Übertragung des darwinschen Entwicklungsmodells auf die Gesellschaft als eine Fiktion (331), Anton P. Čechovs Erzählung *Ein Duell* (1891) setzt sich mit proto-eugenischen Visionen der Zeit auseinander und führt Darwins argumentative Ambivalenz vor (340). Dennoch durchdringt die

Eigenlogik des darwinschen Plots des Daseinskampfes die Erzählstrukturen in ihrer Tiefe und bringt typisierte agonale Figurenkonstellationen hervor (320).

Mit dieser Darstellung entfaltet der an der Universität München lehrende Nicolosi ein breites vielschichtiges Panorama russischer Degenerationstexte und Erzählverfahren, die von einer Deauktorialisierung des Entartungswissens bis hin zu dessen subversiven Entmedikalisierung, Ironisierung, Karnevalisierung und direkten Ablehnung reichen. Er ist nicht nur ein exzellenter Kenner der russischen Literatur, sondern bewegt sich sicher und versiert auf dem Feld der Wissenschaftsgeschichte und vermag es, die Narrativierung der Degeneration in Russland als komplexes intertextuelles Geschehen im Spannungsfeld von Literatur und Medizin zu erzählen.

Wird nun sein Buch dem selbsterklärten Anspruch aber gerecht, die kanonisierte Literaturgeschichtsschreibung in Frage zu stellen? Die Antwort darauf fällt doppeldeutig aus. Auf der einen Seite hinterlassen Nicolosis Analysen den Eindruck, dass die bisherige Forschung nicht ganz zu Unrecht die Ansicht vertrat, biologistische Narrative wirkten selbst innerhalb des russischen Naturalismus als ein fremdartiges, sperriges Konstrukt. Kein Zufall, dass in Russland kein Epigonentum in Nachfolge Zolas entsteht und die meisten angeführten Textbeispiele den Kriterien eines Degenerationsromans Zolaischer Prägung nicht entsprechen. Auf der anderen Seite können Nicolosis Lektüren der russischen Verfallserzählungen im Kontext des französischen Naturalismus überzeugen, dass dieser Umstand die literatur- und kulturhistorische Bedeutung des Degenerationsnarrativs im späten Zarenreich überhaupt nicht schmälert. Ganz im Gegenteil entfaltete es als konterdiskursives Erzählverfahren große Produktivität und Wirkungsmacht, die bislang verkannt wurden. Durch dessen Berücksichtigung fordert Nicolosis lesens- und lohnenswertes Buch neue Erkenntnisse über die russische Kultur und Literatur jener Zeit zutage.

Rezensiert von: Igor J. Polianski (Ulm)

Korrespondenzadressen der Autorinnen und Autoren

Prof. Dr. Corina Caduff
Berner Fachhochschule
Falkenplatz 24
CH-3012 Bern
corina.caduff@bfh.ch

Dr. Vincenzo Damiani
Universität Ulm
Institut für Geschichte, Theorie und Ethik der Medizin
Parkstraße 11
D-89073 Ulm
vincenzo.damiani@uni-ulm.de

PD Dr. Heike Hartung
Karl-Franzens-Universität Graz
Zentrum für Inter-Amerikanische Studien
Merangasse 18/II
A-8010 Graz
heike.hartung@uni-graz.at

Dr. Yuuki Kazaoka
Kitasato University
College of Liberal Arts and Sciences
Kitazato 1-15-1, Minamiku, Sagamihara, Kanagawa 252-0373, Japan
yuukikaz@kitasato-u.ac.jp

Prof. Dr. Alexander Košenina
Leibniz Universität Hannover
Deutsches Seminar
Königsworther Platz 1
D-30167 Hannover
alexander.kosenina@germanistik.uni-hannover.de

PD Dr. Jarmila Mildorf
Universität Paderborn
Institut für Anglistik/Amerikanistik
Warburger Straße 100
D-33098 Paderborn
jarmila.mildorf@uni-paderborn.de

Prof. Dr. Christian Niemeyer,
Professor für Sozialpädagogik (i.R.)
Technische Universität Dresden
Hennigsdorfer Straße 137c
D-13503 Berlin
niem.ch2020@outlook.de

Prof. Dr. Igor J. Polianski
Universität Ulm
Institut für Geschichte, Theorie und Ethik der Medizin
Parkstraße 11
D-89073 Ulm
igor.polianski@uni-ulm.de

Dr. Sarah Seidel
Universität Konstanz
Fachbereich Literatur-, Kunst- und Medienwissenschaften
Postfach 164
Universitätsstraße 10
D-78457 Konstanz
sarah.seidel@uni-konstanz.de

Univ.-Prof. Dr. Florian Steger
Universität Ulm
Institut für Geschichte, Theorie und Ethik der Medizin
Parkstraße 11
D-89073 Ulm
florian.steger@uni-ulm.de

Dr. Karin Vorderstemann
Goethe-Wörterbuch
Postfach 15
Überseering 35
D-22297 Hamburg
karin.vorderstemann@uni-hamburg.de

Dr. Moritz Wigand
Universität Ulm
Klinik für Psychiatrie und Psychotherapie II
Institut für Geschichte, Theorie und Ethik der Medizin
Parkstraße 11
D-89073 Ulm
moritz.wigand@uni-ulm.de

Prof. Dr. Anne-Julia Zwierlein
Universität Regensburg
Lehrstuhl für Englische Literatur- und Kulturwissenschaft
Institut für Anglistik und Amerikanistik
Universitätsstraße 31
D-93040 Regensburg
anne.zwierlein@sprachlit.uni-regensburg.de

Hinweise und Richtlinien für Autorinnen und Autoren des *Jahrbuchs Literatur und Medizin*

Im *Jahrbuch Literatur und Medizin* (JLM) wird die Herausforderung an eine humanwissenschaftliche Grundlagenforschung angenommen. Der aktuelle Dialog zwischen Geisteswissenschaften und empirischen Wissenschaften steht im Zentrum des JLM, indem an der Schnittstelle zwischen Literatur und Medizin mit einem anthropologischen Zugriff die Repräsentationen von Medizin in Literatur und Künsten zur Diskussion gestellt werden.

Das JLM enthält Originalbeiträge, die einem anonymen Peer Review unterliegen. Daneben werden Essays, Quellen und Rezensionen abgedruckt. Es werden deutsch- oder englischsprachige Manuskriptangebote entgegengenommen.

Die Autorinnen und Autoren werden gebeten, folgende Hinweise zur Gestaltung des Manuskripts zu beachten:

Bitte schicken Sie Ihren gründlich durchgesehenen Beitrag als Attachement per E-Mail an den Herausgeber (florian.steger@uni-ulm.de).

Fügen Sie Ihrem Beitrag bitte ein kurzes, englischsprachiges Abstract bei.

Ein Originalbeitrag sollte nicht länger als 10.000 Wörter sein, eine Rezension nicht länger als 1.000 Wörter.

Achten Sie bitte darauf, dass Ihr Manuskript in neuer deutscher Rechtschreibung verfasst ist.

Markieren Sie direkte Zitate mit Anführungszeichen („"), geben Sie Auslassungen durch runde Klammern und eigene Anmerkungen in eckigen Klammern an.

Geben Sie am Ende Ihres Artikels eine Korrespondenzadresse an.

Bitte formatieren Sie Ihr Manuskript nicht mehr als nötig, das heißt vermeiden Sie beispielsweise Silbentrennungen, Einzüge, Tabulatoren. Bitte nutzen Sie Kursivierungen ausschließlich zur Hervorhebung von Werktiteln. Vermeiden Sie bitte Abkürzungen.

Bitte verfassen Sie Ihr Manuskript mit Fußnoten (keine Endnoten). Fußnoten sind im JLM für Belege und Quellenverweise gedacht. Kommentierende Fußnoten sind nicht vorgesehen.

Bitte beachten Sie: Steht eine Fußnote nach einem Satzzeichen, bezieht sich diese auf den ganzen Satz. Wollen Sie sich nur auf ein bestimmtes Wort beziehen, setzen Sie eine Fußnote direkt nach diesem Wort. Geben Sie in der Fußnote die ganze Zitation an. Es ist keine Bibliographie am Ende des Beitrags vorgesehen. Bei Rezensionen sollten keine Fußnoten gesetzt werden und möglichst auch keine Verweise auf weiterführende Literatur erfolgen.

Folgen Sie bei der Zitation folgenden Beispielen:

Zeitschriftenbeitrag
Dietrich von Engelhardt: Medizin und Literatur in der Neuzeit – Perspektiven und Aspekte. In: Deutsche Vierteljahrsschrift für Literaturwissenschaft und Geistesgeschichte 52 (1978), S. 351–380.

Sander L. Gilman: Jews and mental illness: medical metaphors, anti-Semitism, and the Jewish response. In: Journal of the history of the behavioral sciences 20 (1984), S. 150–159.

Sammelwerk
Oliver Jahraus: Bewusstsein. In: Bettina von Jagow, Florian Steger (Hg.): Literatur und Medizin. Ein Lexikon. Göttingen 2005, Sp. 117–121.

Wulf Segebrecht: Der Künstler und die Bürger. E.T.A. Hoffman in Bamberg. In: Ders. (Hg.): Heterogenität und Integration. Studien zu Leben, Werk und Wirkung E.T.A. Hoffmanns. Frankfurt am Main 1996, S. 45–69.